高等中医药院校创新教材

供中医学、针灸推拿学、护理学、康复治疗学等专业用

耳穴诊治学

U0364770

主　审　赵百孝
主　编　程　凯　周立群
副主编　王　正　朱　丹　仲远明　刘继洪　李桂兰　荣培晶

编　委 （以姓氏笔画为序）

王　正（浙江中医药大学附属温州中医院）　　李桂兰（天津中医药大学）

王　磊（中国中医科学院针灸研究所）　　　　杨佃会（山东中医药大学附属医院）

王桂英（东南大学附属中大医院）　　　　　　张　萍（辽宁省针灸学会耳穴专业委员会）

艾炳蔚（江苏省中医院）　　　　　　　　　　张朝晖（南京医科大学第一附属医院）

卢　静（南京医科大学第一附属医院）　　　　陈　欢（南京医科大学第一附属医院）

朱　丹（重庆大学附属肿瘤医院）　　　　　　周立群（中国针灸学会耳穴诊治专业委员会）

仲远明（南京医科大学第一附属医院）　　　　荣培晶（中国中医科学院针灸研究所）

刘　兵（中国针灸学会针灸文献专业委员会）　徐光镇（佛山市中医院）

刘海静（云南中医药大学）　　　　　　　　　高　岑（南京医科大学第一附属医院）

刘继洪（佛山市中医院）　　　　　　　　　　董　勤（南京中医药大学）

杜　凯（天津中医药大学）　　　　　　　　　韩　丽（北京中医药大学）

李　静（南京市中医院）　　　　　　　　　　程　凯（北京中医药大学）

李少源（中国中医科学院针灸研究所）　　　　鲍　超（江苏省中医院）

李青峰（杭州师范大学移动健康管理系统教　　薛定明（中国人民解放军空军总医院）
　　　　育部工程中心）

秘　书　韩　丽（兼）

人民卫生出版社
·北　京·

图书在版编目（CIP）数据

耳穴诊治学 / 程凯，周立群主编 . —北京：人民
卫生出版社，2020.9（2025.3 重印）
ISBN 978-7-117-30421-4

Ⅰ. ①耳… Ⅱ. ①程…②周… Ⅲ. ①耳 – 穴位疗法
– 高等学校 – 教材 Ⅳ. ①R245.9

中国版本图书馆 CIP 数据核字（2020）第 166393 号

人卫智网	www.ipmph.com	医学教育、学术、考试、健康， 购书智慧智能综合服务平台
人卫官网	www.pmph.com	人卫官方资讯发布平台

耳穴诊治学
Erxue Zhenzhixue

主　　编：程　凯　周立群
出版发行：人民卫生出版社（中继线 010-59780011）
地　　址：北京市朝阳区潘家园南里 19 号
邮　　编：100021
E - mail：pmph @ pmph.com
购书热线：010-59787592　010-59787584　010-65264830
印　　刷：北京九州迅驰传媒文化有限公司
经　　销：新华书店
开　　本：787 × 1092　1/16　印张：17.5　插页：8
字　　数：426 千字
版　　次：2020 年 9 月第 1 版
印　　次：2025 年 3 月第 10 次印刷
标准书号：ISBN 978-7-117-30421-4
定　　价：68.00 元

打击盗版举报电话：010-59787491　E-mail：WQ @ pmph.com
质量问题联系电话：010-59787234　E-mail：zhiliang @ pmph.com

前言

在人类与疾病斗争的进程中,借助耳穴诊治疾病具有悠久的历史。耳穴在临床上应用广泛,适应证广,具有简、便、效、廉、验等特点,易被广大群众接受和推广。经长期发展,耳穴诊治从理论、临床和基础研究等方面逐渐形成了独自的特色和体系,从而使这一传统医学宝库中的明珠更加光彩夺目,日益引起医学界的广泛关注。

中国针灸学会耳穴诊治专业委员会系中国针灸学会二级学术机构,是目前唯一的全国性耳穴专业学会,成立于1991年9月。本会成立之始即汇聚了全国耳穴界的优秀人才,以弘扬祖国医学、发展耳穴事业为己任。近30年来,中国针灸学会耳穴诊治专业委员会在耳穴国际化、标准化、科研、教学、医疗、科普、国际交流和人才培养等方面开展了大量的工作,承担多项国家级科研课题,完成制定中华人民共和国国家标准《耳穴名称与定位》(GB/T 13734—2008)、《针灸技术操作规范 第3部分:耳针》(GB/T 21709.3—2008)等。

目前,全国高等中医药院校均开设耳穴相关课程,社会上也掀起耳穴的学习热潮,耳穴诊治迎来新的发展契机,但是尚无统一的较为系统的教材可供选择使用。有鉴于此,本届中国针灸学会耳穴诊治专业委员会决定组织从事耳穴诊治一线工作的教师、医生等相关专家,全面启动《耳穴诊治学》教材的编写,以更好地培养耳穴诊治人才,助力耳穴事业发展,适应"大健康"时代对中医药的迫切需求。

《耳穴诊治学》作为全国高等中医药院校创新教材,供中医学、针灸推拿学、护理学、康复治疗学等专业使用。其目的在于培养学生全面理解和掌握耳穴诊断和治疗的理论特色及操作规范,对指导学生系统学习相关知识、培养高素质专业人才具有重要的意义。教材的编写秉承"传承与创新"理念,在传统耳穴研究的基础上,突出目前公认的耳穴诊治理论和方法。

本教材由程凯、周立群主编,担任全面规划及审统稿工作,各副主编和所有编委历时3年分工撰写完成。教材共分五章,第一章总论,主要介绍耳穴诊治法发展简史、耳郭的解剖和耳穴的分布;第二章耳穴诊断的方法,重点阐述耳穴诊断的常用方法及常见疾病的综合诊断,这部分内容汇集了部分老专家的个人经验;第三章耳穴治疗的方法,介绍耳穴刺法、耳穴贴法、耳穴灸法、耳穴放血法、耳穴按摩法、耳穴注射法、熨耳法等操作技术;第四章常见病的耳穴治疗,包括内科、妇科、男科、儿科、骨科、皮肤科、五官科等疾病的耳穴治疗;第五章耳穴的机理研究,包括中医学机理和西医学机理,以及全息生物学、系统论等其他理论。

　　本教材在编写及出版过程中,得到人民卫生出版社、中国针灸学会、各编委所在中医药院校和临床院所及广大耳穴工作者的大力支持,在此表示衷心感谢。由于本教材是首次编写,难免存在遗漏或不尽如人意之处,请读者提出意见和建议,以便修订提高。

编者
2020 年 5 月

目录

第一章 总论

第一节 耳穴诊治法发展简史

耳穴诊治疾病在中国源远流长,早在两千多年前,古代医家就发现了某些疾病与耳郭的关系。在长沙马王堆出土的帛书《阴阳十一脉灸经》中就有"耳脉"的记载。秦汉时期成书的《黄帝内经》中更全面地描述了耳与经络的联系,同时还有望耳诊病的内容。此后,历代医籍中借助耳郭诊治疾病的内容逐渐丰富,也有关于耳郭分区的探索记载。20世纪50年代,法国学者 Paul Nogier(诺吉尔)提出耳郭形如"胚胎倒置"的观点,创立了较为系统的耳穴学说,极大地激发了世界各国研究耳穴的热潮,推动了长时间、大规模对耳穴的临床研究和探索,发现了众多新的耳穴有效点和区域,也促进了中国耳穴诊治技术的发展。同时,在国际上,也出现了以法国、德国、美国等为代表的耳穴定位分区和诊治的不同学派。我国在1992年颁布了中华人民共和国国家标准《耳穴名称与部位》(GB/T 13734—1992),于2008年以新版国家标准《耳穴名称与定位》(GB/T 13734—2008)代替旧版标准。新标准与其他国家同类标准相比具有明显优势,为进一步向国际标准过渡创造了条件。与此同时,耳穴诊治内容不断丰富,从早期的耳穴针刺为主,发展到数十种耳郭刺激诊治形式,一批不同形式的耳郭诊断治疗器具设备随之产生。耳穴诊治法是除经典体穴体系之外,在国内、国际推广范围最大的针灸方法。

耳穴诊治法起源于中国,具有悠久的历史,经历了长期的发展过程,是传统医学的重要组成部分。运用耳穴诊断、治疗疾病,在我国古代医学文献中早有记载,至近代更是得到医学界的广泛应用。回顾耳穴诊治法的发展史,可简要分为如下几个阶段。

一、萌芽阶段

早在《黄帝内经》成书之前,古代医家就积累了不少关于耳与人体整体相关联的经验和知识,并归纳整理,编入早期的医学文献中。在长沙马王堆出土的帛书中,就有《足臂十一脉灸经》中记载与上肢、眼、颊、咽喉相关联的"耳脉"。成书于战国至秦汉时期的《黄帝内经》中已有耳穴的描述和应用耳郭治病的记载,并首次提出"耳者,宗脉之所聚"(《灵枢·口问》)等耳郭与经络相关的理论。历代著名医学专著中,也记载了耳与经络、耳与脏腑的关系,以及借耳诊治疾病的理论和具体方法。到明代还出现了耳背分属五脏的最早图谱(图1-1)。

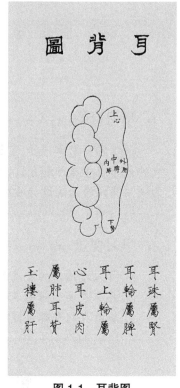

图 1-1 耳背图

耳与十二经脉的关系十分密切,耳郭虽小,却是诸经通过、终止、会合的场所。十二经脉直接或间接地与耳发生联系,从经脉循行的规律来看,六条阳经或直入耳中,或布于耳周;六条阴经则通过络脉与耳相联,或通过经别与阳经相合后上达于耳。《黄帝内经》中有关耳的记述,《素问》有59条,《灵枢》有36条。如《素问·缪刺论》记载:"手足少阴太阴足阳明之络,此五络皆会于耳中";《灵枢·邪气脏腑病形》记载:"十二经脉,三百六十五络,其血气皆上于面而走空窍,其精阳气上走于目而为睛,其别气走于耳而为听";《灵枢·经脉》记载:"小肠手太阳之脉,起于小指之端,循手外侧,上腕,出踝中,直上循臂骨下廉,出肘内侧两筋之间,上循臑外后廉,出肩解,绕肩胛,交肩上,入缺盆,络心,循咽,下膈,抵胃,属小肠。其支者,从缺盆循颈上颊,至目锐眦,却入耳中;其支者,别颊上䪼,抵鼻,至目内眦,斜络于颧。""三焦手少阳之脉,起于小指次指之端,上出两指之间,循手表腕,出臂外两骨之间,上贯肘,循臑外上肩,而交出足少阳之后,入缺盆,布膻中,散落心包,下膈,遍属三焦。其支者,从膻中上出缺盆,上项,系耳后,直上出耳上角,以屈下颊至䪼。其支者,从耳后入耳中,出走耳前,过客主人,前交颊,至目锐眦。""胆足少阳之脉,起于目锐眦,上抵头角,下耳后,循颈,行手少阳之前,至肩上,却交出手少阳之后,入缺盆。其支者,从耳后入耳中,出走耳前,至目锐眦后。""手阳明之别,名曰偏历。去腕三寸,别入太阴;其别者,上循臂,乘肩髃,上曲颊偏齿;其别者,入耳,合于宗脉。""胃足阳明之脉,起于鼻,交頞中,旁约太阳之脉,下循鼻外,入上齿中,还出挟口,环唇,下交承浆,却循颐后下廉,出大迎,循颊车,上耳前,过客主人,循发际,至额颅。其支者,从大迎前下人迎,循喉咙,入缺盆,下膈,属胃络脾。""膀胱足太阳之脉,起于目内眦,上额,交巅。其支者,从巅至耳上角。"由上可见,在研究耳穴与经络脏腑之间的联系及运用耳穴诊断治疗疾病方面,我国古代就开始形成了一定的理论基础,并不断充实和发展,沿用至今。后世历代医书进一步论述耳与经脉的联系,如明代张介宾《类经》云:"手足三阴三阳之脉皆入耳中。"明代李时珍在《奇经八脉考》中,阐述了阴阳二跷脉分别统率左右侧之阴阳经脉,并循行"入耳后"。清代沈金鳌《杂病源流犀烛》记载："阳跷者，足太阳之别脉，下耳后，入风池而终。"《医学真经》说："十二经脉，上终于耳，其阴阳诸经，适有交并。"明代张介宾《类经图翼》对耳部经络进行总结："耳者，肾之官也。南方赤色，入通于心，开窍于耳。肾主耳，在窍为耳。足太阳支者，至耳上角。足阳明循颊车上耳前。足少阳下耳后；支入耳中，出耳前。手太阳入耳中。手少阳系耳后，出耳上角；支入耳中，出耳前。俱经络二。手阳明之别者，入耳合于宗脉。经络五。足少阳之筋，出太阳之前，循耳后。足阳明之筋，其支者结于耳前。手太阳之筋，结于耳后完骨；支者，入耳中；直者，出耳上。俱经络四。手厥阴出耳后，合少阳完骨之下。十二经脉，三百六十五络，其别气走于耳而为听。手足少阴太阴足阳明五络，皆会于耳中，上络左角。足少阳之标在窗笼者，耳也。耳者，宗脉之所聚也。肾气通于耳，肾和则能闻五音矣。"

耳与脏腑有着极为密切的生理关系，耳穴与各内脏之间不仅存在相关性，而且具有相对特异性。元代罗天益《卫生宝鉴》云："五脏六腑，十二经脉有络于耳者。"耳居空窍，内通脏腑，奠定了耳与五脏六腑相联系的理论基础。

在脏腑中，肾与耳的关系最为密切。《灵枢·五阅五使》指出："耳者，肾之官也。"《灵枢·脉度》云："肾气通于耳，肾和则耳能闻五音矣。"《难经·四十难》曰："肾者，北方水也。水生于申，申者西方金。金者肺，肺主声，故令耳闻声。"《中藏经》云："肾者，精神之舍，性命之根，外通于耳。"《医学心悟·耳》曰："耳者，肾之外候。"清代沈金鳌《杂病源流犀烛》曰："耳为肾精之原也。"肾气充于耳，温养耳窍，助耳听觉。耳与脑相连，故肾精通过脑髓而滋养耳窍，助耳生成与发育。肾主伎巧，助耳平衡。肾精不足则耳窍失养，可致耳聋耳鸣，隋代巢元方《诸病源候论·耳聋候》说："肾为足少阴之经，而藏精气通于耳。耳，宗脉之所聚也。若精气调和，则肾藏强盛，耳闻五音。若劳伤血气兼受风邪，损于肾脏而精脱。精脱者，则耳聋。"肾精亏损，髓海不足，则出现耳鸣耳聋、反应迟缓或站立不稳。《灵枢·海论》载："髓海不足，则脑转耳鸣。"耳为肾之外候，肾中精气的盛衰可以从耳窍的润枯坚脆反映出来。而肾司听觉，为声音之根，因此也可以通过耳的听觉好坏来判断肾脏的盛衰。一些耳病，可以从肾论治。如清代叶天士《临证指南医案》提出"本虚失聪者治在肾"，根据肾脏的功能及耳鸣耳聋患者多是中老年人，临证治疗时以补肾精为主。

心寄窍于耳，其精气内藏于心，耳不仅是肾之官，也是心之窍。《素问·金匮真言论》云："南方赤色，入通于心，开窍于耳。"关于心寄窍于耳的描述，唐代孙思邈《备急千金要方》记载："神者，心之脏。舌者，心之官。故心气通于舌，舌和则能审五味矣。心气通于舌，非窍也，其通于窍者，寄见于耳，荣华于耳。"这与隋代杨上善《黄帝内经太素》所说的"赤色入通于心，开窍于耳者，肾者水也，心者火也，水火相济，心气通耳，故以窍言之，即心以耳为窍"相一致。《灵枢·邪气脏腑病形》云："十二经脉，三百六十五络，其血气皆上于面而走空窍。其精阳气上走于目而为睛。其别气走于耳而为听。其宗气上出于鼻而为臭。其浊气出于胃，走唇舌而为味。"心主血脉，耳为宗脉之所聚，心血滋养耳窍。心气通于耳，耳受之则能听。心气鼓动心血行而不滞上充于耳，心血濡润清窍，心气温养耳窍。宋代太医院编著《圣济总录》云："肾气通于耳，心寄窍于耳，气窍相通，若窗牖然，音声之求，虽远必闻。若心肾气虚，精神失守，气不宣通，内外室塞，斯有聋聩之疾。"表明了心肾阴阳协调、水火既济方可"耳聪目明"。明代张介宾《类经》记载："心总五脏六腑，为精神之主，故耳目肺肝脾肾，皆听命于心。是以耳之听，目之视，无不由乎心也"，表明听觉与心神的重要关系。宋代杨士瀛《仁斋直指·声音方论》指出"心为声音之主"，《类经·五癃津液别》："心总五脏六腑，为精神之主，故耳目肺肝脾肾，皆听命于心。是以耳之听，目之视，无不由乎心也。"心的生理功能失调，可致耳的各种病变，如《灵枢·邪气脏腑病形》云："心脉微涩为耳鸣。"《灵枢·决气》云："上气不足，脑为之不满，耳为之苦鸣。"明代徐春甫《古今医统大全》云："忧愁思虑，则伤心，心虚血耗，必致耳鸣耳聋。"明代虞抟《医学正传·耳病》曰："心火上炎，其人两耳或鸣或聋。"根据二者的生理关系，从心论治耳病时可着重养血气、清火气。若心血不足，心神失养，耳窍失荣，可见耳鸣、听力下降，伴有心悸、乏力、眩晕、失眠多梦等，治疗时以养血益气、理气通窍为原则。

肝脉络于耳，如清代程钟龄《医学心悟·耳》说："然足厥阴肝，足少阳胆经，皆络于耳。"肝与胆互为表里，足少阳胆经循耳之前后，并入耳中，出走耳前。《素问·热论》云："伤寒一日，巨阳受之，故头项痛，腰脊强。二日阳明受之。阳明主肉，其脉侠鼻，络于目，故身热目痛而鼻干，不得卧也。三日少阳受之，少阳主胆，其脉循胁络于耳，故胸胁痛而耳聋。"肝为肾之子，精血同源，肾主耳，故肝与耳的关系亦密切。肝失疏泄，或肝气上逆，冲犯耳窍，耳窍闭塞可致耳胀耳闭或耳鸣耳聋。如《素问·脏气法时论》说："气逆则头痛，耳聋不聪。"《素问·六元正纪大论》亦说："木郁之发，太虚埃昏，云物以扰，大风乃至，屋发折木，木有变。故民病胃脘当心而痛，上支两胁，膈咽不通，食饮不下，甚则耳鸣眩转，目不识人，善暴僵仆。"胆附于肝，为中精之府，少阳枢机，邪滞胆经，少阳经气不舒，经脉痞塞则可导致耳胀耳闭，如清代祁坤《外科大成·卷三》说："耳者心肾之窍。肝胆之经。宗脉之所聚也。心肾主内。如精血不足。或聋。或虚鸣。禀赋弱也。六味地黄丸加桑螵蛸。或滋阴地黄丸。肝胆主外。如风热有余。或胀痛。或脓痒。邪气客也。"所以有肝胆为耳实证之源的说法。肝血虚则耳失所养，或肝阴不足，肝阳上扰清窍，亦可出现耳鸣耳聋等症，《素问·脏气法时论》说："肝病者，两胁下痛引少腹，令人善怒。虚则目䀮䀮无所见，耳无所闻。"《素问·至真要大论》少阳之胜病证有"耳痛溺赤"，少阳司天客胜则"耳聋血溢"，体现了六气通过影响胆而致耳病。汉代华佗《中藏经》也有"真气逆，则耳通，耳聋，颊赤"的记载。朱丹溪也认为"耳聋属热少阳厥阴热多"。清代俞根初《重订通俗伤寒论》记载："凡肝气有余。发生胆火者。症多口苦胁痛。耳聋耳肿。阴湿阴痒。"

耳与肺的关系以经络联系为基础。太阴肺经络于耳，如《素问·缪刺论》说："邪客于手足少阴太阴足阳明之络，此五络皆会于耳中"。《灵枢·阴阳清浊》说："手太阴独受阴之清，其清者上走空窍……"耳属清窍，得阴精濡养。肺主皮毛，肺卫为一身之表，如《素问·五脏生成》说："肺之合皮也，其荣毛也……"中耳与鼻相通，肺开窍于鼻，西医学认为，中耳黏膜来源于呼吸道黏膜，其结构组织与反应具有同源性。肺主气，一身之气贯于耳，耳之体属肾而用于肺。咽鼓管与鼻相通，鼻为肺窍，肺主一身之气，调畅全身气机，司开阖，因此肺的宣发肃降功能正常与否直接关系到鼻和咽鼓管的通畅。肺朝百脉，主治节。肺主一身之气，血液的运行有赖于肺气的调节，所以听脉的通畅，有赖于肺气的调节。肺为金脏，为声音之主，也影响听觉产生，如战国秦越人《难经·四十难》说："肾者，北方水也，水生于申。申者，西方金，金者肺。肺主声，令耳闻声。"肺易受外邪侵袭，失于宣降而致耳胀耳痛、耳鸣耳聋等症。清代尤在泾《静香楼医案》云："肺之络，会于耳中，肺受风火，久而不清，窍与络俱为之闭，所以鼻塞不闻香臭，耳聋、耳鸣不闻音声也。"《素问·脏气法时论》曰："虚则少气，不能报息，耳聋嗌干。"指出肺气虚损也可致聋。某些耳病可从肺论治。刘完素首先提出"耳聋治肺"。肺之生理失常即为病，在治疗上着重复其宣肃之性，解表散寒、疏散风热皆为方法。李东垣在其所著《脾胃论》中提出"耳者上通天气,肾之窍也,乃肾之体而肺之用"。清代沈金鳌在《杂病源流犀烛》中也载:"因水生于金、盖肺主气,一身之气贯于耳。"王肯堂《证治准绳》也有"肺虚则少气不能报息,是以耳聋也"的记载。明代李梴《医学入门》亦表明:"肺主气,一身之气贯于耳,故能听声。"

脾为后天之本,化生水谷精微,脾输后天之精气上达耳窍,耳得气血精微之濡养,才能维持其司听觉及平衡觉的功能正常。脾主升清,能运化水湿,以保持耳窍清灵。脾不升清,则水谷不能运化,气血生化乏源,不能上奉于耳,而致耳聋耳鸣。《医碥·耳》曰:"若气虚下陷则亦聋,以清气自下,浊气自上,清不升而浊不降也。"脾主运化功能失调,则水聚成痰,郁久化火,痰火上升,壅塞清窍,以致耳聋耳鸣甚则气闭。明代徐春甫《古今医统大全》曰:"痰火郁结,壅塞而成聋。"某些耳病可以从脾论治。如清代景冬阳《嵩崖尊生全书》云:"脾胃一虚,耳目九窍不利,故治脾为耳症第一要义。"从脾的生理功能来看,论治可以升清降浊为其法。《黄帝内经》中对由脾胃虚弱而致的耳鸣耳聋的病机亦有所论述,如《素问·玉机真脏论》言脾"不及则令人九窍不通",脾气虚弱,不能为胃行其津液,则五脏之气皆不和,不和则九窍不通矣。《素问·通评虚实论》则明确指出耳鸣之症"头痛耳鸣,九窍不利,肠胃之所生也",《灵枢·口问》指出"胃中空则宗脉虚,虚则下溜,脉有所竭者,故耳鸣",更是详细论述了气血生化乏源,不得循经上注于耳,导致耳鸣的机理。元代李东垣《脾胃论》直接提出:"胃气一虚,耳目口鼻俱为之病。"

此外,其他人类早期文明中也都出现了耳部的类似治疗应用。古埃及有烧灼并针刺耳郭以达到妇女节育的记载。意大利学者在战争中发现有人耳郭受伤却意外治愈某些疾病。沙特阿拉伯的某些部落有采用烧灼耳郭治病的记载。地中海地区的人们通过戴耳钉提升视力。古希腊的希波克拉底记载用针挑破耳郭静脉的方法治疗阳痿和早泄。罗马帝国有耳郭烧灼、针刺和放血等方法治疗坐骨神经痛、髋关节痛及性病的记载。1637年葡萄牙的Zacatus Lusitanus医生运用耳郭点刺放血并烧灼治疗坐骨神经痛。1717年意大利的Antonio Maria Valsalva医生发现烧灼耳郭上的某个点能够缓解牙痛。1810年意大利的Ignazio Colla教授采用蜂针刺激耳郭治疗下肢痛。1850年以后,有大量关于烧灼耳郭用于拔牙术的记载。1850年,法国杂志 Journal des Connaissances Medico-Chirurgicales(《外科医学杂志》)发表烧灼耳郭治疗13例坐骨神经痛患者的临床报道。1946年,美国病理学家Potter. E. L观察到一些先天性两侧肾未发育的婴儿具有耳郭低位、外形较大、软骨相应少及耳尖呈水平角度等特征,认为耳郭的外形与内脏发育有一定的关系。

二、飞跃阶段

进入20世纪50年代,各国医学的交流增多,法国医学博士Paul Nogier于1956年在马赛召开的针灸学术会议上发表有关耳针研究的第一篇论文,提出外耳并非单纯一弯曲的软骨,外耳与内脏器官存在着密切的联系,内脏有病变时,在耳郭上有相应的反射点出现,提出了分布大致如一个倒置胎儿的"耳针治疗点图",该图连载于《德国针灸杂志》(Deutsche Arztegesellschaft fur Akupunktur)1957年3—8月号,共42穴。1958年12月,叶肖麟在《上海中医药杂志》上发表了Paul Nogier博士的重大发现,耳穴倒置胚胎示意图渐被国人所了解(图1-2)。这一理论传入我国及世界许多国家,从此激起医学界对耳针领域的研究热潮,我国的耳穴研究在深度和应用广度上得到了迅速发展。1956年,山东马声远、安省亮在《中级医刊》上发表《发掘新针灸穴位治疗急性扁桃体炎的初步报告》，介绍在耳郭上发掘的治疗急性扁桃体炎的 3 个耳穴针灸穴位。1959 年出版了很多关于耳穴的报道和著述，以上海耳针协作组成员发表的《耳针的临床研究及其机制的初步探索》一文和编著的《耳针的应用》《耳针疗法选编》为代表。山西襄汾医院科研室的《耳针疗法》也为此时期具有代表性的著作。在验证法国 Paul Nogier 博士耳穴论点的同时，一批新的耳穴名称和刺激点也相继提出，耳穴的数量得到了快速增长。1957 年，耳穴诊治法从法国传入德国，20 世纪 60 年代初有在减少用药的情况下用耳针治疗气喘的报道。德国针灸学院不断组织有执照的医生学习和验证耳穴诊治法，

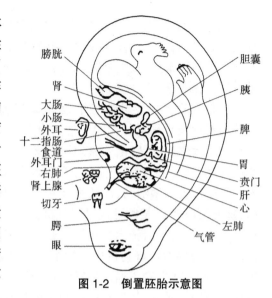

图 1-2　倒置胚胎示意图

不定期出版耳穴专刊并来华参观学习耳穴诊治法。奥地利学者采用彩色照片记录耳郭外形和颜色的改变，进行耳郭视诊的研究，其主张使用不锈钢毫针，只在需要强刺激时才采用金针和银针。1956 年，日本学者和田秀发表《针刺耳垂治疗泪囊炎》一文，1960 年前后，长友次男在《东洋医术》中介绍法国和中国应用耳穴的情况，并在临床上进行验证，且成立了关西耳针法研究会。

20 世纪 60—70 年代，耳穴诊治法在我国得到了广泛普及，随着对耳穴认识的不断深化，耳穴数目逐渐增多，至 20 世纪 70 年代末，耳穴名称已达近 300 个。20 世纪 60 年代末，耳穴研究得到迅速发展。1970 年广州军区后勤部卫生部编写的《常用新医疗法手册》收载耳穴 107 个，1971 年中国科学院动物研究所编著的《耳针疗法》收录耳穴 112 个，1972 年南京某部队出版的《耳针》载有耳穴 131 个。1973 年江苏新医学院及附属医院编著的《耳穴的来源发展、临床应用及作用原理的初步探讨》中报道，仅据 65 份文献及不完全统计，当时已至少有 284 个耳穴名称并存在记载。大量新耳穴的出现，反映了耳穴研究快速发展的良好势头，但也说明对耳穴的认识还需进一步总结和研究。且由于缺乏统一的标准，而造成一穴多名、一名多穴及名穴不符等现象。针对这种情况，我国耳穴工作者通过探讨耳穴的实际内涵和命名方法，删繁就简，使之逐渐规范化，耳穴数量亦有所减少。其间，耳穴基础研究水平也有较大提高，在耳郭大体形态学研究、耳郭解剖结构研究、耳郭胚胎学研究等领域开展了大量工作。在此基础上，耳穴组织结构作为一个新的分支应运而生，并得以较快发展。耳穴麻醉自问世后，对耳穴作用原理的研究有一定推动作用。中国中医科学院、中国科学院上海生理研究所、中国科学院动物研究所和哈尔滨医科大学等国内重要科研、医疗单位，通过对耳郭痛点形成和刺激耳郭痛点镇痛机制的研究，进一步从现代医学的角度探讨了耳与内脏、躯体的相关性及其规律。

国外研究方面，法国 Paul Nogier 在 1956 年提出的 42 个耳穴点和形如"胚胎倒置"的耳穴分布图的基础上，于 1961 年提出了顶叶、视丘下、大脑忧郁点、强迫观念点、饥点、渴点等新耳穴，并于 1975 年和 1982 年多次加以增补和修改，此后又提出了"三个位相学说"的设想。1974 年，德国弗兰克·巴尔博士（Frank Bahr）与 Paul Nogier 共同完成耳部区域划分研

究工作,绘制出耳穴图出版发行,并在 1975 年提出新耳穴图:包括全身各部的神经、肌肉、骨骼、血管、内脏系统分别与耳郭各部分的对应关系,并提出耳郭前面反映感觉障碍,背面则反映运动障碍。Jarricot. H 于 1971 年提出与 Paul Nogier 定位相差较大的耳穴图,采用特制的耳穴探测仪(stigmas cope)探测绘制。1975 年,Paul Nogier 在维也纳欧洲针刺学术会议上首次报告耳脉反射,又称耳心反射,简称 ACR。1976 年 5 月,R. Bourdiol 提出将此反射改称为诺吉尔反射。1972 年,法国 R. Bourdiol 在叙述耳屏尖时指出:左右耳屏游离的作用是不同的,右利手者,左耳屏相当于督脉,右耳屏相当于任脉;左利手者,右耳屏相当于督脉,左耳屏相当于任脉。1970 年以后,中国青年医生张谦赴日大力宣传中国耳穴疗法和针麻技术。其于 1972 年开始在大阪参加小林研究会,与小林良英一起研究耳穴。1975 年,北里研究所东洋医学综合研究所的间中喜雄博士发起组织耳针法研究会,10 月 16 日在东京港区北里研究所召开日本第一次耳穴会议,张谦、小林良英发表《日本追试中国文献的临床应用》,岛山发表《针麻和耳针机制研究》,杉充发表《头针与耳针》。1975 年美国的 Sternlieb,1976 年 Edgar、Lichstein 的报告均指出:耳垂部的斜形皱纹与冠心病有一定的关系。

三、发展阶段

20 世纪 80—90 年代,耳穴研究与应用不断稳步发展,表现在三个方面:其一,理论研究更加为人们所重视。1984 年 11 月,在云南昆明召开了首届全国耳针头针学术会议,我国学者接受世界卫生组织的委托,制定耳穴国际标准方案图。1987 年 6 月在安徽省巢湖市召开"耳穴全国标准化方案论证会暨全国耳穴研究组成立大会",会议通过了世界卫生组织西太区办事处委托我国耳穴工作者拟定的"耳穴国际标准化方案",并成立了中国针灸学会腧穴研究会耳穴研究组,这次会议的召开,对于推动我国耳穴研究工作,使之走向世界,具有重要而深远的意义。其间,陈巩荪、许瑞征、丁育德编著的《耳针研究》(江苏科学技术出版社,1982),约 33 万字,是当时较大的一部耳针专著,记载了穴位电阻低、电位高的特性。王忠等编著的《耳针》(上海科学技术出版社,1984)在《耳针学讲义》的基础上,参考了 1 000 余篇文献资料,结合编者们的临床和科研实践编写而成。此后又相继出版了许多耳针专著,如尉迟静编著的《简明耳针学》(安徽科学技术出版社,1987)、王照浩等编著的《实用耳针》(广东高等教育出版社,1988)、李志明主编的《耳穴诊治法》(中医古籍出版社,1988)、古励和周立群编著的《实用耳穴诊治学手册》(山西科学教育出版社,1989)、杨传礼编写的《实用耳穴诊疗法》(对外贸易教育出版社,1989)、张育西等编著的《耳穴变阻点电冲击治疗胆石症》(山西科学教育出版社,1989)、吴锡强编著的《耳压疗法》(陕西科学技术出版社,1990)、宋一同等编著的《头针与耳针》(中国医药科技出版社,1990)、耳穴诊断学编委会著的《耳穴诊断学》(人民卫生出版社,1990)、刘森亭等编著的《耳穴贴压疗法》(陕西科学技术出版社,1991)、杨兰绪等编著的《耳穴压丸疗法》(江苏科学技术出版社,1991)、黄丽春编著的《耳穴诊断治疗学》(科学技术文献出版社,1991)、刘士佩编著的《耳廓诊治与养生》(上海教育出版社,1991)、王正编著的《耳穴辨治纲要》(厦门大学出版社,1993)、武保发主编的《新编耳穴诊治》(军事医学科技出版社,1995)等。同时,到 1992 年初,发表的耳穴文章已超过 3 000 篇。其二,全国性的耳穴专业学术组织不断产生。1982 年 12 月,在哈尔滨成立了全国性的学术组织"中国针灸学会全国耳针协作小组",各地也相继成立了耳穴研究及培训组织,提高了学术水平和技术操作能力。特别是 1991 年,在广州成立了由王岱教授任主任委员的"中国针灸学会耳穴诊治专业委员会",标志着我国耳穴研究队伍的壮大和趋于成熟。其三,耳穴标准化研究是对耳穴的全面整理,为耳穴发展奠定了坚实的基础。1982—1992年,我国学者先后召开5次全国性学术会议,参加4次专门国际会议,历时10年完成了《耳穴国际标准化方案》(草案)和中华人民共和国国家标准《耳穴名称与部位》,并获得通过和推行,使耳穴学科日趋规范化。从此,耳穴诊治学进入了稳步发展的阶段。此外,1988年底,经有关部门批准,管遵信和李惠芳创办了中华耳针函授部,这是我国第一所耳穴学校,成立3年多学员已遍及全国各地和加拿大等国家。

国外耳穴研究应用方面,美国Terry Oleson在1983年提出一套采用字母与数字结合标注耳郭区域与耳穴的方案,1996年又对此方案进行了补充修订。此方案的基本思路得到许多国家的认可,成为耳穴行业标准命名的原则之一。在临床应用方面,美国作为东西方文化的交融国度,接受来自中国和欧洲的两种耳穴诊治模式。德国也是耳穴诊治较为流行的国家,其方法主要来源于法国,在法国耳穴"三相理论"的基础之上,提出不少新的耳穴,在治疗手段上,常以激光、金银磁珠贴压为主,也有根据患者是左利手还是右利手,选择金针、银针治疗的做法。

现代耳穴研究证实了耳与经络的相关性。20世纪80年代,山东大学张颖清发现了生物体从细胞到整体之间普遍存在的中间结构层次及其内在联系,提出了生物体结构的全息胚胎学说,创立了全息生物学,全息胚胎学说揭示了生物体不同层次之间、部位与整体之间的统一性,人体全息指身体的每一个局部都是全身的缩影,每一个阳性反应点(也叫疼痛点、敏感点)都对应相应器官的疾病信息。如针刺十二井穴时,有些循经感传可上达耳部,甚至有的个体十二经脉中有八条经脉可上达耳郭。按压耳穴区所产生的循经感传也与《灵枢·经脉》的十二经脉循行路线基本一致。耳穴与脏腑间的联系亦有相关研究。唐丽萍与管遵信均运用染色法验证了耳与脏腑间的联系,翁泰来则运用电探测法观察耳与脏腑间的联系。临床实践中亦有相关研究,其他研究显示刺激胆囊炎患者的耳穴"胆囊"区时,患者自感疼痛减轻,范围缩小。针刺耳穴"胃"区,能使胃液分泌增加,胃液酸度上升,并能使幽门开放时间缩短,胃蠕动加快或减慢,肠鸣音亢进或减弱。

1992年10月,经国家中医药管理局提出,由国家技术监督局批准,颁发了中华人民共和国国家标准《耳穴名称与部位》,并于1993年5月1日实施,使耳穴基本定型,是耳穴诊治法发展的一个重要里程碑。耳穴的刺激方法,从早期的砭石、竹针,发展到近代的耳穴毫针针刺法、耳穴埋针、耳环针、耳夹、耳穴压籽法、耳穴线香灸法、耳穴割治法、耳穴贴敷法、耳穴注射法、耳穴磁珠疗法、耳穴激光照射、耳穴低频电刺激法、耳穴超声波疗法,等等。耳穴的诊断方法,除广泛应用传统的耳穴望诊法外,根据机体患病部位在相应的耳穴穴区内可出现各种不同的反应这一特点,采用耳穴压痛法、耳穴电测定法、耳穴触摸法、耳穴染色法、耳穴光谱分析法等多种诊治方法。M. H. cho(赵敏行)还提出针灸和耳穴诊治法的作用原理——德尔他反射说。研究人员通过多途径研究耳穴原理,探讨中医脏腑经络学说在耳穴学术研究中的意义,形成了应用中、西医两套理论,具有较高实用价值的耳穴研究模式。

四、融合阶段

进入21世纪,随着国际交流和互联网的迅速发展,耳穴诊治呈现百花齐放的局面。在我国,2008年7月通过的耳穴国家标准《耳穴名称与定位》(GB/T 13734—2008)中规定了93

个耳穴。据文献整理,中国耳穴诊治法广泛应用多专科、多系统疾病,涉及内、外、妇、儿、皮肤、眼、耳鼻喉等学科249种疾病,对失眠、肥胖、便秘、高血压等疾病的中医辨证耳穴治疗,可应用耳针特殊刺法、放血疗法,以及耳穴管针、多功能耳穴火针等针具器材。

日本、韩国、俄罗斯等国家也采用中国的耳穴诊治理论并用于临床。日本有学者将耳穴贴压疗法作为源于精神紧张的疾病(如头痛、眩晕、失眠、情绪不安等)患者的辅助治疗措施,结果表明,耳穴贴压疗法减轻了患者的时间和金钱负担,且可减少药物依赖患者的服药量,甚至有使患者脱离药物依赖的作用。巴基斯坦也广泛使用中国耳穴国家标准用于治疗疼痛性疾病,验证了耳穴的确切疗效。

国际耳穴诊治的应用情况各有特点。在我国,耳穴诊治法属中医针灸的重要组成部分,多由针灸术者实施。在西方,耳穴诊治法则属较为独立的诊治方式,从业者为物理治疗师甚至非医务人员,因此,多数耳穴诊治从业者只能采用耳郭电刺激、激光刺激、磁疗贴压等非创伤性治疗。关于耳穴诊治的机制,目前仍从全息学说和神经反射等角度进行诠释。

欧洲耳穴的临床研究主要体现在心身医学、疼痛性疾病、新生儿诊治、戒断症状、妇科病、神经系统疾病等方面。德国Frank Bahr和瑞士Andreas Wirz-Ridolfi博士积极推动中欧耳穴交流,2013年将欧洲耳针图翻译成中文带到中国。Wirz博士在北京中医药大学举办首个欧洲耳针学习班,较全面地介绍了通过血管自主信号(VAS)寻找穴位的技术等欧洲耳针体系。

美国耳穴临床研究主要在应用耳针治疗戒断症状、疼痛、焦虑、减肥、关节炎等方面,以及耳针镇痛的机制研究。原美国医学针灸学院院长、美国空军针灸医学中心主任Richard C Niemtzow博士创立了战场耳针(Battlefield Acupuncture),已应用于美军战场急救处理伤员上。耳穴不仅可以治疗疾病,还有预防疾病、辅助诊断和镇痛等作用。

耳穴诊治新技术、新仪器的研究取得了较大的发展。耳穴诊查方法主要包括耳穴望诊、耳穴触诊、耳穴染色、耳穴日光反射、耳穴示波和耳穴电探测等,其中耳穴电探测法寻找反应点方便准确、快速经济,应用广泛,是多数临床工作者选用的方法。在耳穴刺激手段方面,耳郭刺激的方法很多,有耳穴贴压、耳穴放血、耳穴按摩、耳穴割治、耳穴注射、耳穴火针、耳穴指压、毫针、皮内针、揿针、U形针、金针、银针、梅花针、电针、电热针、电火针、电极板、经皮电刺激神经疗法(TENS)、耳穴冷激、耳穴磁疗、耳穴吹振、耳穴超声、耳穴激光、耳穴夹、耳穴贴膏、魔针、耳体电失衡治疗、油浸灯草灸、线香灸、苇管灸、耳灸盒、点灸、蜡灸等几十种。近年来,又有不少新型耳穴治疗用具涌现,如微砭耳针、新型耳贴、细微型耳穴振动按摩保健笔、耳针器、耳穴浮络割治专用刀夹、负压式耳穴放血针刀、耳穴刺络针,等等,大大促进了耳穴诊治的临床运用和推广。

国内的耳穴标准化工作近年来取得了较快的发展。共有3项技术标准和操作规范的国家标准出台。2006年,经国家中医药管理局立项、由北京中医药大学承担对1992年版国家标准进行修订,2008年7月1日版新国标《耳穴名称与定位》(GB/T 13734—2008)发布实施。该标准荣获2010年中国标准创新贡献奖二等奖。《针灸技术操作规范　第3部分:耳针》(GB/T 21709.3—2008)由天津中医药大学负责起草,于2008年7月1日起正式实施。由天津中医药大学负责起草,中华中医药学会、世界中医药学会联合会中医特色诊疗研究专业委员会联合发布的中华人民共和国中医行业标准《中医保健技术操作规范第6部分—耳部保健按摩》(ZYYXH/T 163—2010)于2010年3月1日实施。由佛山市中医院牵头制定的中华中医药学会团体标准《中医治未病技术操作规范耳穴》(T/CACM 1088—2018)于 2018 年 9 月 17 日发布。

耳穴国际标准制定方面也取得较大的进展。北京中医药大学周立群教授于 2009 年 7 月申请立项世界针灸学会联合会的"关键技术标准推进工程—国际标准研制:《耳穴名称与定位》"(International Standard of the Nomenclature and Location of Auricular Acupuncture Points)。在前期工作的基础上,2010 年 5 月 18 日,来自中国、韩国、加拿大、美国、德国、伊朗等国家的 11 名代表,以及来自世界针灸学会联合会的观察员,出席在中国北京举行的耳穴国际标准化工作组会议,中国、美国、德国等代表都提交了耳穴命名与定位的建议方案,经协商,同意在中国起草的"耳穴名称与定位"方案的基础上进一步讨论形成国际标准。该方案最终于 2011 年 10 月获得通过,成为世界针灸学会联合会的国际行业标准。2013 年 5 月,世界针灸学会联合会发布国际耳穴标准:International Standards of Acupuncture Trade, Auricular Acupuncture Point(WFAS STANDARD-002:2012)。

在国际交流上,国内外的耳穴起源不同,甚至理论背景也不一,通过交流可促进融合,共同进步,国际上有多个耳穴诊治领域的专门学术团体开展常规的国际学术交流,定期举办国际会议或区域性学术会议。2006 年 8 月,国际耳穴疗法及耳廓医学学术会议(International Consensus Conference on Acupuncture Auriculotherapy and Auricular Medicine,ICCAAAM) 在美国芝加哥举行,来自中国、法国、美国等多个国家的专家介绍各国的耳穴基础及临床研究进展和现状。2006 年 10 月,由法国里昂医学研究中心(Groupe Lyonnais d'EtudesMédicales,GLEM))主办的第 5 届国际耳穴疗法及耳郭医学座谈会在法国举行,以耳穴诊治法及耳郭医学的诊断、治疗、基础及临床研究为主题。2009 年 10 月,欧洲国际耳穴研讨会在意大利举行,介绍的内容包括耳穴治疗神经痛、偏头痛、运动障碍性疾病等的应用研究,耳穴诊治法对微循环的影响及耳穴定位的脑功能核磁共振等方面的研究。2010 年 5 月 18 日,中国针灸学会耳穴诊治专业委员会参加了由世界针灸学会联合会主办的针灸行业国际标准研讨会,负责"耳穴名称与定位"国际标准分会场,会议就耳穴国际标准达成了多项共识。2014 年在美国约翰霍普金斯大学举办的第八届耳穴国际研讨会,当时中国针灸代表团只有刘继洪、孟笑男、王磊三名代表,到了 2017 年于新加坡举办的"第九届耳穴国际研讨会",中国代表团已有针灸领域共 20 余位代表受邀参加,其中包括北京中医药大学针灸推拿学院院长赵百孝、中国针灸学会耳穴诊治专业委员会副主任委员周立群和荣晶晶、《中国针灸》执行主编齐淑兰、中国针灸学会耳穴诊治专委会副主任委员刘继洪等,中国针灸在国际交流的队伍不断壮大。中国针灸学会与佛山市中医院共同承担了 2020 年佛山市创新驱动助力工程项目"国际耳穴诊疗标准规范高峰论坛暨世界耳穴诊疗研究与成果展览会",这一国际耳穴盛会将于 2020 年 11 月在广东省佛山市举办,邀请国内外专家从历史与分类、临床应用、服务标准、工具仪器、培训认证等方面进行研讨和交流,将就申报世界针灸学会联合会、中国针灸学会有关耳穴诊治的多个标准提案、草案进行研讨,征求意见,形成专家共识,旨在以我国标准规范为蓝本,力求达成世界耳穴诊疗标准规范的诸多共识,并提出耳穴整合医疗模式,建立国际耳穴领域的"命运共同体"。

近年来,在中国针灸学会耳穴诊治专业委员会及广东、江苏、重庆等地方耳穴学术团体的推动下,联合社会资源、企业力量,我国耳穴诊治在临床、科研、教学及推广方面蓬勃发展。每年举办国家级、省市级学术会议及继续教育培训班;2019 年开展"耳穴健康万里行"活动,在新疆、北京、云南、安徽、广东、湖北等全国多个省市开展耳穴诊治技术专题培训班。特别在 2020 年 1 月以来，耳穴在抗击新型冠状病毒肺炎疫情中发挥了重要的作用，广大医务人员及群众学习耳穴诊治知识的热情高涨，"耳医学苑""耳穴堂"等线上平台也促进了耳穴诊治技术的推广。

回顾耳穴诊治学科的发展简史，观其预防、诊断、治疗疾病的范围和效果，可以发现耳穴诊治学是一门很有发展前途、具有强大生命力的中西医交融新学科，但它还有许多待完善之处需要进一步研究解决。作为针灸和耳穴诊治的发源地，我国应当认真分析现状，积极寻找对策，充分发挥耳穴在疾病诊治领域的作用，应加强以下几个方面的工作：一是要加强耳穴基础研究，目前我国耳穴基础研究领域的研究项目为数较少，耳郭穴位解剖生理特征、耳郭—内脏相关性研究、耳穴诊治机理等都是今后研究的重点。二是要充分利用新技术、新方法，开发耳穴诊治仪器，尽管目前市场已有较多耳穴诊治仪器设备，但其设计的科学性和操作性能的稳定度还有待提高。三是要加强临床规范化研究，总结耳穴诊治经验，形成标准操作规范，虽然每年有大量的临床文献发表，但多数以临床疗效观察和临床报道为主，符合循证医学要求的随机对照研究项目较少。另外，从近年来的临床文献研究分析结果来看，同一病症在不同报道中的选穴差异性较大，个人经验性的报道较多，大规模的临床研究较少，不利于临床经验的总结。四是积极应对耳穴知识产权的国际激烈竞争，虽然我国在耳穴国际标准方面做了大量的努力，在临床应用研究方面也具有明显优势，但是欧洲各国对耳穴诊治体系的形成有自己的看法，尤其是法国，以"三相定位"理论为主要流派，以及在此基础上发展起来的其他派别，在欧洲有一定的影响力，值得我们认真研究，兼收并蓄融合发展。五是要重视耳穴诊治学科体系的建设，依托中国针灸学会耳穴诊治专业委员会这一权威学术团体，发挥全国各地耳穴诊治专家的聪明才智和积极性，随着中国综合国力及全球影响力的提高，吸收国外耳穴诊治的研究成果，综合分析，融会贯通，使其逐步走向融合统一，形成一个比较系统、完整，受各国耳穴诊治专家接受的学科体系，为人类医疗卫生事业和人类健康命运共同体做出更大的贡献。

五、耳穴学术组织发展

我国耳穴诊治历史久远，20 世纪 50 年代后发展迅速，越来越多医务人员运用耳穴诊治法于临床中。中国针灸学会是我国针灸学术权威组织，为更好地组织会员研究耳穴诊治技术，加强组织管理与学术交流活动，1987 年 6 月，中国针灸学会腧穴研究会成立耳穴研究组，1991 年在北京成立中国针灸学会耳穴诊治专业委员会筹委会，同年 9 月，中国针灸学会耳穴诊治专业委员会成立暨首届学术交流大会在广州召开，专委会为中国针灸学会二级学术机构，是目前唯一全国性耳穴专业学会。专委会成立之始即汇聚了全国耳穴界的优秀人才，以弘扬祖国医学、发展耳穴事业为己任，开展了大量卓有成效的工作。近年来，专委会的委员、会员更是不断增加，学术交流也日益频繁，专委会每年都要根据实际需要，开展各种类型的学术活动。近年来专委会共举办国内学术会议 30 余次，参加会议人数约 2 300 余人次，交流学术论文千余篇，编辑学术论文集 20 余册。其中国际性学术会议 2 次，编辑中英文对照学术论文集 2 册。专委会曾参与拟定修改"耳穴国际标准化方案（草案）"，该方案于 1987 年 WHO 西太区办事处召开的针灸名词标准化第 3 次会议上得到原则通过。1992 年，专委会在总会的领导下，完成了中华人民共和国国家标准耳穴名称与部位的课题研究。2008 年参与完成国标修订工作,新版标准《耳穴名称与定位》代替旧版标准。2019 年,专委会各委员共同编纂耳穴专业教材,并由人民卫生出版社出版。专委会共下设诊断、治疗、基础、仪器器材和文献 5 个专业学组,积极支持有条件的省、计划单列市和自治区成立耳穴专业委员会,全国已成立省、市、自治区级专委会 10 余个,各会对本会工作给予了有力支持。专委会成立至今,各届委员组成人员名单如下:

中国针灸学会腧穴研究会耳穴研究组（1987 年 6 月　北京）

组　　长:王　岱

副组长:陈巩荪　管遵信　黄丽春　刘士佩

顾　　问:王　忠　刘洪权

秘　　书:许瑞征　周立群

组　　员:许平东　向家伦　龙文君　朱元根　李晓芳　张　英　王　正　严庆瑞　李育琴
　　　　刘福信　纪青山　张和媛　李遇春　俞昌德　张秀珍

中国针灸学会耳穴诊治专业委员会第一届委员会（1991 年 9 月　广州）

主任委员:王　岱

副主任委员:陈巩荪

顾　　问:王　忠　许平东

秘 书 长:许瑞征　周立群

委　　员:王　正　王民集　王照浩　于丽华　白哲伦　龙文君　朱元根　乔正中
　　　　吕明庄　向家伦　刘士佩　吴锡强　李育勤　李观荣　张育西　阎庆瑞
　　　　杨云碧　季永荣　单秋华　胡地松　崔开贤　黄丽春　管遵信　韩碧英

中国针灸学会耳穴诊治专业委员会第二届委员会（1999 年 4 月　昆明）

主任委员:王　岱

副主任委员:陈巩荪　管遵信　周立群

顾　　问:王　忠　许平东　许瑞征　朱元根　刘士佩

秘 书 长:周立群(兼)

常务委员:王　正　王照浩　乔正中　朱　丹　吴锡强

委　　员:赵百孝　李晓芳　王家怡　霍永芳　杨卓欣　韩碧英　仲远明　董　勤
　　　　季永荣　张永树　杨云碧　吕明庄　杨世禄　李育勤　陈少宗　单秋华
　　　　王民集　阎圣秀　汪至纯　焦汉民　薛定明　于丽华　董静仪

中国针灸学会耳穴诊治专业委员会第三届委员会（2004 年　重庆）

名誉主任委员:王　岱　陈巩荪　管遵信

顾　　问:王　忠　许平东　许瑞征　朱元根　刘士佩　王照浩　乔正中　王　正
　　　　黄丽春

主任委员:赵百孝

副主任委员:周立群　吴锡强　仲远明　姜云武　李桂兰

秘　书　长：周立群（兼）

副秘书长：李晓芳（兼）

常务委员：王民集　朱　丹　吕明庄　仲远明　吴锡强　李晓芳　单秋华　杨卓欣
　　　　　　杨世禄　周立群　赵百孝　姜云武　薛定明

委　　　员：于丽华　王茵萍　王民集　王澍欣　朱　丹　吕明庄　李晓芳　季永荣
　　　　　　陈少宗　汤晓云　单秋华　杨卓欣　杨世禄　周文琪　张　红　张俊莉
　　　　　　张　萍　张庆萍　徐惠德　郝重耀　黄聪阳　黄　毅　董　勤　焦汉民
　　　　　　霍永芳　薛定明

中国针灸学会耳穴诊治专业委员会第四届委员会（2009 年 10 月　青岛）

名誉主任委员：王　岱　陈巩荪　管遵信

顾　　　问：王　忠　许平东　许瑞征　朱元根　刘士佩　王照浩　乔正中　王　正
　　　　　　黄丽春

主任委员：赵百孝

副主任委员：周立群　吴锡强　仲远明　李桂兰　姜云武

秘　书　长：周立群（兼）

副秘书长：李晓芳（兼）

委　　　员：马晓芃　王民集　王茵萍　王澍欣　艾炳蔚　阳仁达　刘立安　刘继洪
　　　　　　吕明庄　朱　丹　汤晓云　伦　新　李晓芳　杜艳军　佘延芬　陈少宗
　　　　　　陈妙根　杨卓欣　杨世禄　杨佃会　张庆萍　张　森　张　红　张　萍
　　　　　　张俊莉　张慧兰　单秋华　赵伯君　荣培晶　郝重跃　高希言　黄　毅
　　　　　　黄聪阳　黄学宽　董　勤　焦汉民　谢　芸　薛定明

中国针灸学会耳穴诊治专业委员会第五届委员会（2014 年 8 月　郑州）

名誉主任委员：王　岱　赵百孝

顾　　　问：王　正　王　忠　王照浩　吕明庄　朱元根　乔正中　刘士佩　许平东
　　　　　　许瑞征　杨世禄　吴锡强　陈巩荪　姜云武　黄丽春　管遵信

主任委员：程　凯

副主任委员：周立群　刘继洪　荣培晶　仲远明　李桂兰　姜云武

秘　书　长：周立群（兼）

副秘书长：韩　丽（兼）

常务委员：张庆萍　薛定明　王澍欣　高希言　王民集　王茵萍　朱　丹　张　红
　　　　　　佘延芬　杜艳军

委　　　员：孟笑男　纪　峰　田永萍　杨春雷　李虹霖　林永青　张　森　杜艳军
　　　　　　阳仁达　王朝辉　董　勤　艾炳蔚　张朝晖　赵伯君　张　萍　杨佃会
　　　　　　陈少宗　张　轶　郝重跃　王素芳　岳宝安　马晓芃　曹莲瑛　洪肖娟
　　　　　　魏连海　伦　新　刘海静　黄学宽　付春爱　刘智艳　刘立安

第二节　耳郭的解剖

耳郭是外耳的组成部分，位于下颌窝和颞骨、乳突之间，呈垂直方向生长。耳郭主要由弹性软骨、韧带、退化了的耳肌及覆盖在外层的皮下组织和皮肤所构成。

一、耳郭表面解剖主要名称

（一）耳郭正面解剖名称（图 1-3）

1. 耳轮　耳郭外缘向前卷曲的部分。
2. 耳轮脚　耳轮深入到耳甲腔的横行突起。
3. 耳轮结节　耳轮外上方稍肥厚的结节状突起。
4. 耳轮尾　耳轮向前下移行于耳垂的部分。
5. 耳垂　耳郭最下部无软骨的皮垂。
6. 对耳轮　在耳轮的内侧，与耳轮相对的隆起部，其上方有两分支。
7. 对耳轮上脚　对耳轮向上分支的部分。
8. 对耳轮下脚　对耳轮向前分支的部分。
9. 三角窝　对耳轮上、下脚之间的三角形凹陷。
10. 耳屏　耳郭前面的瓣状突起。
11. 对耳屏　耳垂上部与耳屏相对的隆起。
12. 耳舟　耳轮与对耳轮之间的凹沟。

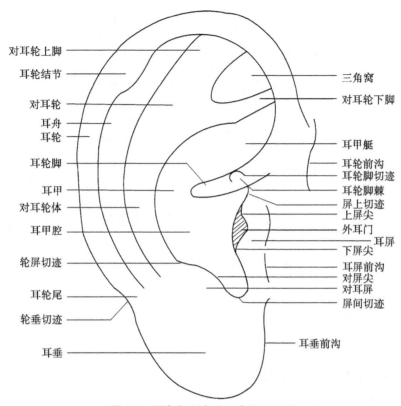

对耳轮上脚
耳轮结节
对耳轮
耳舟
耳轮
耳轮脚
耳甲
对耳轮体
耳甲腔
轮屏切迹
耳轮尾
轮垂切迹
耳垂

三角窝
对耳轮下脚
耳甲艇
耳轮前沟
耳轮脚切迹
耳轮脚棘
屏上切迹
上屏尖
外耳门
耳屏
下屏尖
耳屏前沟
对屏尖
对耳屏
屏间切迹
耳垂前沟

图 1-3　耳郭解剖名称示意图（正面）

13. 耳甲　部分耳轮、对耳轮、耳屏及外耳门之间的凹窝。
14. 耳甲艇　耳轮脚以上的耳腔部分。
15. 耳甲腔　耳轮脚以下的耳腔部分。
16. 屏上切迹　耳屏上缘与耳轮脚之间的凹陷。
17. 屏间切迹　耳屏与对耳屏之间的凹陷。
18. 轮屏切迹　对耳屏与对耳轮之间的凹陷。

（二）耳郭背面解剖名称（图 1-4）

1. 耳轮背面　耳轮背部的平坦部分。
2. 耳轮尾背面　耳轮尾背部的平坦部分。
3. 耳垂背面　耳垂背部的平坦部分。
4. 耳舟隆起　耳舟在耳背呈现的隆起。
5. 三角窝隆起　三角窝在耳背呈现的隆起。
6. 耳甲腔隆起　耳甲腔在耳背呈现的隆起。
7. 对耳轮上脚沟　对耳轮上脚在耳背呈现的凹沟。
8. 对耳轮下脚沟　对耳轮下脚在耳背呈现的凹沟。
9. 对耳轮沟　对耳轮体在耳背呈现的凹沟。
10. 耳轮脚沟　耳轮脚在耳背呈现的凹沟。
11. 对耳屏沟　对耳屏在耳背呈现的凹沟。

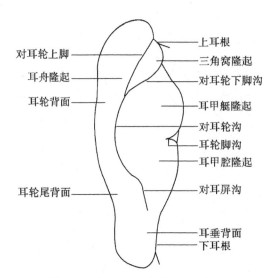

图 1-4 耳郭解剖名称示意图（背面）

对耳轮上脚
耳舟隆起
耳轮背面

上耳根
三角窝隆起
对耳轮下脚沟
耳甲艇隆起
对耳轮沟
耳轮脚沟
耳甲腔隆起

耳轮尾背面

对耳屏沟

耳垂背面
下耳根

（三）耳根解剖名称

1. 上耳根　耳郭与头部相连的最上部。

2. 下耳根　耳郭与头部相连的最下部。

二、耳郭的血管及神经分布

（一）耳郭的血管分布

1. 动脉　耳郭的动脉血管全部来自颈外动脉的分支——颞浅动脉和耳后动脉,这些分支在耳郭深部沿软骨膜走行。

颞浅动脉经外耳门前方时分出上、中、下 3 支,主要供应耳郭前面;耳后动脉从下耳根沿耳郭背面上行,也发出上、中、下 3 支,主要供应耳郭背面;有时来自颈外动脉的枕动脉也供应耳郭背面部分。

颞浅动脉、耳后动脉、枕动脉之间有较大的吻合支连接,前后互相穿通,而且动脉血管都是由耳根部和外耳道附近向耳轮周缘分支的,故正常人离耳根部越近的耳穴皮肤温度越高。

2. 静脉　耳郭的静脉均起于耳郭的浅层。在耳郭前面最后汇集成 2~3 支较大的静脉,并在耳轮和耳垂有较大的吻合支连接,经颞浅静脉注入颈外静脉;耳郭背面的小静脉汇成3~5 支,经耳后静脉注入颈外静脉。

（二）耳郭的神经分布

1. 耳郭上各神经的主要分支　耳郭有丰富的神经分布,既有与脊髓颈 2、3、4 节段相联系的躯体神经,又有与脑干相连的脑神经,还有来自颈交感神经节沿血管分布的交感神经等。据有关资料记载,分布在耳郭的面神经、舌咽神经和迷走神经中的纤维为躯体感觉纤维,其中枢端终于三叉神经脊束核,故这些纤维中有无副交感纤维尚待进一步研究。

躯体神经包括耳大神经、枕小神经,部分个体还有枕大神经。脑神经则有三叉神经及面神经、舌咽神经和迷走神经的混合支,极少数个体还有副神经参与支配。

上述神经的分支相互重叠或吻合,有的交织成网,形成神经丛。因此,各神经的支配范围错综交叉,很难划出明显的界线。

耳郭的主要神经分支及其可能支配的范围如下。

（1）三叉神经的耳颞神经

外耳道支：分布于外耳道前壁、前上壁、鼓膜、耳轮脚及耳甲。

耳屏支：分布于耳屏前面、后面，少数个体还分布于耳垂近耳根处。

颞浅支：分布于耳轮脚、耳轮外部、三角窝。

少数人的耳神经可分布到耳轮后上缘，甚至代替枕小神经。可分别与面神经、耳大神经、枕小神经、迷走神经相吻合。

（2）耳大神经：从颈丛发出，沿胸锁乳突肌表面上行，在耳垂高度分出耳前支、耳后支。

耳前支：分布于耳垂前面和背面，以及耳舟、耳轮、对耳轮、对耳屏、三角窝和耳甲腔、耳甲艇的外缘。

耳后支：分布于耳背下 2/3，以及耳轮、对耳轮、三角窝。

有些个体的耳大神经可分布于耳屏内侧面，甚至外耳道口前壁。其前支常与三叉神经吻合，后支常与枕小神经、枕大神经相吻合，但多见的是与面神经干和面神经的分支吻合，有人推测这就是耳郭上的面神经兼有感觉成分，亦作为感觉神经的原因。

（3）枕小神经：亦来自颈丛，沿胸锁乳突肌后缘上升，发出一些分支至耳上部，在耳背面分成 3 支，有 1~2 个穿支至耳郭前面。其分布于耳郭背面上 1/3、耳轮后上缘、三角窝，以及对耳轮上、下脚和耳舟上部。

有些个体枕小神经在耳上部的分布可被耳大神经或三叉神经所代替，极少数个体还可被副神经所代替。枕小神经耳上分支常与枕大神经、三叉神经、面神经相吻合或重叠，枕大神经多数只支配枕后皮肤。

（4）迷走神经、面神经、舌咽神经的混合支：迷走神经从颈静脉神经节发出后，很快与舌咽神经的分支相连，到面神经管又与面神经干吻合交叉。

混合支的耳前支：分布于外耳门周围、耳轮脚起始部上下、耳甲艇、耳甲腔。有的分支可延伸至耳郭中段的对耳轮、耳舟，甚至三角窝，有的则只分布在耳甲腔范围内。有的发出几个前穿支穿至耳郭背面中部。

面神经的耳后支：分布于耳背中部近耳根处皮肤、耳背的耳外肌和耳内肌，以及耳甲腔、耳轮脚后下部和对耳轮脚中部。

（5）交感神经：耳郭上的交感神经纤维沿血管分布，在血管壁上缠绕着粗细不等的交感神经纤维，血管之间亦有神经纤维相互连接。

2.神经末梢和感受器　耳郭上 2/3 为软骨支架，换言之，软骨是构成耳郭的主要组织，但在软骨基质内未见神经纤维，在软骨膜及靠近软骨的皮下组织中存在着较多的神经纤维，且多与血管伴行，越靠近表皮分支越细，最后成为游离神经末梢。

经研究发现，耳郭背面的神经束和神经末梢比耳郭前面多。

第三节　耳穴的分布

一、耳穴的分布规律

耳穴在耳郭的分布犹如一个倒置在子宫内的胎儿，头部朝下，臀部朝上。其分布的规律是,与面颊相应的穴位在耳垂;与上肢相应的穴位在耳舟,与躯干相应的穴位在耳轮体部;与下肢相应的穴位在对耳轮上、下脚;与腹腔相应的穴位在耳甲艇;与胸腔相应的穴位在耳甲腔;与消化道相应的穴位在耳轮脚周围;与耳、鼻、咽喉相应的穴位多分布在耳屏四周。

阳性反应点(包括耳穴电阻下降,耳穴的颜色、形态及血络的充盈程度改变,局部皮肤脱屑或组织增生、丘疹等改变)为相关脏腑功能失调引起的局部病变,找出穴位阳性反应点可辅助诊断病症部位。

根据耳穴阳性反应点的表现可辅助判断病情。急性病症时,耳穴以痛阈减低和电阻减低为主;慢性疾病时,耳穴以变色、变形为主。

二、耳部的分区

2008年国家标准化管理委员会颁布的国家标准《耳穴名称与定位》按耳的解剖将每个部位划分成若干个区,共93个穴位(图1-5、图1-6)。

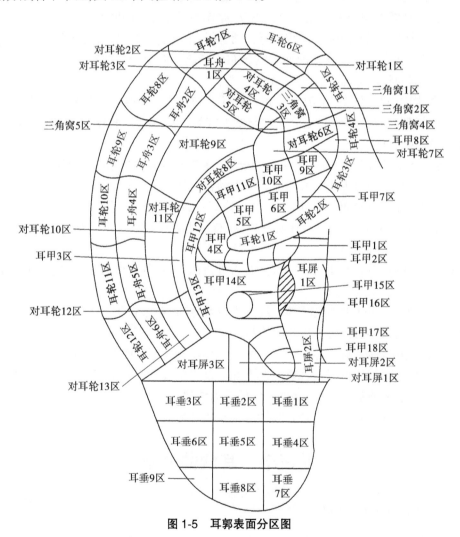

图1-5　耳郭表面分区图

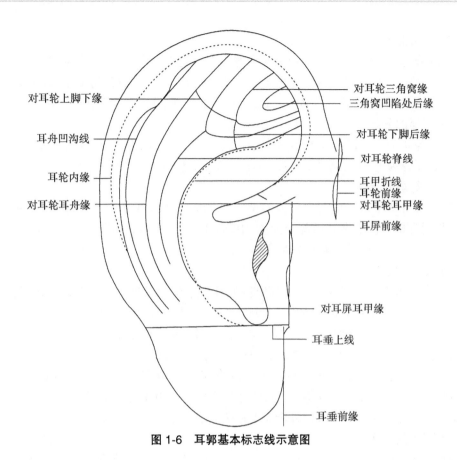

图 1-6　耳郭基本标志线示意图

对耳轮上脚下缘

耳舟凹沟线

耳轮内缘

对耳轮耳舟缘

对耳轮三角窝缘
三角窝凹陷处后缘
对耳轮下脚后缘
对耳轮脊线
耳甲折线
耳轮前缘
对耳轮耳甲缘
耳屏前缘
对耳屏耳甲缘
耳垂上线
耳垂前缘

（一）耳轮的分区

耳轮分为 12 个区。耳轮脚为耳轮 1 区；耳轮脚切迹到对耳轮下脚上缘之间的耳轮分为 3 等份，自下向上依次为耳轮 2 区、耳轮 3 区、耳轮 4 区；对耳轮下脚上缘到对耳轮上脚前缘之间的耳轮为耳轮 5 区；对耳轮上脚前缘到耳尖之间的耳轮为耳轮 6 区；耳尖到耳轮结节上缘为耳轮 7 区；耳轮结节上缘到耳轮结节下缘为耳轮 8 区；耳轮结节下缘到轮垂切迹之间的耳轮分为 4 等份，自上而下依次为耳轮 9 区、耳轮 10 区、耳轮 11 区和耳轮 12 区。

（二）耳舟的分区

耳舟分为 6 个区。将耳舟分为 6 等份，自上而下依次为耳舟 1 区、耳舟 2 区、耳舟 3 区、耳舟 4 区、耳舟 5 区、耳舟 6 区。

（三）对耳轮的分区

对耳轮分为 13 个区。将对耳轮上脚分为上、中、下 3 等份，下 1/3 为对耳轮 5 区，中 1/3 为对耳轮 4 区；再将上 1/3 分为上、下 2 等份，下 1/2 为对耳轮 3 区；再将上 1/2 分为前、后 2 等份，后 1/2 为对耳轮 2 区，前 1/2 为对耳轮 1 区。将对耳轮下脚分为前、中、后 3 等份，前、中 2/3 为对耳轮 6 区，后 1/3 为对耳轮 7 区。将对耳轮体从对耳轮上、下脚分叉处至轮屏切迹分为 5 等份，再沿对耳轮耳甲缘将对耳轮体分为前 1/4 和后 3/4 两部分，前上 2/5 为对耳轮 8 区，后上 2/5 为对耳轮 9 区，前中 2/5 为对耳轮 10 区，后中 2/5 为对耳轮 11 区，前下 1/5 为对耳轮 12 区，后下 1/5 为对耳轮 13 区。

（四）三角窝的分区

三角窝分为5个区。将三角窝由耳轮内缘至对耳轮上、下脚分叉处分为前、中、后3等份，中1/3为三角窝3区；再将前1/3分为上、中、下3等份，上1/3为三角窝1区，下2/3为三角窝2区；将后1/3分为上、下2等份，上1/2为三角窝4区，下1/2为三角窝5区。

（五）耳屏的分区

耳屏分为4个区。将耳屏外侧面分为上、下2等份，上部为耳屏1区，下部为耳屏2区；将耳屏内侧面分为上、下2等份，上部为耳屏3区，下部为耳屏4区。

（六）对耳屏的分区

对耳屏分为4个区。由对屏尖及对屏尖至轮屏切迹连线之中点，分别向耳垂上线做2条垂线，将对耳屏外侧面及其后部分为前、中、后3个区，前为对耳屏1区，中为对耳屏2区，后为对耳屏3区。对耳屏内侧面为对耳屏4区。

（七）耳甲的分区

耳甲分为18个区。耳轮脚消失处对应的耳甲部位为耳甲4区；将耳轮脚下缘、外耳道口上缘与胃穴前缘的连线围成的狭长区域3等分，从前向后依次为耳甲1区、耳甲2区、耳甲3区；将耳甲4区后缘到耳甲与耳轮交界处3等分，从后向前依次为耳甲5区、耳甲6区、耳甲7区；耳甲艇后下缘为耳甲12区；耳甲腔后上缘为耳甲13区；对耳轮下脚臀穴直对的耳甲艇为耳甲10区，肝肾之间为耳甲11区；肾穴后缘为耳甲9区、耳甲8区；耳甲腔中心为耳甲15区；心穴周围为耳甲14区；心穴到外耳道口为耳甲16区；将屏间切迹内的耳甲腔区域二等分，内侧1/2为耳甲17区，外侧1/2为耳甲18区。

（八）耳垂的分区

耳垂分为9个区。在耳垂上线至耳垂下缘最低点之间画2条等距离平行等分线，于该平行线上引2条垂直等分线，将耳垂分为9个区，上部由前到后依次为耳垂1区、耳垂2区、耳垂3区；中部由前到后依次为耳垂4区、耳垂5区、耳垂6区；下部由前到后依次为耳垂7区、耳垂8区、耳垂9区。

（九）耳背的分区

耳背分为5个区。分别过对耳轮上、下脚分叉处耳背对应点和轮屏切迹耳背对应点做2条水平线，将耳背分为上、中、下3部分，上部为耳背1区，下部为耳背5区；再将中部分为内、中、外3等份，内1/3为耳背2区，中1/3为耳背3区，外1/3为耳背4区。

（十）耳郭基本标志线

下列耳郭基本标志线的划定适用于耳郭分区的说明。

1. 耳轮内缘　即耳轮与耳郭其他部分的分界线。是耳轮与耳舟、对耳轮上脚和下脚、三角窝及耳甲等部位的折线。

2. 耳甲折线　耳甲内平坦部与隆起部之间的折线。

3. 对耳轮脊线　对耳轮体及其上、下脚最凸起处之连线。

4. 耳舟凹沟线　沿耳舟最凹陷处所做的连线。

5. 对耳轮耳舟缘　即对耳轮与耳舟的分界线。是对耳轮（含对耳轮上脚）脊与耳舟凹沟之间的中线。

6. 三角窝凹陷处后缘　三角窝内较低平的三角形区域的后缘。

7. 对耳轮三角窝缘　即对耳轮上、下脚与三角窝的分界线。是对耳轮上、下脚脊与三角窝凹陷处后缘之间的中线。

8. 对耳轮耳甲缘 即对耳轮与耳甲的分界线。是对耳轮(含对耳轮下脚)脊与耳甲折线之间的中线。

9. 对耳轮上脚下缘 即对耳轮上脚与对耳轮体的分界线。是从对耳轮上、下脚分叉处向对耳轮耳舟缘所做的垂线。

10. 对耳轮下脚后缘 即对耳轮下脚与对耳轮体的分界线。是从对耳轮上、下脚分叉处向对耳轮耳甲缘所做的垂线。

11. 耳垂上线(亦作为对耳屏耳垂缘和耳屏耳垂缘) 即耳垂与耳郭其他部分的分界线。是过屏间切迹和轮垂切迹所做的水平线。

12. 对耳屏耳甲缘 即对耳屏与耳甲缘的分界线。是对耳屏内侧面与耳甲的折线。

13. 耳屏前缘 即耳屏外侧面与面部的分界线。是沿耳屏前沟所做的直线。

14. 耳轮前缘 即耳轮与面部的分界线。是沿耳轮前沟所做的直线。

15. 耳垂前缘 即耳垂与面颊的分界线。是沿耳垂前沟所做的直线。

(十一)耳郭标志点线的设定

A 点:在耳轮的内缘上,耳轮脚切迹至对耳轮下脚间中、上 1/3 交界处。

B 点:耳轮脚消失处至 D 点连线的中、后 1/3 交界处。

C 点:外耳道口后缘上 1/4 与下 3/4 的交界处。

D 点:在耳甲内,由耳轮脚消失处向后做一水平线与对耳轮耳甲缘相交点处。

AB 线:从 A 点向 B 点做一条与对耳轮耳甲艇缘弧度大体相仿的曲线。

BC 线:从 B 点向 C 点做一条与耳轮脚下缘弧度大体相仿的曲线。

BD 线:B 点与 D 点之间的连线。

三、耳穴的名称、定位与主治

(一)耳轮穴位

耳中:在耳轮脚处,即耳轮 1 区。主治呃逆,荨麻疹,皮肤瘙痒等。

直肠:在耳轮脚棘前上方的耳轮处,即耳轮 2 区。主治便秘,腹泻,脱肛,痔疮。

尿道:在直肠上方的耳轮处,即耳轮 3 区。主治尿频、尿急、尿痛,尿潴留。

外生殖器:在对耳轮下脚前方的耳轮处,即耳轮 4 区。主治睾丸炎,附睾炎,外阴瘙痒等。

肛门:在三角窝前方的耳轮处,即耳轮 5 区。主治痔疮,肛裂。

耳尖前:在耳郭向前对折的上部尖端的前部,即耳轮 6 区。主治感冒,痔疮。

耳尖:在耳郭向前对折的上部尖端处,即耳轮 6 区与 7 区的交界处。主治发热,高血压,急性结膜炎,睑腺炎,痛风,风疹,失眠。

耳尖后:在耳郭向前对折的上部尖端的后部,即耳轮 7 区。主治扁桃体炎。

结节:在耳轮结节处,即耳轮 8 区。主治头晕,头痛,高血压。

轮 1:在耳轮结节下方的耳轮处,即耳轮 9 区。主治扁桃体炎,上呼吸道感染,发热等。

轮 2:在轮 1 区下方的耳轮处,即耳轮 10 区。主治扁桃体炎,上呼吸道感染,发热等。

轮 3:在轮 2 区下方的耳轮处,即耳轮 11 区。主治扁桃体炎,上呼吸道感染,发热等。

轮 4:在轮 3 区下方的耳轮处,即耳轮 12 区。主治扁桃体炎,上呼吸道感染,发热等。

（二）耳舟穴位

指：在耳舟上方，即耳舟 1 区。主治甲沟炎，手指疼痛和麻木。

腕：在指区的下方，即耳舟 2 区。主治腕部疼痛。

风溪：在耳轮结节前方，指区与腕区之间，即耳舟 1 区与 2 区的交界处。主治荨麻疹，皮肤瘙痒，过敏性鼻炎，哮喘。

肘：在腕区的下方，即耳舟 3 区。主治肱骨外上髁炎，肘部疼痛。

肩：在肘区的下方，即耳舟 4 区和 5 区。主治肩关节周围炎，肩部疼痛。

锁骨：在肩区的下方，即耳舟 6 区。主治肩关节周围炎。

（三）对耳轮穴位

跟：在对耳轮上脚前上部，即对耳轮 1 区。主治足跟痛。

趾：在耳尖下方的对耳轮上脚后上部，即对耳轮 2 区。主治甲沟炎，趾部疼痛。

踝：在趾、跟区下方，即对耳轮 3 区。主治踝关节扭伤。

膝：在对耳轮上脚中 1/3 处，即对耳轮 4 区。主治膝关节肿痛。

髋：在对耳轮上脚下 1/3 处，即对耳轮 5 区。主治髋关节疼痛，坐骨神经痛，腰骶部疼痛。

坐骨神经：在对耳轮下脚的前 2/3 处，即对耳轮 6 区。主治坐骨神经痛，下肢瘫痪。

交感：在对耳轮下脚末端与耳轮内缘相交处，即对耳轮 6 区前端。主治胃肠痉挛，心绞痛，胆绞痛，输尿管结石，自主神经功能紊乱，心悸，多汗，失眠。

臀：在对耳轮下脚的后 1/3 处，即对耳轮 7 区。主治坐骨神经痛，臀部疼痛。

腹：在对耳轮体前部上 2/5 处，即对耳轮 8 区。主治腹痛，腹胀，腹泻，急性腰扭伤，痛经。

腰骶椎：在腹区后方，即对耳轮 9 区。主治腰骶部疼痛。

胸：在对耳轮体前部中 2/5 处，即对耳轮 10 区。主治胸胁疼痛，胸闷，乳痈，乳少。

胸椎：在胸区后方，即对耳轮 11 区。主治胸胁疼痛，经前乳房胀痛，乳痈，产后泌乳不足。

颈：在对耳轮体前部下 1/5 处，即对耳轮 12 区。主治落枕，颈项强痛。

颈椎：在颈区后方，即对耳轮 13 区。主治落枕，颈椎病。

（四）三角窝穴位

角窝上：在三角窝前 1/3 的上部，即三角窝 1 区。主治高血压。

内生殖器：在三角窝前 1/3 的下部，即三角窝 2 区。主治痛经，月经不调，白带过多，功能失调性子宫出血，遗精，早泄，阳痿。

角窝中：在三角窝中 1/3 处，即三角窝 3 区。主治哮喘，咳嗽，肝炎。

神门：在三角窝后 1/3 的上部，即三角窝 4 区。主治失眠，多梦，痛证，哮喘，咳嗽，眩晕，高血压，过敏性疾病，戒断综合征。

盆腔：在三角窝后 1/3 的下部，即三角窝 5 区。主治盆腔炎，附件炎。

（五）耳屏穴位

上屏：在耳屏外侧面上 1/2 处，即耳屏 1 区。主治咽炎，单纯性肥胖。

下屏：在耳屏外侧面下 1/2 处，即耳屏 2 区。主治鼻炎、鼻塞，单纯性肥胖。

外耳：在屏上切迹前方近耳轮部，即耳屏 1 区上缘处。主治外耳道炎，中耳炎，耳鸣。

屏尖：在耳屏游离缘上部尖端，即耳屏 1 区后缘处。主治发热，牙痛，腮腺炎，咽炎，扁桃体炎，结膜炎。

外鼻：在耳屏外侧面中部，即耳屏 1 区与 2 区之间。主治鼻疔，鼻炎。

肾上腺:在耳屏游离缘下部尖端,即耳屏 2 区后缘处。主治低血压,风湿性关节炎,腮腺炎,哮喘,休克,鼻炎,咽炎,过敏性皮肤病等。

咽喉:在耳屏内侧面上 1/2 处,即耳屏 3 区。主治声音嘶哑,咽喉炎,扁桃体炎。

内鼻:在耳屏内侧面下 1/2 处,即耳屏 4 区。主治鼻炎,副鼻窦炎,鼻衄。

屏间前:在屏间切迹前方,耳屏最下部,即耳屏 2 区下缘处。主治眼病。

(六) 对耳屏穴位

额:在对耳屏外侧面的前部,即对耳屏 1 区。主治额窦炎,头痛,头晕,失眠,多梦。

屏间后:在屏间切迹后方,对耳屏前下部,即对耳屏 1 区下缘处。主治眼病。

颞:在对耳屏外侧面的中部,即对耳屏 2 区。主治偏头痛。

枕:在对耳屏外侧面的后部,即对耳屏 3 区。主治头痛,头晕,哮喘,癫痫,神经衰弱。

皮质下:在对耳屏内侧面,即对耳屏 4 区。主治痛证,神经衰弱,假性近视,胃溃疡,腹泻,高血压,冠心病,心律失常等。

对屏尖:在对耳屏游离缘的尖端,即对耳屏 1 区、2 区、4 区的交点处。主治哮喘,腮腺炎,皮肤瘙痒,睾丸炎,附睾炎。

缘中:在对耳屏游离缘上,对屏间与轮屏切迹的中点处,即对耳屏 2 区、3 区、4 区的交点处。主治遗尿,梅尼埃病,功能失调性子宫出血。

脑干:在轮屏切迹处,即对耳屏 3 区、4 区之间。主治后头痛,眩晕,假性近视。

(七) 耳甲穴位

口:在耳轮脚下方前 1/3 处,即耳甲 1 区。主治面瘫,口腔炎,胆囊炎,胆石症,戒断综合征,牙周炎,舌炎。

食道:在耳轮脚下方中 1/3 处,即耳甲 2 区。主治食管炎,食管痉挛。

贲门:在耳轮脚下方后 1/3 处,即耳甲 3 区。主治贲门痉挛,神经性呕吐。

胃:在耳轮脚消失处,即耳甲 4 区。主治胃痉挛,胃炎,胃溃疡,失眠,牙痛,消化不良,恶心呕吐。

十二指肠:在耳轮脚及部分耳轮与 AB 线之间的后 1/3 处,即耳甲 5 区。主治十二指肠溃疡,胆囊炎,胆石症,幽门痉挛等。

小肠:在耳轮脚及部分耳轮与 AB 线之间的中 1/3 处,即耳甲 6 区。主治消化不良,腹痛,心动过速,心律不齐。

大肠:在耳轮脚及部分耳轮与 AB 线之间的前 1/3 处,即耳甲 7 区。主治腹泻,便秘,咳嗽,痢疾。

阑尾:在小肠区与大肠区之间,即耳甲 6 区与 7 区的交界处。主治单纯性阑尾炎,腹泻,腹痛。

艇角:在对耳轮下脚下方前部,即耳甲 8 区。主治前列腺炎,尿道炎。

膀胱:在对耳轮下脚下方中部,即耳甲 9 区。主治膀胱炎,遗尿症,尿潴留,腰痛,坐骨神经痛,后头痛。

肾:在对耳轮下脚下方后部,即耳甲 10 区。主治腰痛,耳鸣,神经衰弱,水肿,哮喘,遗尿症,月经不调,遗精,早泄,阳痿。

输尿管:在肾区与膀胱区之间,即耳甲 9 区与 10 区的交界处。主治输尿管结石绞痛。

胰胆:在耳甲艇的后上部,即耳甲 11 区。主治胆囊炎,胆石症,口苦,胁痛,胆道蛔虫病,偏头痛,带状疱疹,中耳炎,耳鸣,听力减退,急性胰腺炎。

肝:在耳甲艇的后下部,即耳甲12区。主治胁痛,眩晕,经前紧张征,月经不调,更年期综合征,高血压,假性近视,单纯性青光眼。

艇中:在小肠区与肾区之间,即耳甲6区与10区的交界处。主治腹痛,腹胀,腮腺炎。

脾:在BD线下方,耳甲腔的后上部,即耳甲13区。主治腹胀,腹泻,便秘,食欲不振,功能失调性子宫出血,白带过多,内耳眩晕症,水肿,痿证。

心:在耳甲腔正中凹陷处,即耳甲15区。主治心动过速,心律不齐,心绞痛,无脉病,自汗盗汗,神经衰弱,癔症,口舌生疮,失眠,健忘等。

气管:在心区与外耳门之间,即耳甲16区。主治咳喘,急慢性咽炎。

肺:在心、气管区周围,即耳甲14区。主治咳喘,胸闷,声音嘶哑,痤疮,皮肤瘙痒,荨麻疹,扁平疣,便秘,戒断综合征,鼻炎。

三焦:在外耳门后下方,肺与内分泌区之间,即耳甲17区。主治便秘,腹胀,水肿,耳鸣,耳聋,糖尿病。

内分泌:在屏间切迹内,耳甲腔的前下部,即耳甲18区。主治痛经,月经不调,更年期综合征,痤疮,间日疟,糖尿病等。

(八) 耳垂穴位

牙:在耳垂正面前上部,即耳垂1区。主治牙痛,牙周炎,低血压。

舌:在耳垂正面中上部,即耳垂2区。主治舌炎,口腔炎。

颌:在耳垂正面后上部,即耳垂3区。主治牙痛,颞颌关节紊乱症。

垂前:在耳垂正面前中部,即耳垂4区。主治神经衰弱,牙痛。

眼:在耳垂正面中央部,即耳垂5区。主治假性近视,目赤肿痛。

内耳:在耳垂正面后中部,即耳垂6区。主治内耳眩晕症,耳鸣,听力减退。

面颊:在耳垂正面,眼区与内耳区之间,即耳垂5区与6区的交界处。主治周围性面瘫,三叉神经痛,痤疮,扁平疣。

扁桃体:在耳垂正面下部,即耳垂7区、8区、9区。主治扁桃体炎,咽炎。

(九) 耳背穴位

耳背心:在耳背上部,即耳背1区。主治心悸,失眠,多梦。

耳背肺:在耳背中内部,即耳背2区。主治咳喘,皮肤瘙痒。

耳背脾:在耳背中央部,即耳背3区。主治胃痛,消化不良,食欲不振,腹胀,腹泻。

耳背肝:在耳背中外部,即耳背4区。主治胆囊炎,胆石症,胁痛。

耳背肾:在耳背下部,即耳背5区。主治头痛,头晕,神经衰弱。

耳背沟:在对耳轮沟和对耳轮上、下脚沟处。主治高血压,皮肤瘙痒。

(十) 耳根穴位

上耳根:在耳根最上处。主治鼻衄,哮喘。

耳迷根:在耳轮脚沟的耳根处。主治胆囊炎,胆石症,胆道蛔虫病,鼻塞,心动过速,腹痛,腹泻。

下耳根:在耳根最下处。主治低血压,下肢瘫痪。

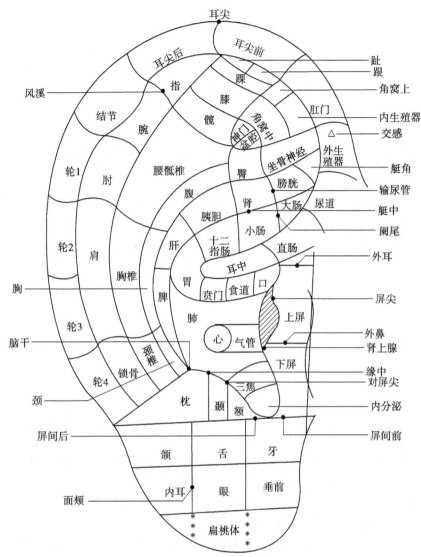

图 1-7　标准耳穴定位示意图（正面）

四、经验耳穴

升压点：在屏间切迹下方中点。主治低血压。

降压点：在三角窝内的外上角。主治高血压。

兴奋点：在睾丸穴与丘脑穴之间。主治嗜睡、遗尿、肥胖症、阳痿、希恩综合征、甲状腺功能减退、闭经等。

糖尿病点：在胰胆穴与十二指肠穴之间。主治糖尿病。

便秘点：在与坐骨神经、交感穴呈等边三角形的对耳轮下脚的上缘处。用于治疗和诊断便秘。

平喘点：在对屏尖向外下 0.2cm 处。主治急慢性支气管炎、支气管哮喘等。

饥点：在外鼻与肾上腺连线的中点。主治肥胖症、神经性贪食、易饥、甲状腺功能亢进等。

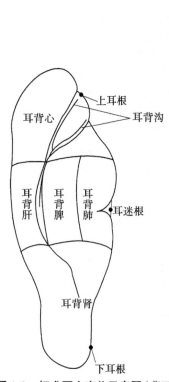

图1-8 标准耳穴定位示意图（背面）

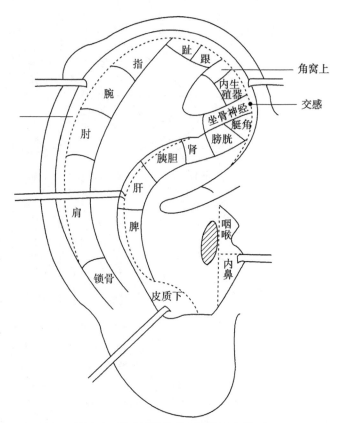

图1-9 标准耳穴定位示意图（内侧面）

渴点：在外鼻与屏尖连线的中点。主治口干、口渴、神经性多饮、尿崩症、糖尿病等。

降率穴：在渴点与外耳连线的中点。主治心动过速、房颤等。

热穴：在尾椎与腹穴连线的中点。主治血栓闭塞性脉管炎、血栓性静脉炎、雷诺病、糖尿病引起的下肢血液循环障碍和肢体怕冷等。

乳腺：在胸椎与胁肋连线的中点。主治乳腺炎、乳腺增生、少乳、乳腺肿瘤等。

身心穴：在耳垂7区的中点。主治抑郁、焦虑、神经衰弱、容易紧张等。

快活穴：在与身心穴相对应的耳背部。主治神经衰弱、抑郁、焦虑等。

神经衰弱点：在耳垂4区的中点。主治失眠、睡眠浅、易醒、早醒、睡眠时间短等。

睡眠深沉穴：在与神经衰弱点相对应的耳背部。主治睡眠轻浅、睡眠时间短、早醒、易醒等。

聪明穴：在与额相对应的耳背部，是健脑要穴。主治失眠、健忘、头晕、头昏、头重、前头痛、记忆力减退、儿童智力障碍、阿尔茨海默病等。

（刘继洪 刘海静 徐光镇）

本 章 小 结

总论	耳穴诊治法发展简史	萌芽阶段	20世纪50年代前
		飞跃阶段	20世纪50—70年代
		发展阶段	20世纪80—90年代
		融合阶段	21世纪后
		耳穴学术组织发展	
	耳郭的解剖	耳郭表面解剖主要名称	
		耳郭的血管及神经分布	
	耳穴的分布	耳穴的分布规律	
		耳部的分区	
		耳穴的名称、定位与主治	
		经验耳穴	

参 考 文 献

[1] 叶肖麟. 国外针刺疗法的新发现——耳针疗法介绍[J]. 上海中医药杂志, 1958, (12):45-48.

[2] 陈巩荪, 许瑞征, 丁育德. 耳针研究[M]. 南京:江苏科学技术出版社, 1982.

[3] 张颖清. 生物全息诊疗法[M]. 济南:山东大学出版社, 1987.

[4] 管遵信. 研究耳针学的一种新方法——耳穴染色[J]. 云南中医杂志, 1981, 2(5):27.

[5] 翁泰来, 陆文英, 钟芬寿, 等. 耳穴电阻与脏腑病理变化关系的实验研究[J]. 中国针灸, 1983, (2):32-33.

[6] 王宗江, 李福臻. 耳穴配合艾灸治疗慢性胆囊炎80例[J]. 中国针灸, 2000, 20(8):500.

[7] 李修阳. 耳穴贴压结合体针治疗慢性胆囊炎33例的临床疗效观察[J]. 云南中医学院学报, 2013, 36(1):66-68.

[8] 毛智荣. 耳穴贴压法治疗慢性胆囊炎43例临床观察[J]. 中医药学报, 2003, (3):31-32.

[9] 曾昭源, 陈宗良. 体针加耳穴治急慢性胆囊炎73例临床观察[J]. 江西中医药, 2001, 32(4):10.

[10] 贾志义. 耳穴贴压治疗慢性胆囊炎66例[J]. 中国民间疗法, 2009, 17(2):12.

[11] 恽敏, 丁沧清. 指压耳穴对胃功能的影响[J]. 上海针灸杂志, 1987, (2):4-5.

[12] 陈巩荪, 胡智慧, 朱兵. 刺激耳穴辅助诊断的国内外研究概况[J]. 中国针灸, 2007, 27(12):939-941.

[13] 刘继洪, 许艺燕, 徐光镇, 等. 耳穴医疗是中西医结合的一座"桥梁"[J]. 中国中西医结合杂志, 2019, 39(6):750-752.

[14] 买文军. 美军重视中医非药物疗法[C]// 第四届中医药现代化国际科技大会论文集. 北京:科技部、中国科学院、中国工程院、国家中医药管理局, 2013:1-2.

[15] 上海耳针协作小组. 耳针的临床研究及其机制的初步探索[J]. 上海中医药杂志, 1959, (10):24-29, 41.

[16] 上海市立第一人民医院. 耳针的应用[M]. 上海:上海科学技术出版社, 1950.

［17］上海耳针协作小组.耳针疗法选编［M］.北京:人民卫生出版社,1959.

［18］广州军区后勤部卫生部.常用新医疗法手册［M］.北京:人民卫生出版社,1970.

［19］尉迟静.简明耳针学［M］.合肥:安徽科学技术出版社,1987.

［20］宋一同.头针与耳针［M］.北京:中国医药科技出版社,1990.

［21］李志明.耳穴诊治法［M］.北京:中医古籍出版社,1988.

［22］杨传礼.实用耳穴诊疗法［M］.北京:对外贸易教育出版社,1989.

［23］张育西,张丽英.耳穴变阻点电冲击治疗胆石症［M］.太原:山西科学教育出版社,1989.

［24］《耳穴诊断学》编委会.耳穴诊断学［M］.北京:人民卫生出版社,1990.

［25］张争昌,周志杰,刘森亭.耳穴贴压疗法［M］.西安:陕西科学技术出版社,1991.

［26］杨兰绪,嵇顺初,洪基光,等.耳穴压丸疗法［M］.南京:江苏科学技术出版社,1991.

［27］黄丽春.耳穴诊断治疗学［M］.北京:科学技术文献出版社,1991.

［28］王忠,管遵信.耳针［M］.上海:上海科学技术出版社,1984.

［29］王照浩,林明花,朱子晋.实用耳针［M］.广州:广东高等教育出版社,1988.

［30］张仁.实用耳针疗法［M］.台北:志远书局,1992.

［31］古励,周立群.实用耳穴诊治学手册［M］.太原:山西科学教育出版社,1989.

［32］方剑乔,吴焕淦.刺法灸法学［M］.2版.北京:人民卫生出版社,2016.

［33］管遵信.耳穴疗法［M］.北京:中国中医药出版社,2002.

［34］黄丽春.耳穴诊断学［M］.北京:科学技术文献出版社,2004.

第二章 耳穴诊断的方法

第一节　耳穴诊断源流

一、古代耳穴诊断的发展

　　古代医家已注意到通过观察耳的位置、大小、厚薄、形态及颜色,可判断脏腑的功能,如《灵枢·师传》云:"肾者,主为外,使之远听,视耳好恶,以知其性。"《灵枢·卫气失常》说:"耳焦枯受尘垢,病在骨。"《灵枢·论疾诊尺》记载小儿痛症的耳部表现:"婴儿病,其头毛皆逆上者必死。耳间青脉起者掣痛。"在望耳诊病中,《灵枢·阴阳二十五人》记载:"手少阴之上,血气盛则眉美以长,耳色美;血气皆少则耳焦恶色。"华佗《中藏经》云:"肾绝,大便赤涩,耳干脚浮,舌肿者,六日死。""黑丁者,起于耳前,状如疤痕,其色黑,长减不定,使人牙关急,腰脊脚膝不仁,不然即痛肾绝,大便赤涩,耳干脚浮,舌肿者,六日死。"

　　唐代孙思邈通过观察,印证了《内经》所述"肾者主为外,使之远听,视耳好恶,以知其性"的说法,并根据临证体验和观察进一步指出:"耳坚者则肾坚,肾坚则肾不受病,不病肢痛","耳薄者则肾脆,脆则伤热。热则耳吼闹,善病消瘅"。并指出:"耳大小、高下、厚薄、偏圆则肾应之","正黑色小理者,肾则小,小即安难伤","粗理者则肾大,大则虚,虚则肾寒,耳聋或鸣,汗出腰痛,不得俯仰,亦伤以邪","耳前者则肾高,高则实,实则肾热耳后陷者则肾下,下则腰尻痛,不可俯仰为狐疝"。"耳高者则肾偏。偏欹则善腰尻痛。"耳和肾的位置关系:"耳好前居牙车者则肾端正。端正则和利难伤"。

宋代《备急灸法》记载:"面带黄黑,连耳左右者。"明代龚廷贤《小儿推拿密旨》:"青色横目及入耳,此证应知死,耳内生疮黑斑出,医人休用术。"

明代医家王肯堂在《证治准绳》中指出:"凡耳轮红润者生,或黄或黑或青而枯燥者死,薄而白,薄而黑者皆为肾败。"

清代,耳诊已成为中医诊断学体系的重要组成部分。清代张振鋆《厘正按摩要术·察耳》详细记述了如何利用耳郭诊断疾病,并附有耳背穴位图,这是世界上首次印载的耳穴图,进一步推动了耳诊的发展。"有诸内,必形诸外",一语概括了机体内脏与体表相关的规律。古人确实观察到了躯体内脏病变在耳郭上出现的反应。《厘正按摩要术·察耳》结合颜色、温度、耳背络脉的变化指导痘疹(即天花)的辨治:"耳上属心,凡出痘时宜色红而热。若色黑寸白而冷,其筋纹如梅花品字样从皮上出者,皆逆也。耳下属肾,凡出痘时其色宜红紫带冷,不宜淡黄带热,如筋纹梅花品字样为顺,如蚤咬芝麻之形者为险逆难治之候"

清代汪宏在其所著《望诊遵经》一书中,专辟"诊耳望法提纲"一节,讨论耳郭望诊:"黄赤者,多热气;青白者,少热气;黑色者,多血少气;黄赤为风,青黑为痛;白为寒,属分五行,亦应乎五脏。""若夫耳形之诊,当以厚而大者为形盛,薄而小者为形亏。肿起者,邪气实;消减者,正气虚。润泽则吉,枯槁则凶,合之于色,亦可辨其寒热虚实。""下消则耳轮焦干,肠痈则耳轮甲错。"除引述前人经验外。还从色、形入手,以中医基本理论为依据,对望耳识病加以概括和阐发,将望耳诊病与中医基本理论紧密结合起来,并在宏观和微观两个方面系统加以论述,是汪氏对耳诊的重要贡献。他所提出的以耳部色泽变化分属五行,"应乎五脏"的观点,与张振鋆以耳背分部对应五脏的观点有着一脉相承的联系。

这一时期,借耳诊断痘疹以判别其顺逆预后的方法,被编成易于传诵的歌诀在民间流传。如"耳后红筋逗必经。紫筋起处痘沉沉,兼青带黑尤难治,十个难求三五生。""耳者肾之窍。察耳之好恶,知肾之强弱。肾为人之根本,故耳轮红润者生。或黄、或白、或黑、或青而枯者死;薄而白、薄而黑、或焦如炭者,皆为肾败。"翔实地描述了耳诊的方法,对后世产生深远的影响。

古人通过观察耳郭判断预后,如"青色横目及入耳,此症应知死;耳内生疮黑斑出,医人休用术"。"耳门黑气入口(指外耳道口)者","(耳)黑如炱者","黄色麕点如拇指应耳者"均为预后不良之兆。

这种借耳诊病的方法在古代医籍中记载颇多,为后人思考和借鉴的宝贵资料,丰富了耳诊的内容,至今仍为临床所沿用。

二、现代耳穴诊断的发展

现代医学认为,耳穴诊断以解剖学、胚胎学、遗传学、病因学为基础,与其他诊断之间可相互弥合,但具有不能代替的特色。1957年,法国医生 Paul Nogier 在中国耳穴的基础上,将形如倒置胎儿的耳穴分布公诸于世,掀起了耳穴诊断学临床实验研究的热潮,促进了我国耳穴诊断的发展。耳穴诊断发展迅速,日益引起国内外医学界的瞩目,并在临床中发挥越来越重要的作用,这是由耳穴诊断的自身特点所决定的。

三、耳穴诊断的特点

(一)安全无创伤

作为一种安全可靠、无痛苦、无创伤、无损害、无副作用的诊治技术,耳穴诊断具有其独特的优势。望诊和电探测可在完全无痛苦的情况下进行,扣触与压痛法也可在基本无痛或轻度疼痛的情况下完成。只要注意检测工具常规消毒,则可避免接触和交叉感染。迄今为止,未见因耳穴诊断引起意外事故的报道。

(二)适用范围广

耳穴诊断以全身疾病定位诊断为主,并可对部分疾病做出定性和鉴别诊断,无论对器质性疾病还是功能性疾病,均有较高的临床诊断意义,已被广泛应用于内、外、妇、儿、骨伤、皮肤、五官等各科疾病的诊断中。在病史不清、诉说病情困难(昏迷、聋哑、幼儿等)及其他诊断条件不足时更为适宜。由于其对于某些疾病可做出早期诊断,并可用于大规模人群的疾病普查,因而在传染病早期诊断隔离、多发病及癌肿的筛查等领域均有特定的诊断价值和开发潜力。目前耳穴诊断可用于百余种病症的诊断。

(三)简便而经济

随着耳穴研究的深入,特别是"耳穴标准化方案"的提出,耳穴的名称、分布更加简明扼要,而且有规律性,便于学习掌握。虽然有各种专用耳穴放大镜等装置应用于视诊,各种电探测仪和触压工具日益改进和定量化,以及耳穴诊断的信息化处理,但都不能代替花费低廉、操作简便的直接视诊和以简便仪器进行的辅助诊断。

(四)诊治相结合

耳穴诊断与治疗有一种天然的联系。《黄帝内经太素·五脏刺》云:"耳间青脉,附足少阳脉瘈脉,一名资脉,在耳本,如鸡足青脉络,刺出血如豆,可以去痹也。"耳穴诊断中出现的阳性反应、压痛点、低电阻点等病理反应点,也正是治疗疾病的刺激点。选择治疗点的正确与否,往往直接取决于耳穴诊断的精确程度,而这恰恰是决定疗效的重要因素。

(五)耳穴与机体各部分联系是多层次、多途径的

一种病症的耳穴阳性反应往往涉及多个耳穴,称为"耳穴相关群",即一种病症往往出现多个耳穴阳性反应点,可根据下列几个方面进行分析。

1. 根据患病部位在耳郭上的相应耳穴进行分析 如胃在耳郭上的相应耳穴是"胃"穴,若胃病时,"胃"穴往往出现阳性反应;胆囊炎、胆石症,耳穴"胰胆"多会出现阳性反应;踝关节扭伤,耳穴"踝"则可出现阳性反应等。

2. 根据中医藏象理论进行分析 如骨折时,耳穴中除相应部位出现阳性反应外,耳穴"肾"也会出现阳性反应,这是由于"肾主骨"的缘故。若心脏器质性病变时,除"心"穴出现阳性反应外,"小肠"穴往往也同时出现阳性反应,这是由于"小肠与心相表里"的缘故。因此,对耳穴阳性反应进行分析时还应掌握中医藏象学说。

3. 根据经络学说进行分析 如患坐骨神经痛时,耳穴"膀胱"往往出现阳性反应,这是由于膀胱经的循行路线是从背部下行沿人腿后侧下至足外侧小趾外侧角,在腿上的循行路线与坐骨神经痛的放射路线一致。偏头痛者"胰胆"穴常出现阳性反应,这是由于头的侧面是足少阳胆经分布和循行的部位。即坐骨神经痛是足太阳膀胱经的病变,偏头痛是足少阳胆经的病变。

4. 根据现代医学理论进行分析 如患十二指肠溃疡,除相应部位"十二指肠"穴出现阳性反应外,根据现代医学理论,溃疡病与自主神经功能紊乱、迷走神经亢进有关,故"交感"穴常会出现阳性反应;又根据溃疡病是皮质下中枢功能发生紊乱所引起,"皮质下"穴和"神门"穴也会出现阳性反应;十二指肠溃疡患者疼痛有时向肩背部放射,故"肩"穴、"锁骨"穴有时也会出现阳性反应。

5. 根据疾病的诊断参考穴进行分析 可选择两组病例,一组是确诊某种疾病的患者,一组是排除上述疾病的受试者(对照组),详细记录两组阳性反应耳穴。在患病组中择其阳性反应出现次数最多的几个耳穴(一般应超过 50%)与对照组比较,经统计学处理,观察两组是否有显著差异,若有显著差异,可认为相应耳穴出现阳性反应与该疾病有一定关系,这一组耳穴则可称为某疾病的诊断参考穴。

人体生理、病理变化时,相关耳穴会出现皮肤色泽及形态的变化、痛阈下降及皮肤电阻下降等反应、组织化学反应,形成了耳穴诊断常用的视诊法、触诊法、压诊法、电探测法、染色法等。

第二节 耳穴诊断常用方法

一、视诊法

耳郭视诊是通过观察耳郭形态、色泽的变化来诊断疾病的一种方法。耳穴视诊不仅可对人体各部位疾病做出定位诊断,而且在一定范围内还可做出定性和鉴别诊断,对某些疾病的早期诊断具有一定意义。

耳郭视诊是一种古老而又新兴的诊断技术,20 世纪 70 年代以来发展迅速,引起人们的广泛关注。根据耳穴出现的变色、变形、丘疹、脱屑、油脂等不同反应,可判断机体相应部位或内脏出现的病理变化,如胃切除术后者耳穴胃区出现瘢痕,肝肿大者耳穴肝区隆起等。

在耳穴诊断中,不少内脏器官的解剖形态与其对应耳穴穴区的形态颇为相似,呈"投影"的关系,对进一步明确定位诊断很有意义。胃:近耳轮脚部分代表胃小弯,近对耳轮部代表胃大弯,前上部代表幽门,前下部邻近贲门;肝:左耳肝穴代表肝左叶,右耳肝穴代表肝右叶;心:在耳甲腔中央凹陷处,直径约 0.2cm,形态似心脏。肺:"上肺"代表对侧,"下肺"代表同侧,肺区近外耳道口一侧为肺上部(肺尖),近对耳轮处为肺下部(肺底),如右肺炎症阳性反应在右耳的"下肺"、左耳的"上肺"。

耳穴视诊是通过观察耳穴表现的各种阳性反应,包括变色、变形、丘疹、血管充盈、脱屑、油脂等色泽、形态的改变来做出诊断。

(一)视诊方法

术者两眼平视,用拇指和示指轻轻捏住耳郭由外向内,自上而下,依耳郭表面解剖结构仔细寻找"阳性反应"。

发现疑有阳性反应存在的耳穴后,用示指或中指顶起该部,拇指对其上推、下拉、外展,由紧而松、由松而紧,仔细辨认阳性反应的性质与部位,双耳应对照观察;发现皮下或皮内可疑结节、条索隆起等病理反应时,可用拇指和示指捻、按或用压力棒前、后、左、右触诊,辨别其大小、硬度、可否移动、边缘是否整齐、有无压痛;观察三角窝、耳甲艇时,应借助中指顶起耳郭并用探棒拨开耳轮或对耳轮下脚,以便充分暴露望诊部位。

(二)视诊阳性反应的类型、特征和意义

1. 颜色改变(约占50%)　正常耳郭色泽同颜面皮肤一致,女性多因长发遮耳而使耳郭肤色较为白嫩。

(1)红色反应:①淡红,见于血虚、疾病初起、慢性病恢复期;②鲜红,见于急性炎症、痛症、热证;③暗红,见于气滞血瘀或慢性病病程较长者。

(2)白色反应:①淡白,见于气血不足或慢性病已痊愈;②苍白,见于气血虚弱或慢性病已痊愈;③中间白边缘红晕,见于慢病急性发作。

(3)灰色反应:①淡灰或暗灰,压之褪色而不痛者,见于相应部位神经性皮炎;②灰褐,色如蝇屎,压之褪色而刺痛者,有癌肿存在之可能,必须结合四诊、临床检查才能确诊。

2. 变形(约占20%)　正常耳郭形状是耳甲腔、耳甲艇、三角窝及耳舟、耳轮、对耳轮呈均匀自然隆起或凹陷。病理反应的耳郭形态常有隆起、凹陷或隆凹并见等特征,多属于器质性病变。

(1)隆起:①结节状(1~2个),小似芝麻、大如绿豆,突出于皮肤,如"额"圆形结节状隆起可能为头痛;②链球状(3个以上),结节质硬,突出于皮肤,见于对耳轮体部者,可能为脊柱肥大;③条索状,呈条形突出于皮肤,见于"跟""膝"者,常提示关节疼痛或骨质增生;④片状隆起,如瓜子仁状,若见于"肝"可能为肝肿大。

(2)凹陷:①点状凹陷,在"屏间后"可能为散光,在"内耳"可能是鼓膜内陷或耳源性眩晕;②片状凹陷,如出现于"胃"或"十二指肠",可能是消化性溃疡;③线状凹陷,如构成低血压沟,可能是低血压,如构成冠心沟,一般提示心脑动脉供血不足,如构成耳鸣沟,可能是耳鸣耳聋或听力减退,如形成缺齿沟,则可认为是牙齿缺损。

(3)隆凹并见:①点片隆起,伴点片凹陷或线形凹陷,若在"屏间后"见之,可能为屈光不正;②凹凸不平,皮肤粗糙增厚或似皱褶,常为皮肤病的特征;痕迹如在"内生殖器"见到,可能是宫内节育器放置或术后瘢痕(半年后才可见到);③皱褶如环状或指纹状,如在"心"见到,可有心脏异常或有高、低血压症状,在"肾"则可为慢性肾炎,在"膀胱"可能为膀胱炎。

3. 丘疹(约占15%)　正常耳郭皮肤是无丘疹的。如果见到有针尖样大小、数目不等的点状隆起、色红或淡红、淡白或暗灰的丘疹,则考虑有妇科、大小肠、肾、膀胱、心脏、肺、气管等急慢性疾病的可能。

白色小点或聚集样改变,在"胰胆"见到,提示可能为胆石症;在"支气管"见到,可能是支气管炎;在"脾"或"大肠"见到,可能有腹泻等病症。暗褐色如鸡皮疙瘩,常为神经性皮炎之象征。扁平密集似蚕子,可为结节性痒疹。

4. 脱屑(约占10%)　正常耳郭没有或有很少皮屑,而且容易擦去。

(1)白色糠皮样或鳞片状脱屑不易擦去者,属于皮肤病征象。若在"肺""风溪"见之,可能为过敏性皮炎;在相应部位见到鳞片状脱屑者,一般是鱼鳞癣;在全耳见之,多数属于脂溢性皮炎或牛皮癣。

(2)灰尘样或脂溢性脱屑不易擦去者,可能为内分泌功能紊乱。在三角窝见之,属于妇科炎症、带下病;在"食道""贲门"见之,可为消化不良、吸收功能障碍;全耳郭脱屑属代谢功能障碍。

5. 血管变化(约占15%)　沿血管走行出现扭曲或中断,呈圆形、半圆形或条索状扩张或充盈,有时如鼓槌状、蝌蚪状、半月状、环状、海星状。若色红而有光泽为急性炎症;无光泽的暗红色为瘀血阻滞;无光泽的暗灰色为慢性炎症。

(1) 血管扩张:如扁叶状,若在"食道""胃"见之,可能是消化道溃疡;在"腰骶椎"见之,可能是腰腿痛。如条段状,见于"支气管"者,可为支气管扩张;若在"膝""髋"见之,则为相关关节痛。

(2) 网状血管:多为急性炎症。如在"乳腺"见到,一般是乳腺炎;在"咽喉"或"扁桃体"见到,多数是咽喉炎或扁桃体炎。

(3) 血管扭曲:如海星状,在"胃"或"十二指肠"见之,常为溃疡病;在"皮质下"见之,可能是脑出血。如弧状,在"心"出现,可能有风湿性心脏病。如鼓槌状,在"心"者,可能有冠心病。如梅花状,在"肝"者可能有肝癌,宜结合四诊,参考理化检查,才能确诊。

(4) 血管中断:血管主干充盈扩张,中间段状中断。若见于"心",一般有心肌梗死的可能。

(三) 视诊阳性反应对照图(图 2-1~ 图 2-9,见 279~280 页)

(四) 视诊阳性反应与疾病的对应规律

点片状红晕或充血,点片状白色边缘红晕,或红色丘疹,并有脂溢及光泽者,多见于急性炎症或慢性炎症急性发作期。点片状白色凹陷或隆起,白色丘疹,且无脂溢及光泽者,多见于慢性器质性疾病。结节状隆起,或点片状暗灰色,多见于肿瘤。糠皮样脱屑(不易擦去)多见于皮肤病。线条状圆形、白色半圆形或暗灰色瘢痕等,多见于手术及外伤。

(五) 阳性反应位置与病变部位在耳郭的对应关系

胃疾阳性反应多出现在胃区;肺疾阳性反应则在肺区;肿瘤或手术损伤等在脏腑相对应的耳郭部位上出现阳性反应。耳穴阳性反应的位置与其所代表的人体脏腑或部位,大体一致。

(六) 阳性反应的分析方法

1. 注意用脏腑理论来分析阳性反应 如根据"心藏神"理论,失眠多梦、精神病等多在心区有反应;根据"脾胃相表里"的理论,慢性胃炎、胃溃疡、消化不良等,除胃区外,脾区也有同样反应。皮肤病大多在肺区出现脱屑,因"肺主皮毛"。

2. 运用西医学理论分析阳性反应 如神经衰弱者在枕到额区内可触及条索状阳性反应;高血压患者在肾上腺呈点状或片状红晕;内服避孕药的妇女除内生殖器外,常在内分泌见到白色片状脱屑。在一些经验穴上有时也会出现阳性反应,如肝硬化者在肝脾二区有片状隆起,常有结节,边缘清楚;而耳背沟出现红晕,可反映血压的异常情况。

(七) 视诊注意事项

1. 检查前须熟悉耳穴的定位与分布规律。

2. 视诊前切忌擦揉、洗浴耳郭。如耳郭凹陷部位有污垢,宜用干棉球轻轻沿同一方向拭净,以免消除阳性反应,影响视诊的准确性。

3. 视诊时光线应充足,以自然光线为佳,耳郭采光取正面位置,对不能配合的危重患者可将电筒放在耳郭的背面做透光诊察。

4. 视诊时力求排除假象。常见的假象有痣、疣、小脓疮、冻疮瘢痕等,鉴别时可结合其他耳穴诊断法。

5. 耳郭上的阳性反应还与气候、出汗程度有关。春夏季耳郭皮肤偏湿润,容易见到充血;秋冬季较干冷,耳郭皮肤干燥,由于血管收缩而致苍白,甚者因受冻而呈紫红色。此外,皮脂腺分泌旺盛者,耳郭油润;从事露天作业、日照较多的人,耳郭皮肤的色素沉着和角化都比较明显,分析时也应注意。

6. 婴幼儿耳郭血管清晰,应与阳性反应相区别。

(八)耳穴视诊临床应用

视耳郭形态,辨其色泽,可推断人体某部位疾病(表2-1)。耳郭的变化有血管充盈、充血、肿胀、水肿、瘀血、瘢痕、脱屑、结节、丘疹、皱褶、凹陷,耳郭皮肤色泽的改变有白色、红色、黑色、灰色等。

表 2-1 常见病在耳郭上的阳性反应

病名	反应部位	阳性反应
急性胃炎	胃区	点状或片状红晕,有光泽
慢性胃炎	胃区	片状白色,边缘不整齐,少数胃区皮肤增厚者见于肥厚性胃炎
慢性胃炎急性发作	胃区	片状或点状白色,边缘红晕,有光泽,少数呈片状或点状红晕,或充血
胃下垂	胃区	胃区后缘近对耳轮处,呈片状白色隆起,边缘不清
胃溃疡	胃区	1. 点状白色,边缘红晕,边缘不整齐,有光泽 2. 暗灰色,边缘红晕,边缘不整齐,有光泽
十二指肠溃疡	十二指肠	1. 点状白色,边缘红晕,边缘不整齐,有光泽 2. 暗灰色,边缘红晕,边缘不整齐,有光泽
食道憩室	食道	圆圈形凹陷,有症状时呈红晕,无症状时呈白色
慢性肠炎	大、小肠区	片状红晕或丘疹充血,油脂较多或油脂光亮有皱褶者,大便多时干时稀,无规律性
便秘	大、小肠区,坐骨神经	片状白色或有糠皮样脱屑,丘疹
急性阑尾炎	阑尾	点状红晕或丘疹状充血
慢性阑尾炎	阑尾	多数为点状凹陷或隆起,少数为白色或暗灰色,有症状时可呈点状白色,边缘浅红
慢性阑尾炎急性发作	阑尾	点状白色,边缘红晕,或片状红晕
急性肝炎	肝区,结节	1. 点状或片状红晕 2. 点状或片状白色,边缘红晕,一般有光泽 3. 肝阳呈点状或片状红晕;或一个至数个点状白色,边缘红晕(耳轮结节有阳性反应时,多为肝功能异常)
慢性肝炎	肝区,结节	肝区片状隆起,后期脾区可见隆起
肝肿大	肝区	肝区片状隆起,其大小多与肝脏肿大程度一致
急性胆囊炎	胰胆区	点状或片状红晕
慢性胆囊炎	胰胆区	点状白色,边缘红晕;或片状隆起

病名	反应部位	阳性反应
胆石症	胰胆区	小结节状,约0.1cm×0.1cm,多在胰胆区或胰胆区相对应的耳背触及,有时可呈串珠状
脾肿大	脾区	多数呈暗红色环状,或血管怒张,少数皮肤增厚,肝、脾区片状隆起
慢性支气管炎	气管	点状或片状白色,边缘清楚,少数呈白色丘疹,均无光泽
急性支气管炎	气管	点状或丘疹样红晕,少数呈点状白色,边缘红晕,有光泽
肺气肿	气管,肺区	片状或点状白色,密集成片,边缘不清楚,发作期有光泽
肺结核活动期	气管,肺区	点状或丘疹状充血,有光泽;少数用棉球擦拭阳性反应可致出血
肺结核钙化期	气管,肺区	一个至数个针尖样凹陷,边缘整齐
急性肺炎	肺区	红色丘疹,少数呈片状红色
支气管扩张	肺区	条段状暗红或暗灰,高低不平
风湿性心脏病	心区,四肢关节相应部位	心区呈片状白色,边缘不清楚,其中有一个至数个点状暗红色或丘疹,关节疼痛的相应部位呈点状白色,边缘红晕。心区直径大于0.2cm者为心脏扩大
冠心病	心区,耳垂	屏间切迹斜向外下方的深折通过眼区到达耳垂边缘,出现沟形凹陷,心区出现血管变化
心律不齐	心区	环状凹陷,中间有折皱,有时呈龟纹状,有光泽,心区过度发亮
失眠多梦	心区对耳屏外侧	心区光亮、凹陷,中间皮肤有细小皱褶。对耳屏外侧及脑干、脑点部位有点状或片状红晕;神经衰弱者多呈海绵状隆起,且肝区亦呈海绵状隆起
高血压	脑干,皮质下,肾上腺,耳背沟上、中段,枕、颞、额,心区	脑干、脑点、皮质下、肾上腺、枕、颞、额及耳背沟上、中段多呈点状或片状红晕,或点状白色,边缘红晕;心区呈皱褶性圆圈。耳背沟上1/3有阳性反应时,收缩压多在150mmHg左右;耳背沟中1/3有阳性反应时,收缩压多在200mmHg左右
低血压	低血压沟,耳背沟下1/3	可见低血压沟(屏间切迹至耳垂7区出现沟线或皱褶),耳背沟下1/3电阻降低,且可见充血
各种原因导致的头晕、头痛	脑干,皮质下,枕,颞,额	点状或片状红晕;或点状白色,边缘红晕。顽固性头痛,在枕、颞、额部有白色片状隆起或暗红
肾小球肾炎	肾区	多数呈片状白色或皱褶性圆圈,有光泽,少数呈丘疹样,症状明显时伴有红晕
肾盂肾炎	肾,膀胱	多数呈白色颗粒状丘疹,少数呈片状白色
肾结石	肾	白色结节,边缘暗红整齐,症状明显时边缘呈红色
痛经	内生殖器	点状红晕,有光泽
月经及白带过多	内生殖器	点片状白色,无光泽,或呈灰白色,少数有糠皮样脱屑
附件炎,宫颈炎,盆腔炎	内生殖器	点状或丘疹样红晕。宫颈炎阳性反应范围较小,附件炎阳性反应范围稍大,盆腔炎阳性反应较广泛,且盆腔区多呈片状红晕。有油脂、色鲜红时表明慢性炎症急性发作

续表

病名	反应部位	阳性反应
口服避孕药	内生殖器,耳甲艇,耳甲腔,内分泌	白色糠皮样脱屑,有油脂
妊娠	三角窝	内生殖器至神门之间有一条红色细线,或内生殖器呈片状充血或片状白色
神经性皮炎,荨麻疹,湿疹	肺区及相应部位	糠皮样脱屑,不易擦掉
脂溢性皮炎	全耳郭	糠皮样脱屑,不易擦掉,有油脂
吸收功能障碍	耳轮脚周围肺区	糠皮样脱屑,不易擦掉
痔核	肛门	点状白色,边缘红晕或暗红,边缘不整齐,呈齿轮状,少数呈蜘蛛状(肛裂)
急性关节扭伤	相应部位	点状或片状红晕
脚气	趾,跟	糠皮样脱屑
陈旧性关节炎	相应部位	点状或片状白色,发作期边缘红晕,有光泽
脊椎变形或肥大	相应部位	索条状或结节状隆起
手术或外伤瘢痕	相应部位	弧状或条段状暗红或暗褐色,或条段状白色、暗灰色
良性肿瘤	相应部位耳轮正、背面特异区	结节隆起,边缘整齐,局部推之可移动,压痛较轻,耳轮正、背面特异区无压痛
恶性肿瘤	相应部位耳轮正、背面特异区	结节状隆起,质较硬,边缘不清楚,推之无移动,压痛明显。耳轮部分色素沉着,正、背面特异区压痛明显
乳腺增生	胸椎	点片状红晕或暗红,少数点状白色,边缘红晕
急、慢性咽炎	扁桃体	点状白色,边缘红晕或片状红晕,耳垂下皱褶
喉炎,扁桃体炎	耳垂下	耳垂下皱褶
面神经麻痹	面颊区	圆形白色片状隆起
硅沉着病	肺区	白色丘疹或小点若干,或暗灰色点状凹陷若干

注:心区的投影,心尖向外,主动脉朝向外耳道,左耳心尖朝外下方,右耳心尖朝外上方。

(九) 常见癌症的阳性反应

早期癌症在耳穴的肿瘤特异区相应部位有点片状白色改变。中晚期癌症在相应部位出现黑色如苍蝇屎样小点,边缘不整齐,中心有较明显的深黑色堆积物。

癌 2 区,有褐色或暗灰色点片状色素沉着(多在中晚期),见 280 页图 2-10。

癌 1 区,压痛明显(多在早期)。

臀部(Y2)软骨增生。见 280 页图 2-11。

相应部位脱屑,血管变化。

食管癌:食道耳背对应处软骨增生,癌 2 区有结节。

食道区结节。无移动,界线不清(中晚期),癌2区色素沉着。

肝癌在肝区有暗灰色梅花印,耳郭呈白色。

肺癌在肺区有灰暗色凹陷、压痛。

乳腺癌在胸椎旁有结节隆起,边缘不清。

肠癌、前列腺癌的结节多在皮下。

胃癌在胃区有结节,耳轮色素沉着。

真假肿瘤阳性反应的鉴别:①恶性肿瘤阳性反应与假阳性反应耳轮皮肤色素斑的鉴别:耳轮色素沉着处压之褪色,并有压痛,为恶性肿瘤阳性反应;耳轮皮肤色素斑压之不褪色,无压痛,为假阳性反应。②阳性反应丘疹与假阳性反应毛囊炎的鉴别:丘疹无压痛,为炎症或良性病变阳性反应;毛囊炎有压痛,为假阳性反应。③良性肿瘤阳性反应与恶性肿瘤阳性反应的鉴别:良性肿瘤阳性反应区的皮下结节边缘清楚,可移动,无压痛;恶性肿瘤阳性反应区的皮下结节边缘不清,推之不移动,有压痛。

【扩展】

有研究者对 116 例恶性肿瘤患者进行观察,与 120 例一般疾病患者和 115 例健康人进行视诊比较,结果如下:耳轮色素沉着,癌症组占 68.96%,一般疾病组占 6.7%,健康人组占 2.6%,$P<0.01$;Y2 软骨增生,癌症组占 42%,一般疾病组占 4.9%,健康人组占 0.86%,$P<0.01$;相应部位软骨增生,癌症组占 33.63%,一般疾病组占 10%,健康人组占 6.09%,$P<0.01$;相应部位充血,癌症组占 19.85%,一般疾病组占 19%,健康人组占 5%,$P>0.05$;相应部位丘疹,癌症组占 21.55%,一般疾病组占 22%,健康人组占 3%,$P>0.05$;相应部位脱屑,癌症组占 11.29%,一般疾病组占 3.31%,健康人组占 1.74%,$P<0.05$。

癌症患者耳郭视诊如图 2-10、图 2-11 所示,见 280 页。

二、触诊法

耳穴触诊是指术者用拇、示二指指腹,紧贴耳郭软骨,以适当的压力,上下左右移动揉摸,仔细寻找并辨别指下阳性反应的形状、范围、质地、表面是否光滑、是否移动、有无压痛、边缘是否整齐清楚等,进行分析诊断(图 2-12)。

(一)按系统(5 条线)触诊

1. **耳轮** 肛门穴触及单个或多个结节为痔疮;轻触皮下触及结节者可能是外痔;若用力触至软骨方得者,属于内痔;若在皮下和软骨上均触及条索结节者为混合痔。耳轮肛门穴缘锯齿状为肛裂。

2. **耳舟** 相当于人体上肢,肩周炎、网球肘、高尔夫球肘、腕管综合征等,均在耳舟上有阳性反应。如在腕区触及片状增厚,或不规则隆起,则为腕管综合征;在肘区和耳背网球肘区触及片状、条索状、不规则隆起或增厚,为网球肘或高尔夫球肘;在肩区触及片状条索状隆起,则为肩周炎、肩关节炎。

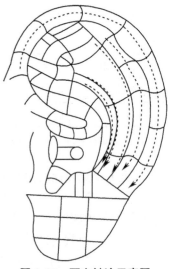

图 2-12 耳穴触诊示意图

3. **对耳轮** 相当于人体躯干运动系统,对该部的触诊可分三线进行。

(1)正中线(脊椎线):如在对耳轮体部下 1/5 处,触及软骨变形或结节状、条索状隆起,则为颈椎骨质增生;如在对耳轮体部中 2/5 或上 2/5 处,触及结节状、链珠状隆起,则为胸椎或腰椎骨质增生。

(2)外侧线:如在颈椎、腰骶椎外侧至耳舟缘,触及大片或条片状软骨增生,或不规则隆起,则分别为肩背肌纤维炎、腰肌劳损;胸椎外侧触及小丘疹为同侧乳腺囊肿或小叶增生;如在对耳轮体部上 2/5 处,触及斜行、条状软骨增生,则为腰椎外伤。

(3)内侧线:颈、胸、腹触及片状结节样增生,则分别对应为甲状腺、对侧乳腺、肝肿大等病症。

(二)按穴位触诊

1. 肝区点状隆起,质软,边界清楚,为脂肪肝;如边界模糊,扩大至脾、胃处,软骨增厚,为耳软骨炎。质中、增厚、伴有片状隆起,为既往有肝病史或肝硬化前期;质硬、扩大到耳甲腔边缘,且边界欠清楚、压痛不明显,为肝阳上亢之高血压;若伴肝区片状隆起,质硬,边缘清晰,伴脾区片状隆起,为肝硬化后期,仅脾区肿大者考虑既往有疟疾病史。

2. 胰胆区触及条片状隆起,质硬者为慢性胆囊炎。耳前或耳背胆区触及小结节或丘疹,为胆结石,数个小丘疹为泥沙样结石。

3. 口、食道、肝、胃四穴,皮肤菲薄、松软不痛,多属儿童厌食症、消化不良等。

4. 上、下颌处,触及片状隆起,质软者,可能为牙周炎。

5. 颌区触及片状隆起,质软者,为颞下颌关节炎。

6. 上颚、下颚、舌区、口触及凹凸不平之阳性反应,为复发性口腔溃疡。

7. 颞区触及软组织片状隆起,伴软骨增生,常为顽固性偏头痛。

8. 髋关节、膝关节区触及软骨增生变形,片状隆起,为外伤性关节炎或骨质增生。

9. 膝关节区触及软组织隆起、增生变形,为膝关节炎、关节痛。

10. 踝关节区触及条索或不规则变形而质硬者,为踝关节扭伤。

11. 对耳轮上脚触及斜行质硬的软骨增生,为既往有外伤史。

12. 枕区耳背对应点触及软组织增生变厚,质软隆起,如瓜子仁大小为多梦;如半粒花生米大小为噩梦或脑动脉硬化。

13. 在某处触及阳性反应,质硬、不可移动、界限清晰、压痛明显者,为恶性肿瘤可能,宜结合临床检查诊断。

三、压诊法

压诊法是用探笔、探棒探压耳穴的形态改变及压痛点敏感程度和压痕深浅的方法。分为触压法和压痛法两种,可单独使用,也可配合使用。

(一)触压法

1. 方法 术者左手轻扶耳郭,示指衬于被测耳穴耳背相对部位,利用探棒或耳穴测定仪的探测极在探测耳穴时稍用压力,并在划动中感知耳穴的形态变化。触压时先上后下,先外后内,先右后左,按耳郭解剖部位进行触诊。在系统触诊耳郭各部位的基础上,右耳以触压肝、胆、肾、十二指肠、阑尾为主,左耳以触压胰腺、心、肺、小肠、大肠为主。

2. 阳性反应与疾病规律

(1)隆起:常见点状隆起、片状隆起、条片状隆起、圆形结节、软骨增生等,可见于慢性器质性疾病。

（2）压痕：压痕有深浅、色泽改变和压痕恢复平坦的时间不同，临床诊断时据此辨别虚证和实证。压痕深、色白、恢复平坦时间长者多为虚证；压痕浅、色红、恢复平坦时间短者为实证。

（3）凹陷：常见点状凹陷、片状凹陷、线状凹陷，可见于慢性炎症、溃疡、远视等，心区凹陷扩大在 2mm 以上为心脏扩大。

（4）水肿：可见凹陷性水肿、水纹波动感，多见于水肿、腹胀、肾虚等病证。

3. 注意事项 触压耳穴时必须将指腹紧贴软骨面，以适宜的压力上下左右捻动，仔细体会阳性反应的边缘、界线、光滑度、移动度。用探针等划动触压时需稍用力，并按耳郭解剖部位进行，避免漏诊。

（二）压痛法

1. 方法 术者左手轻扶患者耳背，右手持探棒、圆珠笔芯等尖端钝圆、直径 2mm 左右的棒状物，以 0.49~0.98N 的均匀压力按压耳郭各穴，并观察患者的痛反应，从而寻找出压痛最敏感的耳穴。用压痛法普查耳郭或在耳轮脚周围、肿瘤特异区、三角窝探查痛点时，还可采用划法，即用上述压力均匀地在被测部位滑动，并观察患者的痛反应。

2. 压痛敏感程度分级标准

（+）呼痛，但能忍受。

（++）呼痛，同时出现皱眉、眨眼等轻微的痛反应。

（+++）不能忍受的剧痛，同时出现躲闪、出汗等较强的痛反应。

3. 分析压痛敏感点 人体患病时耳郭上的压痛敏感点往往可以数处同时出现，但（+++）压痛点则通常出现在与病变位置对应的代表区内。耳穴压痛感以症状发作时明显，与患病脏器相应的同侧耳穴反应尤甚。同一机体有多种疾病存在时，（+++）压痛敏感点总是在当前作为主要矛盾的疾病"代表区"内出现。主要矛盾改变，压痛敏感点的位置也随之变化。这对痛症的定位诊断和鉴别诊断具有重要意义。病程短者压痛反应较明显，病程长者耳郭压痛敏感程度明显减低。人体生理变化特别是某些激素水平的变动，也能够引起耳穴痛阈下降，痛敏感度升高，但其敏感程度一般低于疾病时的压痛敏感程度。人体痛觉，包括感觉和情绪两种因素，所以把痛阈下降作为耳穴定位的客观指标尚欠妥当，但在临床应用时，除少数特别敏感者外，一般用 0.49~0.98N 的均匀压力都能比较顺利地找到压痛敏感点，这可能是耳穴在疾病时痛阈下降幅度比较大的缘故。

（三）耳穴敏感点的应用

耳穴探查诊断方法简便、价格低廉，适用于一般临床初筛和群体普查，有进一步推广的价值和深入研究的必要。

四、电探测法

耳穴电探测法是通过耳郭产生的生物电信息来诊断疾病的一种方法，即探测耳郭穴位的电阻差来确定其是否为敏感点（敏感区）的一种方法。其所用之仪器称为耳穴电探测仪，经探测出之低电阻点（良导点）称为阳性穴位，再经综合分析做出疾病判断，称为耳穴探测法。

（一）耳郭电特性

人体是一个复杂的电解质导体，人体之不同部位由于组织特性不同，其导电性能差别很大，不同人体或同一人体的不同部位，由于组织结构因素，在不同的生理、病理情况下所呈现的电阻值亦不相同。

耳郭由于结构特点,其表皮电阻较人体其他部位电阻高,据王忠《耳针》所述:耳郭良导点的电阻比上耳根处的电阻要低 10 倍,故可依据此种差异研制出探测正常部位和低电阻点的仪器,借以作为诊断疾病的参考,还可依据反映肿瘤的特定穴来诊断癌症。

(二)耳穴敏感点导电量增加的原理

当人体某处患病时,相应耳郭敏感点的神经末梢或感受器兴奋性提高,导致此处皮肤中各组织活动提高,新陈代谢加快,由真皮层向表皮层渗入的各种物质增加,汗腺和皮脂腺的分泌及各种代谢物均增加,从物理学角度来看,这些物质大多是可以解离为正负离子的电解质,这就使此处皮肤的电离子量较其他部位增加,因有汗液和渗出液体存在,便成为电解质良导体,因此敏感点导电量增加,电阻降低。敏感点兴奋性越高,其新陈代谢越快,电离子和液体也就越丰富,因此就会使电阻大大降低,即使较低的电压、微弱的电流亦能刺激神经末梢或感受器而产生低电阻反应。

(三)电探测原理

即低电阻效应。当人体某一脏腑或部位患病时,耳郭上相应穴区出现低电阻反应,电阻值变化能否被耳穴电探测仪探测并以声音或者示数的形式展示出来,即耳穴电探测仪设计的主要依据。

(四)耳穴电探测仪的意义

寻找敏感点(良导点)用于辅助诊断和鉴别诊断;探测所得的敏感点可作为耳穴治疗的刺激点,以提高治疗效果或预防疾病;探测所得的数据可作为耳穴科研之客观数据依据;具有普查疾病简便价廉的优势。

(五)耳穴电探测仪种类

按类型可分为音响类、仪表类和电脑类。

1. 音响类　仅有音响效果,结构简单、体形最小,便于携带,对寻找耳穴良导点、提高治疗效果有极重要的作用。

2. 仪表类　具有示波器、电流表或数码显示。可通过耳穴采样,从示波器显示的波形确认其准确性,从电流表或数码显示获得数据,再计算分析,求得正确的诊断结果。

3. 电脑类　是目前耳穴探测仪中最先进的类型,既可通过电脑综合分析,又能从屏幕上直接显示诊断结果,并打印治疗处方。此类仪器除主机外,还配有监视器或电视机、打印机,故不宜携带,价格较昂贵。因具特殊功能而优于音响类和仪表类,故在肿瘤专科医院、普通医院及私人诊所应用。

(六)使用方法

1. 音响类　将探棒插头插入探测仪插孔;术者手持探极,握极交于患者手中握紧;打开电源开关,将探极置于耳根上,慢慢调整电位器至发出"嘟"的音响时止,此时电阻值即为该患者的"基础电阻"。用相同电压探测耳郭各穴,发出响声者为阳性。

2. 仪表类　此类仪器因各地厂家所产型号不同,其有关参数往往各异。现以 XYD-1 型耳穴探测仪为例,介绍其使用方法。该耳穴探测仪具有波形和电流数据显示,在 15~25℃的室温条件下,由专人测试。开机时将电流表调到 100mA,并固定在 100mA 以内,患者手握电极,术者手持探棒,先探查耳根电流,再从耳穴心开始,沿消化道至五脏六腑及各相应部位,然后查癌区电流(Y1~Y7),详细记录各部位电流数值。

（1）癌区穴位定位（图2-13）

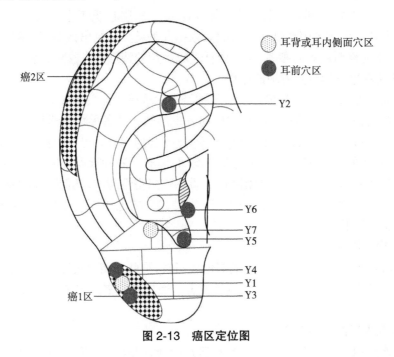

耳背或耳内侧面穴区
耳前穴区

癌2区

Y2
Y6
Y7
Y5
Y4
Y1
Y3

癌1区

图 2-13　癌区定位图

Y4：位于耳轮尾边缘，从耳轮脚的消失处向轮屏切迹做一条连线，在连线的延长线与耳轮相交的上方。

Y3：位于耳垂的边缘，Y4 与耳垂最低点连线的上 1/3。

Y2：即臀。

Y1：位于耳轮尾背面，Y4 与 Y3 中点。

Y5：即内分泌。

Y6：即肾上腺。

癌 1 区：Y4 至耳垂下缘中点的连线。

癌 2 区：位于指到肩相对应的耳轮上。

（2）结果分析

癌症分析：找出人体基础电流，即：耳根电流（基础电流）=（Y5+Y6）÷2。正常人的基础电流在 50~90mA 之间，基础电流随年龄增长和病情加重而相应降低，从重度增生病变开始下降。

临近癌基础电流下降 1/5。

早期癌基础电流下降 2/5。

中期癌基础电流下降 3/5。

晚期癌基础电流下降 4/5。

Y1、Y2、Y3、Y4 电流除以基础电流并记录，得数在 0.5 以下记作 0.5，得数在 0.5 以上、0.8 以下记作 0.8，得数在 0.8 以上记作 1。

〔举例〕

Y1~Y4 的电流除以基础电流的 4 个结果值都为 1，则为晚期癌。

如 Y5=60、Y6=60、基础电流为（60+60）÷2=60。

Y1=66、Y2=60、Y3=60、Y4=66。

则 Y1~Y4 除以基础电流的值均为 1。

若 Y1~Y4 分别除以基础电流的结果,其中有 4 个穴位值为 1,属晚期;其中有 3 个穴位值为 1,属中期;其中有 2 个穴位值为 1,属早期;其中有 1 个穴位值为 1,属良性瘤。

〔一般规律〕

Y2 或 Y3 电流除以基础电流的结果值为 1,而 Y1 和 Y4 电流除以基础电流的结果值在 0.5 以下,为良性肿瘤。

Y1 和 Y4 电流除以基础电流的结果值均增高,多为恶性肿瘤。

早期癌 Y1 电流除以基础电流的结果值首先增高为 1,Y2、Y3 也随之上升,介于 0.5~0.8 之间。

中期癌 Y1 和 Y4 电流除以基础电流的结果值上升幅度较高,Y2、Y3 与早期癌相比上升幅度则相对较少,介于 0.5~1 之间。

晚期癌 Y1、Y2、Y3、Y4 电流除以基础电流的结果值上升水平较高,以后随基础电流的下降而下降。

（3）定位诊断:结合临床症状和相应部位、相关部位电流分析,如癌区电流增大,加上胃、贲门、十二指肠电流高为胃癌,加肺电流高为肺癌。

（4）分析依据:根据藏象理论归纳分析敏感点,如皮肤癌在肺区、大肠区和相应部位电流增大,骨癌则肾区电流上升。用西医学理论分析,十二指肠溃疡发病机制与迷走神经有关,故耳穴交感敏感,与高级神经有关,故皮质下电流大。对癌组和非癌组选取同样的穴位进行探测,将两组各穴的电流做比较和统计学处理,找出差异性,对癌进行诊断。有学者对 116 例癌症患者进行耳穴探测,结果表明癌区电流和相应部位、相关部位电流均大于基础电流,癌症组与 120 例良性疾病组、115 例正常人组相比有显著性差异。癌症组 116 例中癌区电流大于基础电流者 90 例,良性疾病组 120 例中癌区电流大于基础电流者 24 例,正常人组 115 例中无一例出现基础电流小于癌区电流。经统计学处理,$P<0.01$。

3. 电脑类　电脑探诊仪是目前耳穴诊断中能够直观反映耳穴电流的仪器,具有推理、判断和预测等功能的情报处理装置,能立即回答和解决实际问题,有效地捕捉人体生物电信息,剖析病理现象,做出临床诊断,无需人力计算,操作简单。

表 2-2　常见病症耳穴敏感点诊断参考穴位

病名	主穴	辅穴	说明
肾炎	肾、膀胱、内分泌	腰骶椎	
肾盂肾炎	肾、膀胱、内分泌、外生殖器、尿道		
膀胱炎	膀胱、外生殖器	肾、内分泌	
尿路感染	尿道	艇角	
前列腺炎	艇角、内分泌	神门、膀胱、肾、腰骶椎、腰痛点	

病名	主穴	辅穴	说明
肾结石	肾	神门、膀胱、腰骶椎、腰痛点	
尿路结石	输尿管、膀胱	神门、肾、腰骶椎、腰痛点	
睾丸炎	内分泌、内生殖器		
宫颈炎	内生殖器、内分泌、外生殖器		
早孕	内生殖器、盆腔	内分泌	排除妇科病的前提下
功能失调性子宫出血	内生殖器	内分泌、脾、膈	
宫外孕	内生殖器、内分泌	腹	
盆腔炎	内生殖器、盆腔、肾	肝、脾	
月经病	内生殖器、内分泌、肾	肝、腹、腰痛点	
胃神经官能症	胃、心、交感、皮质下、神门		
胃炎	胃、十二指肠、神门、交感		
胃溃疡	胃、交感、神门、皮质下、腰骶椎		
胃下垂	交感		
肝炎	肝、角窝中、交感、三焦、肝阳	内分泌	肝阳有刺痛时表明肝功能异常
肝肿大	角窝中、肝	三焦、内分泌	三焦有刺痛时表明存在肝区疼痛
肝硬化	艇中、肝	脾、肾、内分泌	
肠炎	大肠、小肠、三焦、直肠下端	肾、肺	肺阳性为急性肠炎,肾阳性为慢性肠炎
阑尾炎	阑尾	大肠	左耳多见
便秘	便秘点、大肠		
痔疮	便秘点、直肠	大肠	
胆囊炎	胰胆、十二指肠	胃、肝俞	右耳多见
胆石症	胰胆、十二指肠	肩	右耳多见
胰腺炎	十二指肠、内分泌、交感	胰胆、胃、十二指肠	左耳多见
鼻炎	肺、额、内鼻		
扁桃体炎	咽喉、扁桃体	气管	气管阳性时多为喉炎
支气管炎	气管、肺	咽喉、皮质下	
肺气肿	气管、咽喉、皮质下、肺		
肺结核	结核点、大肠、肺	肾、内鼻、风溪	
硅沉着病	肺、大肠	肾口	

续表

病名	主穴	辅穴	说明
支气管哮喘	对屏尖、角窝中、肺、支气管	枕、交感、皮质下	
胸膜炎	肝区外侧、胸		
心脏病	心、小肠、心脏点	皮质下	
风湿病	肾上腺、内分泌	相应部位	
糖尿病	胰腺点	内分泌、肾、心	
神经衰弱	皮质下、神门	神经衰弱点	
内耳眩晕症	内耳、脑干、神门、皮质下	肝、兴奋点	
肥大性脊椎炎	相应部位	肾	
失眠	心、肾、神门	枕、皮质下、胃	
高血压	升压点、角窝上、耳背沟	心、皮质下、神门、肾上腺、枕、额	
癌症	相应部位耳轮正、背面特异区 Y1、Y2、Y3、Y4		
疟疾	十二指肠、脾	肾、膀胱	

五、染色法

耳穴染色法是 20 世纪 80 年代探索出的一种新方法,此法可使患病脏腑相应耳穴染成紫色,而周围皮肤和无关耳穴则不着色,从而使患病脏腑相应耳穴直观可见。染料之所以显色,是染料分子中含有发色团的缘故;组织之所以能被染色,是由于组织对染料中的发色团和助色团具有亲和力。染料分子中必须具备发色团和助色团,而不同组织对染料的发色团和助色团的亲和力是有差异的,由于患病脏腑相应耳穴产生了变化,不同于周围皮肤,故与周围皮肤对染料的亲和力产生差异,若能找到对该耳穴产生亲和力,而对周围皮肤无亲和力或亲和力低于该耳穴的染料(单一或复方染料),耳穴染色即可成功。

（一）耳穴染色方法、步骤和注意事项

通过清洁、染色、分化,使耳郭上发生病变的穴位留下点片状的着色点。

1. 染色步骤与方法　用 5% 碳酸氢钠溶液清洗耳郭,以脱去油脂。用 0.25% 高锰酸钾溶液清洗,以氧化去污。用 5% 草酸溶液清洗,以还原去污。用蒸馏水清洗耳郭上的药物。在耳郭上均匀涂染色液,并将浸有染色液［染色液成分:氨基黑 10B(苯胺蓝黑)0.5g、甲醇 50ml、冰醋酸 10ml、蒸馏水 50ml,充分混合］的棉球置于耳郭,紧贴 2 分钟。用脱色剂(脱色剂成分:甲醇 5 份、冰醋酸 1 份、蒸馏水 5 份)清洗 2~3 遍,将着色穴外的浮色全部洗净,立即用棉球擦干。仔细观察,并记录或拍照。

2. 注意事项　清洁耳郭必须彻底,尤其应注意三角窝、耳甲腔、耳甲艇等凹陷部位的清洗,用 5% 草酸溶液清洗时,以白净为度。掌握好分化程度,分化不足则全耳呈紫色;分化不匀则易造成假染色区、点;分化太过,把应染色的穴位着色去除,出现假阴性不染色现象。分化的时机要掌握好,若染色时间过长,或染色液干后再分化,则出现假阳性,反之则敏感点得不到充分染色,出现假阴性。染色时,用棉球蘸染色液,均匀连续地涂抹耳郭 2 遍,立刻进行分化,染色时间应严格控制,从开始涂抹染色液至开始分化需 30 秒。染色从内而外,即按耳甲腔→耳甲艇→三角窝→耳舟→对耳轮→耳轮→耳垂等的顺序。分化时,不可用酒精棉球用力擦拭,而应用吸满酒精的棉球,利用轻压时所流下的酒精冲洗。分化程度以绝大部分皮肤显现本色为度。

(二)结果分析

1. 癌症染色结果 朱丹通过对 116 例恶性肿瘤患者、120 例良性疾病患者、115 例正常人进行染色比较(肿瘤特异区),恶性肿瘤患者耳轮着色率为 82.25%,相应部位着色率为 69.82%,Y1~Y7 占 61.3%;良性疾病患者耳轮着色率为 9.92%,相应部位着色率为 69.77%,Y1~Y7 占 40.5%;正常人耳轮着色率为 2.61%,Y1~Y7 占 3.48%。

2. 冠心病染色结果 冠心病 60 例,心区着色 55 例,阳性率为 91.7%;小肠区着色 48 例,阳性率为 80%。非冠心病 60 例,心区着色 15 例,阳性率为 25%;小肠区着色 12 例,阳性率为 20%。经统计学处理,$P<0.01$,提示心与小肠区着色是冠心病的特点。

3. 胆结石染色结果 胆结石 88 例,胰胆区着色 80 例,占 90.9%;非胆结石 21 例,胰胆区着色率仅为 4.76%。经统计学处理,$P<0.01$。

4. 胃炎染色结果 胃炎 68 例,胃区着色 34 例,为 50%;十二指肠区着色 29 例,为 42.6%;交感区着色 12 例,为 17.6%。非胃炎 68 例,胃区着色 15 例,为 22.1%;十二指肠区着色 6 例,为 8.8%;交感区着色 3 例,为 4.4%。经统计学处理,$P<0.01$。

5. 早孕染色结果 早孕 50 例,内生殖器区着色 47 例,占 94%;非早孕 50 例,内生殖器区着色 8 例,占 16%。经统计学处理,$P<0.01$。

耳穴染色指标客观、准确率高,它解决了标记患病脏腑相关耳穴的客观指标问题,还可开展患病脏腑相应耳穴的细胞学、亚细胞学研究,进一步研究耳穴诊治疾病的原理,这是耳穴染色的一个重要发展方向。

第三节 耳穴诊断的综合分析方法

一、耳穴诊断综合分析方法

耳郭诊断的方法很多,每种方法适用的疾病、病程和适应证不同。有的方法适用于急症、痛症、肿瘤的诊断,有的方法适用于慢性病、器质性病变的诊断。通过临床观察,急性病症以相关耳穴的痛阈和电阻降低为主,常用压痛法和电探测法;肿瘤以相关耳穴的色泽形态变化、电阻降低为主,常用视诊、触诊和电探测法;慢性病以相关耳穴的形态变化为主,常用视诊、触诊法。任何单一的方法都很难全面分析疾病,做出准确的诊断,因此在临床中常运用一视、二触、三测、四辨证的综合诊断法。

(一)一视

视诊法,对初诊患者先进行耳郭视诊,了解病变发生的部位和病程的不同阶段,然后再有目的地进行触诊和电探测,以进行下一步的判断。

（二）二触

触诊法，常用于急症、痛症、以耳郭形态变化为主的慢性病和器质性病变。运用触诊法可进一步了解耳穴的特异性改变，是临床重要诊断手段之一，其内容包括压痛法、压痕法、指腹触摸法和探笔探触法。

（三）三测

运用耳穴电探测仪进行探测，将所得到的阳性反应点进行分析，通常电探测和触诊法是同时进行的。运用电探测仪的探笔探测耳穴时，既要注意电探测仪的数字、声响变化，同时也要注意耳穴的形态变化，有无凹陷、隆起、结节、条索、水肿、压痕等，并注意压痕的颜色、深浅和恢复平坦的时间，这对疾病的定位和定性诊断是有意义的。

（四）辨证

将视诊、触诊和电探测所获得的阳性反应数据，结合病史，运用中西医理论进行综合分析。具体可根据以下思路进行分析：

1. 相应部位分析　将阳性反应的耳穴根据胎儿倒置学说进行定位分析，如：对耳轮体出现骨质增生的部位，根据胎儿倒置学说可判断具体病变的椎体。相应部位分析，对病变部位的定位诊断和鉴别诊断提供依据。

2. 根据阳性反应点变化规律分析　一种疾病可以有多个阳性反应点；一个阳性反应点既可能为某一种疾病所特有，也可能为多种疾病所共有，一个阳性反应点又可以随着疾病的病理过程而演变。因此要全面分析，区别对待。

一种疾病有多个反应点的，如神经衰弱时，神门、心、肾、枕、皮质下、垂前呈现阳性反应。一个阳性反应点也可能为某种疾病所特有，如过敏性疾病时，风溪呈现阳性反应。一个阳性反应点为多种病所共有，如肾区阳性反应，为肾炎、前列腺、阳痿、神经衰弱、耳鸣耳聋、脱发等病症所共有。

3. 根据藏象、经络学说分析　根据藏象、经络学说理论进行分析，用以解释某些阳性反应出现的意义及归纳分析阳性反应点。如面部痤疮，多为阳明热证，除面颊区出现阳性反应外，胃区、大肠区也会出现阳性反应，又因"肺主皮毛"，肺区亦会出现阳性反应。又如：冠心病患者除在耳穴心区出现阳性反应外，因"心与小肠相表里"，在小肠区也会出现阳性反应。再如：睾丸病变时，往往在肝区出现阳性信号，因肝经环绕阴器，抵少腹。

4. 根据西医学生理知识进行分析，根据神经支配及内分泌的变化分析　如十二指肠溃疡，西医学认为十二指肠溃疡与大脑皮质功能紊乱有关，故皮质下、神门常出现阳性反应。

5. 根据各种疾病的诊断参考穴位组进行分析　详见表2-2。

6. 定性诊断　以牙、口、下颌为例，辅助定性诊断见表2-3。

表2-3　牙、口、下颌的定性诊断

	点状色红、边缘整齐	急性牙周炎
牙	点白边红	龋齿
	点状色白	缺齿（出现缺齿沟者）
口	片状隆起，压痕浅红快	急性牙周炎
	点状凹陷	缺齿

续表

下颌	片状隆起	压痕浅红快	急性牙周炎
		压痕深白慢,且有周围性水肿者	牙龈出血
	点片状凹陷	触之皱褶	龋齿
		或下颌与智齿间片状凹陷,缺齿沟可见	缺齿

二、先天禀赋诊断

根据耳郭的位置、大小、厚薄等可判断先天禀赋状况。如:耳垂肥厚而长、耳垂与耳体比值为 1/3~2/5,耳郭大于 8cm,或肾上腺区周围丛毛粗黑茂盛,表示肾气旺盛;对耳屏相当于大脑,对耳屏内侧肥厚、饱满,对屏尖高大像山峰者,大脑发达,强于理科,较为聪明,此处称聪明棘(图 2-14,见 280 页);耳垂平整光滑,从脑干、枕、颞、额等区形成一条弧形的低凹线,为思维清晰线(图 2-15,见 281 页),提示头脑清晰,思维敏捷;耳郭瘦薄为先天不足、肾虚。

耳穴诊断学是应用耳郭和耳穴的变形、变色、痛阈变化、电参数变化、组织化学改变等来进行疾病诊断的一门学科。到目前为止,耳穴诊断学仍是一门很年轻的学科,正处于发展阶段。近些年来,耳穴诊断学由原来的耳郭视诊法、耳穴压痛法发展到耳穴电探测法、耳穴染色法,在理论和方法上都有了新的突破,也引起了学术界的重视,但其本身还存在许多不完善之处,尚有待深入研究。

第四节 常见疾病的综合诊断

一、呼吸系统疾病

1. 感冒 肺区可隐约见横行青紫色充血;缘中、内鼻、外鼻呈点状红色或暗红色充血。电探测上述穴区呈阳性反应。

2. 急、慢性支气管炎 急性支气管炎气管区呈点状或丘疹样红晕或暗红色皱褶;慢性支气管炎气管区呈点状或片状白色隆起或条索,少数为白色丘疹、无光泽;慢性病程急性发作期,该区为白色隆起,周围呈红晕,有光泽(图 2-16,见 281 页)。电探测该区为阳性反应,但触诊按压无痛感。脾、肾两穴可能呈青紫色或暗红色充血。角窝中呈针尖样圆形隆起,周围有光泽。

3. 支气管扩张 在肺区、气管区可见条状暗红色无光泽。电探测呈阳性反应,触之有数条条索状改变。

4. 肺气肿 肺区呈白色片状或密集成片状,边缘不清楚,发作期呈淡红色或暗红色,有光泽,触之有条索状改变。

5. 肺炎 两肺区呈点、片状或丘疹样红晕,或点状白色,边缘红晕,有光泽。电探测为阳性反应,压痛明显。

6. 肺结核

(1)活动期:肺区呈点状或丘疹样充血,有光泽。少数患者用棉球擦拭肺区后可见出血点。电探测肺区均有强阳性反应,触之肺区凹凸不平。

（2）硬结期:肺区呈点状红色、暗红色,或中间白色边缘暗红色,略有光泽。电探测为强阳性反应,触之粗糙凹凸不平。

（3）钙化期:肺区呈针尖样凹陷,一个至数个。一般有几个凹陷可视为有几个钙化点。或为点状白色或点片状暗灰色,边缘清楚(图2-17,见281页)。电探测为阳性反应,触之有条索或结节。

（4）空洞期:肺区呈桶样凹陷。如在凹陷内有红色油脂样光泽,可视作空洞内有炎性浸润;如在凹陷周围有红色油脂样光泽,则可视为空洞周围有炎性浸润。电探测为肺区结核点强阳性反应,触之有结节或条索。

7. 胸膜炎　炎症期有胸水者,肺区下肺外缘呈片状红色,有光泽;炎症好转期胸水吸收时,肺区下肺外缘呈片状暗红色,略有光泽或无光泽。电探测为阳性反应。

8. 肺脓肿　肺区的相应点呈半球形凹陷,无皮损,凹陷中为红色或淡红色,有光泽。电探测为阳性反应,触之有压痕,似未蒸熟的馒头。

9. 咽炎　耳垂下缘出现多个皱褶(图2-18,见281页)。

二、消化系统疾病

1. 急、慢性胃炎　急性胃炎在胃区呈现点、片状红晕,有光泽,电探测呈阳性反应,触之有压痛。慢性胃炎在胃区呈片状白色,边缘不清;慢性胃炎急性发作时胃区呈白色点状或片状隆起,边缘有红晕、有光泽,电探测胃区呈阳性反应,触之压痛明显(图2-19,见281页)。肥厚性胃炎耳轮脚消失处多增宽、增厚,色暗红呈片状,电探测胃区为阳性反应,触之有隆起,质地硬,或有条索。

2. 胃下垂　胃区的外缘近对耳轮处呈白色片状增厚或近半月形隆起,触之不活动亦无压痛,隆起的大小与病程和下垂的程度成正比,越靠近十二指肠区,形成竖形隆起,下垂度越大。

3. 胃及十二指肠溃疡　分为3期。在活动期,胃及十二指肠区可见点、片状充血红晕或小米粒大小的凹陷,边缘整齐,有光泽,有新生毛细血管充盈区向胰胆区扩展,电探测两区为阳性反应,触之凹陷处压痛明显;在静止期,胃及十二指肠区呈点、片状暗紫色或点片状凹陷,电探测为弱阳性反应,触之凹陷处压痛不明显;在愈合期,胃及十二指肠区可见点、片状褐色或暗紫色,边界清楚,电探测胃区呈弱阳性反应,触之呈点、片状隆起或条索。

4. 急、慢性肠炎　急性肠炎大肠区呈片状充血,有油脂样光泽,电探测大肠区为阳性反应,触之有压痛或略有凹陷。慢性肠炎大肠区、小肠区呈片状或丘疹样充血,多暗红色,有脂溢样光泽,电探测两穴区为阳性反应(图2-20,见281页)。若风溪、内分泌亦呈阳性反应,则多为过敏性结肠炎,在大肠区触诊有似水肿感,并有压痕;慢性肠炎急性发作则在大肠区有丘疹样隆起或点状凹陷,有数个红晕小点,少数脂溢,电探测为阳性反应,触之压痛。

5. 便秘　在大肠区、小肠区或肺区有白色片状隆起或糠皮样脱屑,不易擦脱,枯燥无光,电探测为弱阳性反应,触之条片状隆起,可触及条索状物。坐骨神经区内呈点状暗红色,电探测为阳性反应,触之有条索状物。

6. 食管炎　在食道区有点状红晕或片状丘疹,边界不清,有光泽,电探测为阳性反应,触之有压痛。若在食道区观察到有片状白色,边缘清晰,或皱褶或凹陷,多为食道憩室。

7. 急、慢性阑尾炎　急性期在阑尾处呈点状或丘疹样充血红晕,有光泽,少数有水疱样红晕,电探测有阳性反应,触之压痛明显。慢性阑尾炎阑尾区多数呈点状凹陷,1个至数个不等,无光泽,少数呈点状白色或暗灰色,电探测为弱阳性反应,触之稍痛或不痛;慢性阑尾炎急性发作期可见阑尾区凹陷及周围红晕,个别有凸起,呈红色,有光泽,电探测为阳性反应,触之有明显压痛,亦可触及条索状物。

8. 急、慢性肝炎　急性肝炎肝区呈点、片状红晕,有光泽,电探测为阳性反应,触之有红色压痕、压痛,电探测角窝中(肝炎点)、耳轮结节区均有阳性反应,触之结节区有压痕。慢性肝炎肝区可见白色片状隆起,隆起上可见点状红晕或暗红色,电探测肝区、角窝中呈阳性反应,触之有片状隆起,有压痕及压痛。若角窝中为阳性反应,肝区无阳性反应,多提示既往有肝功能异常史;若肋缘下区呈阳性反应,肝区无阳性反应,多提示肝区胀痛;若耳轮结节区有压痕,长时间不复平坦,多提示肝功能异常;若肝肿大区出现条索状物,多提示有肝肿大。判断有无肝肿大的方法是:对耳轮内侧缘胃与胰胆之间有无界限明显的片状隆起。

9. 肝硬化　在肝区可见片状隆起,色暗,电探测呈阳性反应,触之隆起处有结节,质硬或有条索。电探测角窝中,食道、脾、皮质下、耳轮结节区均有阳性反应;触脾区、食道区有条索或片状隆起,触耳轮结节区内有结节、边界清楚,也可出现压痕。

上海中医药研究院肝病研究所对肝癌、肝硬化、肝炎患者的耳郭变化进行了观察。其具体观察结果如下。

肝癌:在肝区下缘出现色暗或褐色、褐黄色或黑色底的梅花样阴影,周围光圈发亮。多表现在右耳。结合肾上腺、皮质下、肿瘤特异1区和2区的变色、变形、压痛反应综合判断。

肝硬化:在肝区有黑色或褐色梅花样阴影,但光圈亮度差,并有密集的环形凹陷。结合肝肿大区、肝炎点的变色、变形来判断。

急性胆囊炎:在胆区有点、片状或条状红晕,有光泽,在耳背肝区也会有片状红晕。电探测为阳性反应,触之有明显压痛。

慢性胆囊炎:在胆区有片状或条状白色隆起,无光泽。电探测胆区呈弱阳性反应,触之片状隆起质硬,并可触及条索、压痛,条索与对耳轮平行。

慢性胆管炎:在胆及十二指肠区可见片状红润或暗紫色凹陷,毛细血管充盈呈暗紫色。电探测胆区呈阳性或强阳性反应,触之片状或条索隆起,压痛明显。

胆石症:可在胆区见片状白色隆起或多个小结节,如沙粒状,边缘清楚。在耳背肝胆区可见皮肤泛红色、纹理粗糙。属泥沙样结石者,胆区及耳背肝胆区多为白色小点状成片;属一般结石者,胆区及耳背肝胆区可见数个粟粒样结节。电探测胆区为阳性或强阳性反应。在胆区可触及条索,有明显压痛;耳背肝胆区也可触及小米粒状结节,有明显压痛。

脂肪肝:在肝区有片状隆起,色白。电探测肝区呈弱阳性反应,触之片状隆起似海绵状,质软,边界清楚。有时患精神病、癔症、神经衰弱症在肝区也会出现类似现象,但其片状海绵状隆起在加压时会出现旁边鼓起,需注意鉴别。

脾肿大:多在左耳脾区出现白色片状隆起。电探测脾区呈阳性反应,触之脾肿大区有条索、压痕。

胆道蛔虫病:在胆区呈暗红色片状,或沿胆区至十二指肠区呈条状红晕,或胆区与十二指肠区之间呈阳性或强阳性反应,触及该区压痛明显。

胰腺炎:多在左耳胰胆区出现粟粒红色或暗红色隆起,多为圆形,边界整齐。急性期隆起周围呈红色或暗红色红晕,有光泽;慢性期隆起周围呈淡红色红晕,无光泽。电探测为阳性反应,压痛明显。

腹膜炎:急性期耳甲艇中点艇中呈红色、片状充血,有油脂光亮,有的在其上覆盖糠皮样脱屑且不易剥脱,电探测为阳性反应,触之有明显压痛。慢性期在腹区呈片状白色、有脱屑的皮肤皱褶,脱屑下为暗红色,痊愈后多为多个点状凹陷,电探测为阳性反应,触之压痛。

肝脾肿大:肝区、脾区有两区连接性的片状隆起(图 2-21,见 282 页)。

结肠癌:结肠区暗灰色结节(图 2-22,见 282 页)。

三、心血管系统疾病

1. 高血压　在心区呈针尖样凸起,多为心律失常所致,或心动过速或心动过缓。耳垂 1 区皮肤多平坦或膨隆。对耳屏的枕、颞区常可有点状红晕,有光泽。耳背沟上 1/3 有点状白色或边缘红晕,则提示收缩压在 150mmHg 左右;耳背沟中 1/3 有点状白色或边缘红晕,则提示收缩压在 200mmHg 左右。肝区有隆起,界限不清,一般提示为肝阳上亢。电探测角窝上呈强阳性反应,触之条索明显,多提示高血压动脉硬化,同时角窝上压痛明显。电探测升压点反应因血压高低不同而异。

2. 低血压　在耳垂 1 区可见圆形或三角形凹陷,明显低于周围皮肤,并可见耳垂 1 区至耳垂 7 区的沟线或褶皱。耳背沟下 1/3 电阻降低。电探测升压点为强阳性反应,压痛明显。

3. 冠心病　在心区可见海星状、蝌蚪状等血管变化。角窝上电阻降低。耳垂部可见耳垂 1 区至耳垂 9 区的沟线或皱褶(图 2-23,见 282 页)。

4. 阵发性心动过速　在心区有针尖样数个凹陷,在其周围有光圈和皮肤皱褶。电探测心区、屏尖、皮质下区均为阳性反应,心区下缘 1/4 处可触及水平位条索或条、片状隆起,并有压痛。

5. 心动过缓　心区正常生理凹陷消失,呈现平坦或微膨隆。电探测心区、耳屏 1 区为阳性反应,触之心区凹凸不平,质硬。

6. 期前收缩　心区可见白色片状隆起。电探测心区、皮质下区均有阳性反应,触之心区呈凹陷性水肿,心区周围呈波动性水肿,有水纹波动感,外周界限清楚,心区呈环形改变。

7. 房室传导阻滞　在心区可见黄褐色针尖大小的丘疹,呈米字排列,多为完全性束支传导阻滞;心区出现黄褐色针尖大小的丘疹,呈半个米字排列,多为不完全性束支传导阻滞。

8. 风湿性心脏病　在心区有大片不规则凹凸不平,白色或暗灰色,亦可见红晕,毛细血管充盈,边缘清楚。心区反应范围相应增大,扩至耳轮脚下缘、脾区。电探测心区为阳性反应,触之为大片不规则凹凸不平,并有刺痛感。

9. 先天性心脏病　在心区呈点状凹陷,其深浅与年龄有一定关系;或点状白色,或边缘红晕,或暗灰中心白色。若室间隔缺损,则在心区外中部有上述表现;若房间隔缺损,则在心区内中部有上述表现;若动脉导管未闭,则在心区上、下部表现出来。

10. 肺源性心脏病　在心区和肺区呈现阳性反应,心区呈点、片状白色或边缘红晕,在两肺区呈点、片状白色。气管区可触及条索。

11. 心肌炎　在心区呈点状红晕,或丘疹样红晕。电探测心区为阳性反应,触之有压痛。

12. 心肌梗死　急性期在心区呈点、片状红色,或边缘红晕,中心淡红色,心区血管中断,有光泽,电探测心区为阳性反应,触之压痛明显。愈合期在心区呈点、片状暗灰色或暗紫色,或边缘暗红色或暗灰色,中心有凹陷,有的呈哑铃状,有的呈锤状或树枝状暗紫色充血,电探测心区为阳性反应,触之有凹陷或界限不清的隆起、凹凸不平(图 2-24,见 282 页)。

13. 心脏肥大　在心区呈圆形或椭圆形皮肤褶皱,心区反应范围相应增大(一般成人心脏大小在耳郭上的反应约 0.2cm×0.2cm)。心区生理凹陷区向后上方移位至对耳轮侧,大小约 0.5cm×0.5cm。

14. 心脏手术后　在心区呈皱褶性瘢痕,或高低不平,或条状及半圆形白色、暗灰色瘢痕。

15. 心前区疼痛　胸椎前缘充血(图 2-25,见 282 页)。

16. 动脉硬化　轮屏切迹至额出现沟线或皱褶(图 2-26,见 282 页)。

四、神经系统疾病

1. 头痛　在对耳屏上可见到阳性反应。

(1)前头痛:在额区呈圆形结节样隆起,灰白色。若隆起呈条状似大米粒,多为眉心痛。电探测额区呈阳性反应,触之为圆形、条状、片状不规则隆起,质软,也可见条索样改变。

(2)偏头痛:一侧颞区呈不规则片状隆起。电探测一侧颞区、胆区呈阳性反应,触之呈不规则片状隆起或条索。若双侧颞区呈不规则片状隆起,电探测为阳性反应,多为双颞侧头痛。病程长者,一侧颞区呈现暗紫色圆点状充血,而在发作期,则在紫圆点的周围出现片状红晕,毛细血管充血(图 2-27,见 283 页)。

(3)后头痛:枕区呈片状隆起,或点、片状红晕。电探测枕区为阳性反应,触之有片状隆起,质软,边缘不清。

(4)头顶痛:枕区的稍下方呈片状隆起,或点、片状红晕(图 2-28,见 283 页)。电探测顶区有阳性反应,触之片状隆起,质软。

(5)全头痛:在对耳屏外侧面的枕、颞、额、顶区均可见片状不规则隆起,一般为灰白色。如果某部位疼痛明显,则见灰白色隆起的周围有片状红晕或紫红色毛细血管充盈。电探测为阳性反应,触之为凹凸不平的片状隆起或条索。

2. 头晕　在枕区晕点有片状红晕或条片状凹陷或隆起,界限不清。电探测晕点为阳性反应,内耳、肝区也有可能出现阳性反应,枕区触及凹凸不平的隆起,并有压痛(图 2-29,见 283 页)。

3. 神经衰弱症　心区可见针尖样凹陷,并有带光圈样皮肤皱褶,多见于心悸、多梦;枕区至颈椎为不规则的条、片状隆起,有时肝区也会出现不规则的片状隆起(图 2-30,见 283 页)。电探测枕、心、肝、肾、皮质下、神门均会呈现阳性反应;若枕区出现阳性反应和压痛,则提示睡眠浅,易惊醒,再入睡难。触摸枕区及耳背相应部位,均为条片状软骨增厚,质稍硬。

4. 精神分裂症　心区可见针尖样凹陷,并有水波纹样皮肤皱褶;肝区有灰白色片状隆起;额区有结节样隆起,或暗紫色点状红晕。电探测心区、肝区、神门、皮质下、额均有阳性反应,心区、神门、额区压痛明显。在耳背肾区可见耳甲压痕(即在耳背肾区有指甲按压痕迹样皮肤皱褶 1 个至数个),触之有压痛。肝区触之有似海绵状片状隆起,质软。额区触之有圆形结节样隆起,质地硬,边界清。

5. 三叉神经痛　以触诊、电探测为主。电探测耳屏 3 区和 4 区之间、面颊、外耳、口、三焦等穴呈阳性反应。判断三叉神经某支患病,以耳垂、对耳屏部位的耳穴阳性反应为基准,若良导点在上腭、上颌等穴,则提示三叉神经上颌支病变;若良导点、压痛明显点在下腭、下颌等穴,提示三叉神经下颌支病变;若良导点和明显压痛点在眼、额、颞区等,则提示三叉神经眼支病变。

6. 坐骨神经痛 在坐骨神经有时会出现点、片状红晕。电探测坐骨神经、臀、髋、腘窝、腓肠肌点、踝、跟、趾、胆、膀胱区等均可呈阳性反应,某个部位疼痛明显,在耳郭的相应耳穴上会出现明显压痛。

7. 面神经麻痹 在耳垂面颊区呈椭圆形白色、片状隆起;在急性炎症期,面颊区有毛细血管充盈。电探测面颊、胃、大肠区有阳性反应,触之隆起质软。

五、泌尿生殖系统疾病

1. 慢性肾小球肾炎 在肾区呈白色片状隆起或丘疹样改变,有光泽。电探测肾区、内分泌、风溪、肩与锁骨两穴外缘中点等均呈阳性反应,触之肾区有水肿样凹陷、压痕,肾区、内分泌、风溪均有刺痛感。

2. 慢性肾盂肾炎 肾区呈点、片状暗紫色,无光泽,且可见脱屑。电探测肾区、尿道、膀胱区均有阳性反应,以肾区最明显,并有明显压痛,肾、输尿管区可触及条索。

3. 肾下垂 在肾区呈圆形或椭圆形隆起,近对耳轮下脚处,不与对耳轮下脚连接,似有肾区位置下移感,电探测肾区为阴性反应,触之肾区隆起质软,边界清楚,探之有压痛。

4. 肾囊肿 肾区小丘疹(图 2-31,见 283 页),电阻降低,探之有压痛。

5. 肾结石 在肾区呈点状白色结节,边缘红晕,或点状暗红色,边缘整齐。泥砂样结石者,肾区可见砂粒样小白点。电探测肾区有阳性反应,触之压痛。膀胱结石者在膀胱区也可出现上述阳性反应。

6. 急、慢性膀胱炎 急性膀胱炎在膀胱区出现点、片状红晕,或点状白色,边缘红晕,少数呈丘疹样红晕,有光泽,电探测膀胱、肾上腺、尿道均有阳性反应,膀胱区压痛明显。慢性膀胱炎膀胱区多呈点、片状白色或丘疹样白色,无光泽;炎症急性发作时,在白色变色区边缘有红晕,电探测膀胱区、尿道为弱阳性反应,触之有条索状物,压痛不明显。

7. 尿道炎 在尿道呈点、片状红晕,有光泽。电探测尿道有压痛及阳性反应,有时也可触及条索。

8. 慢性前列腺炎 在艇角区有片状白色或边缘红晕;前列腺肥大时,耳甲艇的艇角变钝,艇角区有白色隆起。电探测前列腺代表区艇角及尿道为阳性反应,触之隆起质硬,边缘清楚,尿道有条索。

9. 性功能低下(包括阳痿、不孕症) 内生殖器区生理凹陷变深,有片状白色或暗紫色。电探测内生殖器、盆腔、内分泌、艇角、尿道等穴区为阳性反应,肾区触之似有水肿样隆起,无压痛。

10. 宫颈炎 在内生殖器的外缘(即宫颈)有点、片状红晕或丘疹样红晕,有脂溢,或有脱屑(图 2-32,见 283 页)。电探测内生殖器区为阳性反应,触之有片状凹陷,皮肤质薄,用力触压易破或点状充血,有压痛。

11. 子宫内膜增生 内生殖器丘疹或小结节(图 2-33,见 284 页)。

六、运动系统疾病

1. 关节软组织损伤 急性关节软组织损伤在相应部位呈点、片状红晕,有光泽,电探测相应部位呈阳性反应或强阳性反应,触之相应部位有红色压痕,有肿胀感,压痛明显。陈旧性关节软组织损伤在相应部位可见白色片状隆起,电探测相应部位呈弱阳性反应,触之有条片状隆起,质软,或有条索状物。

2. 关节炎 急性关节炎在相应部位呈片状红晕,毛细血管充盈,有光泽,电探测相应部位呈阳性反应或强阳性反应,触之相应部位出现点片状压痕,恢复平坦快,压痛明显。慢性关节炎在相应部位呈点、片状白色,无光泽,或点、片状白色隆起,电探测相应部位为弱阳性反应,触之相应部位凹凸不平,有条索状物。

3. 腰肌劳损 在腰椎与耳舟中间的相应部位呈点、片状白色、条索状隆起,边缘红晕。在症状明显时,出现点、片状红晕,毛细血管充盈,有光泽。有的有不规则的白色片状隆起,周围见条段状或放射状毛细血管充盈。电探测相应部位、肾区呈阳性反应,触之相应部位有片状隆起,质地软,有压痛。

4. 肩周炎 在锁骨、肩区呈点、片状红色或暗红色,边界清;在对耳轮下端外侧面有白色隆起,边界不清。电探测相应部位呈阳性反应,触之相应部位、对耳轮下端外侧面软骨增厚,质软,凹凸不平,有压痛。

5. 颈椎病 在颈椎区有隆起,凹凸不平,呈结节状或串珠状或条索状或软骨向下延伸增生。症状明显时,有片状红晕、条段状毛细血管充盈(图 2-34,见 284 页)。电探测颈椎区为弱阳性或阳性反应,颈椎区软骨增生处可触及条索、片状隆起,质地硬,凹凸不平,症状明显时有压痛。

6. 骨质增生 相应部位有隆起变形,呈结节状或串珠状或条索状,周围毛细血管充盈。电探测相应部位呈阳性反应,相应部位可触及形态不规则的隆起,凹凸不平,或条索状物,质地硬,边界清。

7. 腰椎结核 在相应部位呈点状红晕或充血,有光泽。电探测相应部位、结核点呈阳性反应,触之相应部位有凹陷、压痛。

8. 强直性脊柱炎 在相应部位呈红色或暗红色点、片状红晕,边缘清楚。病程长者相应部位呈结节状或串珠状隆起,色白,边界清;或在白色隆起周围有红晕,毛细血管充盈(图 2-35,见 284 页)。电探测相应部位呈阳性反应或弱阳性反应,触之相应部位结节状、串珠样隆起,质地硬,边界清。

9. 腰椎间盘突出 腰椎结节状隆起(图 2-36,见 284 页)。

10. 坐骨神经痛 坐骨神经区充血(图 2-37,见 284 页)。

七、皮肤科疾病

1. 急、慢性荨麻疹 急性荨麻疹在肺区呈片状红晕脱屑,在风溪呈脱屑和不规则片状红色或暗红色,电探测风溪呈阳性或强阳性反应,全耳郭可出现红色划痕反应,触之风溪有红色压痕,恢复平坦快,有压痛。慢性荨麻疹在肺区有不易剥脱的糠皮样脱屑,在风溪有不规则的片状暗红色红晕,电探测风溪、肺区均呈阳性反应,且可出现白色划痕反应,触之风溪有压痕,凹深色白,恢复平坦慢。

2. 脂溢性皮炎 全耳郭呈脂溢性脱屑,偶见片状红晕,有光泽。电探测肺区、大肠、内分泌为阳性反应。

3. 鱼鳞状皮炎 全耳郭干枯、无光泽,脱屑呈鱼鳞状翘起。电探测肺区呈阳性反应。

4. 皮肤瘙痒症　全耳郭皮肤干燥、无光泽,有散在脱屑,以肺区、大肠、风溪为明显。电探测风溪、肺区、相应部位为阳性反应。

八、五官科疾病

1. 急、慢性扁桃体炎　急性扁桃体炎在扁桃体呈红色片状、网状充血,有新生毛细血管充盈,电探测扁桃体、咽喉、口呈阳性反应,触之扁桃体、咽喉压痛明显。慢性扁桃体炎在扁桃体呈暗红色、紫红色片状、网状红晕,有静脉怒张样充血,有时出现灰白色片状隆起,电探测扁桃体、咽喉、口均为阳性反应,触之扁桃体有条索状物,并有压痛。

2. 慢性咽炎　耳垂下缘可见皱褶;慢性咽喉炎急性发作期,咽喉充血。电探测咽喉呈强阳性反应,触之有刺痛感。

3. 鼻炎　急性鼻炎在内鼻呈点状红色或片状毛细血管充盈,电探测内鼻、外鼻为阳性反应,内鼻触之有明显压痛。慢性鼻炎在内鼻、外鼻、肺区有点状或片状暗红色,在内鼻区呈白色片状隆起、似水肿样为肥大性鼻炎,电探测内鼻区、外鼻区、肺区均有阳性反应,内鼻区触之有压痛。过敏性鼻炎在内鼻区呈白色片状隆起,似水肿样,同时风溪有点状红色,电探测内鼻区、风溪均为阳性反应,触之内鼻区、风溪均有压痕。副鼻窦炎在内鼻区呈片状隆起,周围红晕,在额区呈不规则隆起,电探测内鼻区、肺区、额区为阳性反应,触之内鼻区、额区有压痛,隆起质地硬。

4. 牙龈出血　在口区有片状隆起、水肿,隆起有时侵及气管,颌区亦呈片状隆起,隆起上有少量点状红晕。电探测口区、气管区、颌区为阳性反应,触之口区、气管区有凹陷性水肿,颌区有片状隆起,质地软。

5. 牙龈炎　在口区、牙区有条片状隆起,周围有红晕。电探测口区、颌区、牙区为阳性反应,触之口区、牙区有片状隆起,有压痛,无压痕,质地软。

6. 龋齿　在牙区呈点状、线状不规则凹陷或皮肤皱褶。电探测牙区呈阳性反应,触之颌区有压痕,凹浅且恢复平坦快。

7. 缺齿　从轮屏切迹到上颌有褶皱提示缺上齿,从轮屏切迹到下颌有褶皱提示缺下齿。电探测呈阳性反应。

8. 口腔溃疡　口区凹陷,肺区片状凹陷。电探测舌区、心区有阳性反应,触之舌区有条片状隆起,有压痛,有时可触及条索。

9. 眼疾　急性眼病如角膜炎、结膜炎、睑腺炎、虹膜睫状体炎等,多在眼区有点、片状红晕,毛细血管充盈。近视在屏间后有片状不规则隆起,有散光者在屏间后与额区之间有凹陷或条状隆起,电探测眼区、屏间后为阳性反应,触之有压痛。慢性眼疾及眼底病在眼区可见点、片状隆起,或暗红色片状红晕,电探测眼区、屏间前、肝区有阳性反应,触之眼区有条索状物,质地硬。

九、肿瘤

1. 食管癌　在食道区耳背对应处有结节状隆起,或索条状白色或暗灰色,界限不清,或稍有凹陷,压痛明显,质硬。肿瘤特异1区为压痛反应,肿瘤特异2区为暗褐色色素沉着样物,压之褪色(图2-38,见284页)。

2. 胃癌　在胃区呈粟粒状、片状或条索状硬结隆起,有点、片状暗紫红色充血,或有脱屑,触之隆起,质地硬,似星状或蟹爪状,压痛明显。肿瘤特异 1 区压痛明显,肿瘤特异 2 区色素沉着,呈褐黄色或暗紫色,压之褪色。

3. 肝癌 在肝区可见片状隆起,并有暗褐色或褐黄色片状,其中有一梅花样阴影,周围有光圈发亮,在肝区周围有环形凹陷。肿瘤特异 1 区压痛,肿瘤特异 2 区阳性反应明显。

4. 肺癌 在肺区多呈点状暗灰色,界限不清,少数有凹陷,呈褐色,点状凹陷之间的皮肤为浅红色,少数有光泽,压痛明显。肿瘤特异 1 区压痛,肿瘤特异 2 区阳性反应明显(图2-6,见 279 页)。

5. 肠癌 在大肠区呈结节样隆起,或条段样片状暗红色充血,并有毛细血管充盈,压痛明显,触之结节样隆起质硬、边缘整齐(图2-39,见 285 页)。肿瘤特异 1 区压痛,肿瘤特异 2 区有明显阳性反应。

6. 子宫肌瘤 在内生殖器区可触及条索状增生和圆形结节,界限清楚,多无压痛。

7. 贲门癌 贲门结节,肿瘤特异 1 区压痛,耳轮色素沉着(图2-40,见 285 页)。

8. 胆管癌 胆管区结节,肿瘤特异 1 区压痛,耳轮色素沉着(图2-41,见 285 页)。

十、内分泌疾病

1. 糖尿病 在无症状期可见胰胆区到十二指肠中点有白色丘疹;血糖增高时糖尿病点红色丘疹,内分泌区肿胀、颜色稍白;有症状期内分泌区颜色稍红(图2-42,见 285 页)。肿胀部位触之柔软,探棒触诊可见压痕。电探测胰胆、内分泌、肾、糖尿病点有阳性反应,有症状期阳性反应点可随症状增加而相应增加,对早期发现糖尿病有辅助诊断作用。胰胆、肝、肾区可有点状着色。

2. 更年期综合征 肾、内分泌、内生殖器区有皱褶,色暗红。内生殖器、内分泌区触之稍隆起,质软或凹凸不平。肾、内生殖器、内分泌、艇角、交感等穴有电探测或压痛敏感点。内生殖器、内分泌、艇角、肾区呈点状或小片状染色。

3. 甲状腺结节 甲状腺白色结节(图2-43,见 286 页)。

4. 乳腺增生 乳腺有丘疹或小结节,边缘清楚(图2-44,见 286 页)。电探测乳腺、内分泌、肝、肾区有阳性反应。耳穴染色乳腺穴着色。

十一、耳穴诊未病

某耳穴形态已出现异常变化而临床症状尚未出现,提示机体某处始患某病。如形态隆起或凹陷,尤其是沟纹出现,提示有关疾病将要发生,必须及时预防,以避免发生、延缓发生或减轻发病程度。临床经验提示,有些疾病在身体症状出现 1 周前,耳穴就有阳性反应。

如:阑尾炎,阑尾充血在症状出现前 1 周出现;荨麻疹,肺区脱屑在症状出现前 1 周出现;艇角从锐角变为钝角,或基底部从轻微凹陷变为平坦,甚至呈片状、条片状隆起者,虽然未见小便异常,但提示前列腺已有增生,应少坐多运动,少骑车多步行,延缓前列腺增生的进展;颈椎区呈现片状隆起,色淡红,虽尚未出现颈肩不适、僵硬酸痛等症状,但提示颈椎已有退行性变,需加强保健与预防,防止过早出现颈椎病;耳垂 1 区至耳垂 7 区隐约可见沟线,可不出现临床症状,但提示心脑已供血不足或心律不齐,存在心血管病变风险,需注意改变生活习惯,谨防高血压、高血脂、高血糖(图2-45,见 286 页);从脑干经枕、顶至心律不齐沟出现 2~3 条线状弧形凹陷,提示脑动脉硬化(图2-46,见 286 页),即使尚无头痛、头晕、健忘、血压增高等症状,亦需自我调节,劳逸结合,加强锻炼,预防、缓解脑动脉硬化进展;耳轮尾至耳垂边缘偏薄、苍白,出现细碎沟纹,提示微循环障碍(图 2-47,见 287 页),不久后可能会出现皮肤斑点、痤疮、疣或肌瘤、结节、增生等,应及早预防,改善生活方式,加强运动,减缓微循环障碍进一步加重;出现内耳凹陷,外耳也凹陷,且初见屏间切迹下至内耳出现沟线或者皱褶,为耳鸣、耳聋征兆(图 2-48,见 287 页),虽尚未出现无耳鸣、耳聋,但听力即将减退,应注意休息,保证充足睡眠,加强营养与锻炼,预防耳鸣、耳聋的发生。

十二、耳穴诊现病

详见第三章第四节"常见疾病的综合诊断"。

十三、耳穴诊已病

1. 既往史的耳穴诊断　某处耳穴出现点状凹陷、色白,或风溪有特殊反应者,提示既往患过某种疾病。例如:肺区出现白色点状凹陷,提示肺结核钙化;内生殖器区有脂溢性脱屑似癣,伴耳甲腔、耳甲艇皆见之,提示久服避孕药;十二指肠区有条状凹陷或条状隆起,色棕或灰暗,提示有十二指肠溃疡病史;内生殖器区有一白色圆圈,提示有宫内节育器放置史;触压附件、盆腔等皆有饱满感,唯及宫颈和子宫处突感空虚,提示有子宫切除术史;缺齿沟出现点状色白,提示牙齿已有脱落,而且点数与牙齿脱落数相等;风溪出现电探测阳性,风溪肿胀、颜色较白,探棒压痕较深,压痕恢复速度较慢,提示有过敏性疾病史。

2. 手术史的耳穴诊断　机体某处手术以后半年,便在相关耳穴上呈现凹凸不平、条状、条索状、点条状、弧状、环状、皱褶等变化,有似刀口的瘢痕、色灰白或暗灰等现象。如:阑尾近耳轮脚上缘出现凹凸不平的条段状瘢痕,色灰白,提示阑尾术后半年以上;卵巢呈条索状瘢痕,提示卵巢切除术半年以上;输卵管呈点条状、皱褶之瘢痕,色暗灰,提示输卵管结扎术后半年以上;扁桃体呈环状或弧形皱褶,色灰白,提示扁桃体切除术后半年以上。

3. 外伤史的耳穴诊断　机体受到外伤后,耳郭血管或软骨表现为不规则变形,呈斜行或直立,质硬。压之痛者为急性,不痛者为慢性。如:腰骶椎出现斜行条状软骨变形者,提示有腰骶椎外伤史(图 2-49,见 287 页);腰肌出现横行片状隆起、色白,软骨变形,穿过对耳轮,提示有腰肌劳损史;对耳轮上脚出现垂直纵行的软骨变形,提示有下肢外伤史;尾椎出现斜行的线形隆起,提示有尾椎外伤史。

4. 家族遗传史的耳穴诊断　相应耳穴出现特殊反应,提示家族遗传史。如在胰胆,以及左胰胆与左十二指肠的中点出现白色丘疹,提示有糖尿病家族遗传史。

(朱　丹　王　正　薛定明　王　磊)

本 章 小 结

耳穴诊断	耳穴诊断源流	古代耳穴诊断的发展	《内经》:"视耳好恶,以知其性。"	
		现代耳穴诊断的发展	代表人物	Paul Nogier
		耳穴诊断的特点		

续表

耳穴诊断	耳穴诊断常用方法	视诊法	视诊方法	
			视诊阳性反应的类型、特征和意义	颜色改变
				变形
				丘疹
				脱屑
				血管变化
			视诊阳性反应对照图	
			视诊阳性反应与疾病的对应规律	
			阳性反应位置与病变部位在耳郭的对应关系	
			阳性反应的分析方法	
			视诊注意事项	
			耳穴视诊临床应用	
			常见癌症的阳性反应	
		触诊法	按系统（5条线）触诊	
			按穴位触诊	
		压诊法	触压法	
			压痛法	
			耳穴敏感点的应用	
		电探测法	耳郭电特性	
			耳穴敏感点导电量增加的原理	
			电探测原理	
			耳穴电探测仪的意义	
			耳穴电探测仪种类	
			使用方法	
		染色法	耳穴染色方法、步骤和注意事项	
			结果分析	
	耳穴诊断的综合分析方法	耳穴诊断综合分析方法：一视、二触、三测、四辨证		
		先天禀赋诊断		
	常见疾病的综合诊断	呼吸系统疾病		
		消化系统疾病		
		心血管系统疾病		
		神经系统疾病		
		泌尿生殖系统疾病		

续表

耳穴诊断	常见疾病的综合诊断	运动系统疾病	
		皮肤科疾病	
		五官科疾病	
		肿瘤	
		内分泌疾病	
		耳穴诊未病	
		耳穴诊现病	
		耳穴诊已病	既往史的耳穴诊断
			手术史的耳穴诊断
			外伤史的耳穴诊断
			家族遗传史的耳穴诊断

参 考 文 献

[1] 朱丹. 实用耳穴诊治法[M].重庆:重庆大学出版社,1995.

[2] 管遵信. 中国耳针学[M].上海:上海科学技术出版社,1995.

[3] 武保发. 新编耳穴诊治[M].北京:军事医学科学出版社,1995.

[4] 王正. 中国耳穴诊治学[M].广州:中山大学出版社,1993.

[5] 王岱,古励,刘士佩,等. 耳穴诊断学[M].北京:人民卫生出版社,1990.

[6] 杨兰绪. 耳穴压丸疗法[M].南京:江苏科学技术出版社,1991.

[7] 黄丽春. 耳穴诊断学[M].北京:科学技术文献出版社,2004.

第三章 耳穴治疗的方法

　　耳穴疗法是指使用一定的治疗器具作用在耳穴上,通过刺激耳穴以达到预防和治疗疾病目的的各类方法。

第一节　耳　穴　刺　法

　　耳穴刺法是指使用一定的治疗针具刺激耳穴,以达到预防和治疗疾病目的的一类方法。

一、耳穴毫针法

　　耳穴毫针法是指应用毫针刺激耳穴,以达到预防和治疗疾病目的的一种方法(图 3-1)。

(一)耳穴毫针法操作

1. 耳穴毫针法操作前准备工作

(1)选择针具

1)宜选择一次性无菌毫针,亦可选用高压蒸汽灭菌的毫针或药液浸泡消毒的毫针。

2)针具规格:耳郭皮肉浅薄,宜选择直径 0.26~0.32mm(30~33 号)、针身长度 13~25mm(0.5~1 寸)的毫针(图 3-2)。

3)针具检查:为了进针操作顺利,避免意外事故的发生,在使用多次使用或一次性毫针进行针刺时,应对拟选用的毫针进行检查。检查时主要注意针尖是否端正、有无毛钩,针身是否光滑挺直、有无锈痕,针根是否牢固、有无剥蚀。如有针体弯曲、折痕、锈痕、针尖毛钩等现象,应剔除。在检查针尖时,可一手持消毒棉球,裹住针体下段,另一手拇、示指持针柄,将

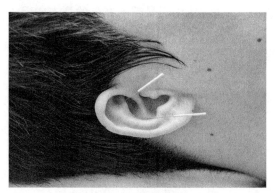

图 3-1 耳穴毫针法

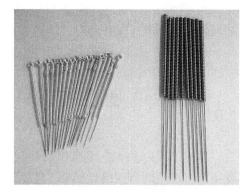

图 3-2 一次性毫针

针尖在棉球中边捻转边提插,如有不滑利感或退出棉球时针尖上带有棉絮者,则说明针尖有毛钩,应剔除。在检查针体和针根时,使针尖向上,针柄在下,于阳光处仔细观察针体有无粗糙、弯曲、折痕、锈痕,上下是否匀称,以及针根有无剥蚀损伤及毛刺等,不合格毫针应及时剔除。在检查针柄的缠丝有无松动时,可一手执针柄,另一手紧捏针体,两手向相反方向用力拉送,或做相反方向的捻转,如有松动,立即剔除。

（2）选择体位

1）一般选择坐位。

2）年老体弱、精神紧张者选择卧位。

（3）选穴消毒

1）选穴:依据病情辨证选择相关耳穴。

2）消毒:①治疗室消毒:包括治疗床上用的床垫、枕巾、毛毯、垫席等物品的消毒,提倡采用一人一用消毒垫布、垫纸、枕巾,治疗室也应定期消毒,保持空气流通,环境卫生整洁;②术者消毒:耳针操作前,术者应先用肥皂水将手洗刷干净,待干后再用 75% 乙醇棉球擦拭施术手指;③耳郭消毒:用 75% 乙醇棉球或 1% 医用碘伏棉签擦拭耳郭。

2. 耳穴毫针法

（1）进针:进针是指毫针在刺手和押手的密切配合下,运用各种手法,将针刺入耳穴内的方法。临床进针方法主要有 3 种。

1）捻入法:术者一手固定所刺耳穴,另一手拇、示指持针,针尖对准耳穴,均匀捻转针柄,边捻转,边进针,捻转角度应小于 90°,随捻转刺入耳穴。

2）速刺法:术者一手固定所刺耳穴,另一手拇、示指持针,针尖对准耳穴,利用腕力和指力迅速将针尖刺入耳穴。

3）管针法:将针先插入用玻璃、塑料或金属制成的比针短 7.5mm（3 分）的小针管内,一手将针尖端固定于耳穴上,另一手示指对准针尾弹击,使针尖迅速刺入耳穴,然后将针管去掉。

（2）针刺的方向与角度:针刺的方向是指进针时针尖的朝向;针刺角度是指进针时针身与皮肤表面所形成的夹角。临床中,一般依据患者的病位和相应耳穴部位选择合适的针刺角度和方向,并根据针刺角度不同分为 3 种。

1）直刺法:针体与皮肤呈 90° 角左右,垂直刺入皮肤,适用于大多数耳穴。

2）斜刺法：针体与皮肤呈 45° 角左右，倾斜刺入皮肤，适用于暴露不充分的耳穴或用于加强刺激延长进针深度。

3）平刺法：针体与皮肤呈 15° 角左右，横向刺入皮肤，适用于范围相对较大的部位的耳穴，如耳垂和耳背部的耳穴。

（3）针刺深度：根据耳穴所在位置灵活掌握，一般宜刺入 0.1~0.3cm，以不穿透对侧皮肤为度。

（4）操作

1）得气：又谓针感，是指毫针刺入耳穴后，患者耳穴局部有酸、痛、胀、热等感觉，少数患者还可出现不同方向的放射感。若不得气，应调整针刺的方向、深度和角度使其获得针感，以保证治疗效果。

2）捻转运针：针刺入耳穴后，用拇指与示指指腹持针柄做左右交替的小幅度捻转，捻转角度应小于 90°，根据病情可适当调整捻转刺激强度以确保疗效。

（5）疗程和适应证

1）疗程：常规每日 1 次或隔日 1 次，每次针刺可以双侧耳穴同时针刺，亦可两耳交替针刺，10 次为一个疗程，根据病情可休息 3~7 日，继续第二个疗程。

2）适应证：耳穴毫针法的适应证广泛，大部分疾病均可应用，包括内科、妇科、外科等疼痛性、顽固性及慢性疾病。

（6）留针和出针

1）留针时间：一般宜留针 15~30 分钟，慢性病和疼痛性疾病的留针时间可适当延长，儿童和老人不宜长时间留针。

2）出针：一手托住耳郭针刺部位，另一手迅速将针拔出，并用无菌干棉球或棉签按压针孔，避免出血。

（二）耳穴毫针法操作注意事项

1. 注意事项

（1）饥饿、饱食、醉酒、大怒、大惊、过度疲劳、精神紧张者，不宜立即进行针刺。

（2）对紧张、疲劳、虚弱患者应采取卧位针刺，不宜强刺激，以防晕针。

（3）施术过程中，如需接触针体时，应当用消毒棉球作间隔物，术者手指不应直接接触针体。

（4）耳郭消毒需严格进行，谨防感染。因为耳郭的结构特殊，若施术部位发红、肿痛，应及时抗感染处理。

（5）耳郭部位有皮损时，不宜针刺。

（6）针刺时，刺激强度不宜过大，取穴不宜过多。

（7）妊娠期应慎用耳穴毫针法。

2. 禁忌

（1）凝血功能异常者，不应针刺。

（2）习惯性流产的妊娠患者禁用耳穴毫针法。

（3）脓肿、溃破、冻疮部位的耳穴禁用耳穴毫针法。

附：针刺异常情况及处理

1. 晕针

（1）症状：在针刺过程中，患者突然出现头晕目眩、面色苍白、心慌气短、倦怠乏力、恶心欲呕、身出冷汗，甚至晕厥的现象。

（2）原因：多见于初次接受治疗的患者，可因精神紧张、体质虚弱、过度劳累、饥饿或大汗之后出现晕针；患者体位不当，施术者手法过重，刺激太过，也会出现晕针。

（3）处理

1）轻度晕针的处理：立即停止针刺，将针全部起出，使患者平卧，头部稍低，注意通风和保暖，予饮温水或糖水，静卧片刻至症状消失。

2）重度晕针的处理：在给予上述处理措施的基础上，针刺人中、素髎、内关、足三里，或灸百会、气海、关元等穴，必要时配合其他急救措施，病情缓解后，适当休息。

（4）预防：对于初次接受针灸治疗和精神紧张者，应先做好解释工作。对初次就诊者，尽量采取卧位，取穴不宜过多，刺激切勿过重。对于饥饿、过度劳累者，应待其进食、体力恢复后再进行针刺。在行针时，术者要密切观察，若患者有晕针征兆，如面色变化、额角微见汗出、言语謇涩等，应立即点刺水沟穴，令其平卧，则可解除晕针于前兆之中。

2. 出血和皮下血肿

（1）症状：出针后，针刺局部出血或局部皮下血肿等。

（2）原因：刺伤血管所致。

（3）处理：出针时出血者，可用干棉球按压出血部位 10~20 秒，切忌揉动。若微量的皮下出血而出现局部小块青紫时，一般不必处理，可自行消退。若局部肿胀较重，青紫面积较大者，可先予冷敷以止血，24 小时后改予热敷，以促使局部瘀血消散吸收。

（4）预防：针刺时应避开血管，行针时避免手法过强穿透耳郭，并嘱患者不可随意改变体位。对于易于出血的耳穴，出针时立即用消毒干棉球按压针孔，切勿揉动。

二、耳穴电针法

耳穴电针法是指将毫针与脉冲电刺激相结合刺激耳穴，以达到预防和治疗疾病目的的一种方法（图 3-3、图 3-4）。

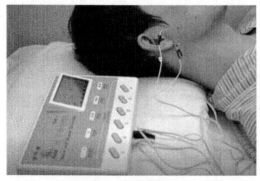

图 3-3 耳穴电针法（1）

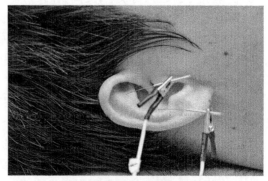

图 3-4 耳穴电针法（2）

（一）耳穴电针法操作

1. 耳穴电针法操作前准备工作

（1）准备电针仪：检查电源开关、输出电极线，并保证导电性能良好。若使用干电池的主机，要备好电池，并保证电量充足，以确保电针仪正常工作。

（2）选择针具

1）宜选择一次性无菌毫针，亦可选用高压蒸汽灭菌的毫针或药液浸泡消毒的毫针。

2）针具规格：耳郭皮肉浅薄，宜选择直径 0.26~0.32mm（30~33 号）、针身长度 13~25mm（0.5~1 寸）的毫针。

3）针具检查：为了进针操作顺利，避免意外事故的发生，在使用多次使用或一次性毫针进行针刺时，应对拟选用的毫针进行检查。检查时主要注意针尖是否端正无毛钩，针身是否光滑挺直无锈痕，针根是否牢固无剥蚀。如有针体弯曲、折痕、锈痕、针尖毛钩等现象，应剔除。在检查针尖时，可一手持消毒棉球，裹住针体下段，另一手拇、示指持针柄，将针尖在棉球中边捻转边提插，如有不滑利感或退出棉球时针尖上带有棉絮者，则说明针尖有毛钩，应剔除。在检查针体和针根时，使针尖向上，针柄在下，于阳光处仔细观察针体有无粗糙、弯曲、折痕、锈痕，上下是否匀称，以及针根有无剥蚀损伤及毛刺等，不合格毫针应及时剔除。在检查针柄的缠丝有无松动时，可一手执针柄，另一手紧捏针体，两手向相反方向用力拉送，或做相反方向的捻转，如有松动，立即剔除。

（3）选择体位：宜选择仰卧位或侧卧位。

（4）选穴消毒

1）选穴：依据病情辨证选择相关耳穴。按电流回路要求，单侧耳郭选穴应成对，以 1 对（2 个耳穴）为宜；如单取 1 穴，则将一根导线夹在耳穴毫针针柄处，另一根导线夹捏在取穴同侧的患者手中。

2）消毒：①治疗室消毒：治疗室所有物品，包括治疗床上用的床垫、枕巾、毛毯、垫席等应定期消毒，并保持室内空气流通，环境卫生整洁；②术者消毒：术者操作前应先用肥皂水将手洗刷干净，待干后再用 75% 乙醇棉球擦拭施术手指；③耳郭消毒：用 75% 乙醇棉球或 1% 医用碘伏棉签消毒耳郭。

（5）电针参数选择

1）波形：①连续波：多数脉冲电针仪输出的连续波的频率为 1~100Hz。连续波频率在 50~100Hz 为密波；连续波频率在 2~5Hz 为疏波。密波能降低神经应激功能，有镇静、止痛等功效。疏波可引起肌肉收缩，提高肌肉、韧带的张力，调节血管的舒缩功能，常用于治疗肌肉、韧带、肌腱损伤和神经系统疾病等。②疏密波：是疏波和密波自动交替出现的一种波形。该波形能克服单一波形易产生适应的缺点，能引起肌肉有节律地收缩，加强血液和淋巴循环，调节组织代谢，常用于针刺麻醉及扭挫伤、关节炎、神经性疼痛、面瘫、肌无力等疾病的治疗。③断续波：是有节律地时断时续自动出现的一种波形。能提高神经、肌肉组织的兴奋性，常用于治疗脑血管意外、乙型脑炎、小儿麻痹症等后遗症和一些周围神经病变引起的肌肉萎缩性疾病。

2）频率：不同频率的电针可引起不同的机体效应，不同频率的电针产生的镇痛作用也有所不同，故应根据疾病的性质和患者的耐受度选择不同的频率。

3）强度：以患者舒适和可耐受为度。

2. 耳穴电针法

（1）操作

1）针刺：宜选取同一耳郭的 1~3 对耳穴，术者一手固定所刺耳穴，另一手拇、示指持针，针尖对准耳穴，利用腕力和指力迅速将针尖刺入耳穴，以不刺透耳郭为度。针刺得气后连接电针仪。

2）电针仪开机前检查：检查电针仪的各输出旋钮或按键，调整到"0"位。

3）连接导线：将电极线插头插入相应的主机输出插孔，电极线输出端两极分别连接于毫针针柄。一般负极接主穴，正极接配穴，对不分正负极的电针仪，可将两根导线任意接在两个针柄上。

4）开机：在确保通电之后，打开电针仪电源开关。

5）波形、频率选择：调节对应输出旋钮或按键，选择治疗所需的波形、频率。

6）输出强度调节：调节对应输出旋钮或按键，逐级、缓慢增加输出强度，以患者可耐受为度，或根据使用说明书的规定，在许可的范围内调节强度。调节时，调节的幅度应小，以防止患者产生"电震"感。

7）术中调整：在电针治疗过程中，如需要对波形、频率进行调整，应首先把输出强度调至最小，然后再变换波形、频率。

8）关机：治疗完成后，应首先缓慢调节强度旋钮或按键，使输出强度调至"0"位，关闭电针仪电源开关，然后从针柄上取下电极线。

（2）疗程和适应证

1）疗程：常规每日 1 次或隔日 1 次，每次电针治疗可以同时取双侧耳穴，亦可两耳交替取穴，10 次为一个疗程，根据病情可休息 3~7 日，继续第二个疗程。

2）适应证：主要用于疼痛性病症和运动、神经系统疾病。

（3）通电时间和出针

1）通电时间：一般宜通电 10~20 分钟，慢性病和疼痛性疾病的通电时间可适当延长。

2）出针：在电极线从针柄上取下后，一手托住耳郭针刺部位，另一手迅速将针拔出，并用无菌干棉球或棉签按压针孔，避免出血。

（二）耳穴电针法操作注意事项

1. 注意事项

（1）使用电针治疗前，应和患者充分沟通。

（2）严格消毒，谨防感染。

（3）电针的刺激量应依据病情决定。一般选用中度刺激，顽固性疾病刺激量可适当加大，以患者能耐受为度。

（4）一对电极线的正负两极应连接在同侧耳穴上。同侧耳郭针刺 2 个以上耳穴时，应选位置较远的两穴配接正负电极线。通电时两毫针不能相触，注意分开以免短路。

（5）电针仪使用前各输出旋钮或按键一定要调至"0"位。调节输出强度时应循序渐进增加，切忌突然增强。

（6）孕妇、年老体弱者慎用。

2. 禁忌

（1）禁忌范围应参照电针仪使用说明书。

（2）耳郭皮肤破损处、安装心脏起搏器者，禁用耳穴电针法。

三、耳穴皮肤针法

耳穴皮肤针法是指应用皮肤针刺激耳穴，以达到预防和治疗疾病目的的一种方法。皮肤针由多支不锈钢短针集成一束，或均匀镶嵌在圆盘上形如莲蓬，固定在针柄的一端，形似小锤（图 3-5、图 3-6）。

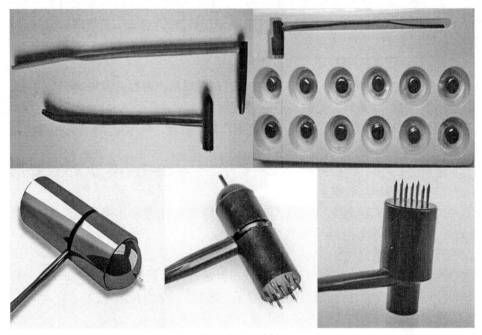

图 3-5　皮肤针

（一）耳穴皮肤针法操作

1. 耳穴皮肤针法操作前准备工作

（1）选择针具

1）皮肤针根据嵌短针的数目分为梅花针（5支短针）、七星针（7支短针）和罗汉针（18支短针）；根据针柄不同分为软柄皮肤针和硬柄皮肤针。根据病情需要和操作部位的不同，选择不同类型的皮肤针。

2）针具检查：应选择针身光滑、无锈蚀，针尖锐利（不宜太锐或太钝，呈松针形）、无倒钩，针柄牢固、无松动的皮肤针。检查针具时，可用干棉球轻触针尖，若针尖有钩曲或缺损，则棉絮易被带动，应更换。

（2）选择体位：卧位、坐位均可，以患者舒适、术者便于操作为佳。

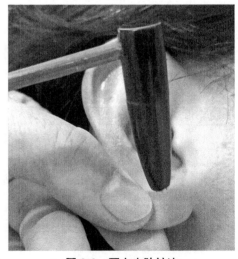

图 3-6　耳穴皮肤针法

（3）选穴消毒

1）选穴：根据病情辨证选择相应的耳穴或耳部阳性反应点。

2）消毒：①针具消毒：宜选择一次性皮肤针，反复使用的皮肤针应高压蒸汽灭菌；②治疗室消毒：治疗室所有物品，包括治疗床上用的床垫、枕巾、毛毯、垫席等应定期消毒，并保持室内空气流通，环境卫生整洁；③耳郭消毒：用 75% 乙醇棉球或 1% 医用碘伏棉签消毒耳郭；④术者消毒：术者操作前应用肥皂水清洗双手，再用 75% 乙醇棉球擦拭。

2. 耳穴皮肤针法

（1）持针姿势

1）软柄皮肤针：将针柄末端置于掌心，拇指居上，示指在下，拇指指腹与示指桡侧面夹持针柄，其余手指呈握拳状握住针柄末端。

2）硬柄皮肤针：用拇指和中指夹持针柄两侧，示指置于针柄中段的上面，环指和小指将针柄末端固定于大小鱼际之间。

（2）叩刺方法：针尖对准叩刺部位，灵活地运用腕力垂直叩刺，即将针尖垂直叩击在耳穴上，并立即弹起，如此反复进行。

（3）刺激强度

1）弱刺激：用较轻的腕力叩刺，局部皮肤略见潮红，患者稍有疼痛感。

2）中等刺激：叩刺的腕力介于弱、强刺激之间，局部皮肤明显潮红，微渗血，患者有疼痛感。

3）强刺激：用较重的腕力叩刺，局部皮肤明显潮红，可见出血，患者有明显疼痛感。

（4）施术后处理：叩刺后皮肤如有出血，需用消毒干棉球擦拭干净，保持清洁，以防感染。

（5）疗程和适应证

1）疗程：皮肤针治疗间隔时间根据病情需要而定。弱刺激和中等刺激治疗时，可每日 1 次或每日 2 次；强刺激治疗时，可每日 1 次或隔日 1 次，疗程可根据病情灵活掌握。

2）适应证：耳穴皮肤针法可用于多种病症，多用于皮肤病如痤疮、酒渣鼻、扁平疣、黄褐斑、白癜风、皮肤瘙痒症等，也可用于治疗高血压、中风后遗症，以及周围神经病变如面神经麻痹、股外侧皮神经炎等神经系统疾病。

（二）耳穴皮肤针法操作注意事项

1. 注意事项

（1）针尖应直上直下，保持与皮肤垂直叩刺，用力均匀，避免斜刺或钩挑，以减轻疼痛。

（2）初次接受治疗或有晕针史者应采取卧位，以预防晕针。

（3）精神紧张、大汗后、劳累后或饥饿时不宜运用本疗法。

（4）皮肤局部有感染、溃疡、创伤、瘢痕时不宜运用本疗法。

（5）治疗前患者先自行按摩双耳数分钟，使耳郭呈充血状态。

（6）术者勿接触患者所流出的血液。治疗过程中出血较多时，患者要适当休息后才能离开。

2. 禁忌

（1）急性传染性疾病患者禁用此法。

（2）凝血功能障碍性疾病患者禁用此法。

四、耳穴埋针法

耳穴埋针法是指应用皮内针（特制的小型针具刺入并固定于耳穴中）刺激耳穴，以达到预防和治疗疾病目的的一种方法。因埋针法可以长时间留针于皮下，产生持续刺激作用，又称"皮内针法"（图3-7、图3-8）。

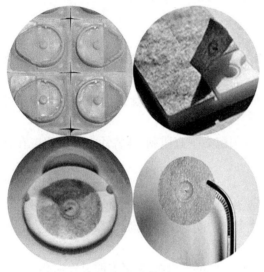

图3-7 皮内针

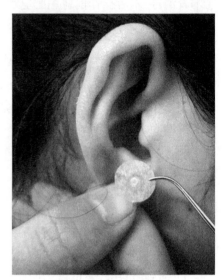

图3-8 耳穴埋针法

（一）耳穴埋针法操作

1. 耳穴埋针法操作前准备工作

（1）针具选择：皮内针是用不锈钢特制的小针，分为颗粒型（麦粒型）和揿钉型（图钉型）两种。颗粒型针身长约1cm，针柄形似麦粒或呈环形，针身与针柄成一直线；揿钉型针身长0.2~0.3cm，针柄呈环形，针身与针柄垂直。根据疾病和操作部位的不同选择合适的皮内针。针具要经常检查，注意针尖有无毛钩、针面是否整齐。

（2）体位选择：卧位、坐位均可，临床应根据病症选择患者舒适、术者便于操作的治疗体位。

（3）选穴消毒

1）选穴：根据病情辨证选择相应的耳穴或耳部阳性反应点。

2）消毒：①针具消毒：提倡使用一次性皮内针，反复使用的皮内针应高压蒸汽灭菌；②耳郭消毒：用75%乙醇棉球或1%医用碘伏棉签消毒耳郭；③术者消毒：术者操作前应用肥皂水清洗双手，再用75%乙醇棉球擦拭；④治疗室消毒：治疗室所有物品，包括治疗床上用的床垫、枕巾、毛毯、垫席等应定期消毒，并保持室内空气流通，环境清洁卫生，避免污染。

2. 耳穴埋针法

（1）进针

1）颗粒型皮内针：一手拇指、示指固定耳郭部耳穴，同时中指托起所刺的耳穴部位，另一手持镊子或止血钳夹持针尾平行刺入耳穴皮内。

2）揿钉型皮内针：一手拇指、示指和中指固定耳郭部耳穴皮肤，另一手持镊子或止血钳夹持针尾按压直刺入耳穴皮内。

（2）固定

1）颗粒型皮内针：颗粒型皮内针平行刺入耳穴皮内后，宜先在针尾下垫一橡皮膏，然后用脱敏胶布从针尾沿针身向刺入的方向覆盖、粘贴固定。

2）揿钉型皮内针：揿钉型皮内针按压直刺进入耳穴皮内后，宜用脱敏胶布覆盖针尾、粘贴固定。

3）固定后治疗刺激：嘱患者每日按压埋针部位 3~4 次，每次约 1 分钟，以患者能耐受为宜，两次间隔约 4 小时。

（3）出针：一手固定埋针部位两侧皮肤，另一手取下胶布，然后持镊子夹持针尾，将针取出。

（4）施术后处理：应用消毒干棉签按压针孔，埋针局部应严格消毒以防感染。

（5）疗程和适应证

1）疗程：一般埋针以患侧单耳为主，必要时可双耳埋针。埋针时间宜 1~3 日，可根据气候、温度、湿度不同，适当调整；同一埋针部位出针 3 日后可再次行埋针治疗。

2）适应证：此法适用于慢性顽固性疾病，以及反复发作的疼痛性疾病，如高血压、神经衰弱、三叉神经痛、偏头痛、面肌痉挛、眼睑瞤动、哮喘、胃脘痛、胆绞痛、关节痛、扭挫伤、月经不调、痛经、遗尿等病证。

（二）耳穴埋针法操作注意事项

1. 注意事项

（1）初次接受治疗的患者，应首先消除其紧张情绪。

（2）老人、儿童、孕妇、体弱者宜选取卧位。

（3）湿热天气，耳穴埋针时间不宜过长，以 1~2 日为宜。

（4）埋针部位持续疼痛时，应调整针的深度、方向，调整后仍疼痛者应出针。

（5）埋针期间耳郭局部发生感染应立即出针，并进行相应处理。

2. 禁忌

（1）耳郭红肿、局部有皮损的部位禁用此法。

（2）耳郭埋针局部有瘢痕者禁用此法。

（3）血小板减少性紫癜患者禁用此法。

（4）金属过敏者禁用此法。

第二节　耳穴贴法

耳穴贴法是指使用一定的贴膏和丸状物（硬而光滑的药物种子、磁珠或药丸等）贴于耳郭刺激耳穴，以达到预防和治疗疾病目的的一类方法，又称耳穴贴压法，包括药籽贴耳法、耳穴贴磁法、耳穴贴药丸法、耳穴贴膏法等。

一、药籽贴耳法

药籽贴耳法又称耳穴压丸法、压豆法、压籽法，是在耳穴表面贴敷圆形小颗粒状物体刺激耳穴，以达到预防和治疗疾病目的的一种方法（图 3-9）。本疗法操作简单，安全无副作用，不易感染,是临床耳穴治疗最常用的方法之一。

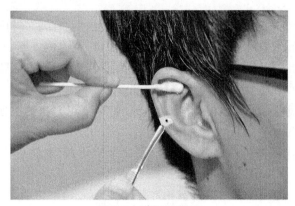

图 3-9 药籽贴耳法

(一)药籽贴耳法操作

1. 药籽贴耳法操作前准备工作

(1)材料准备:药籽贴耳法选材较方便,常用材料有小米、白芥子、莱菔子、王不留行等,临床以王不留行最佳(图 3-10)。

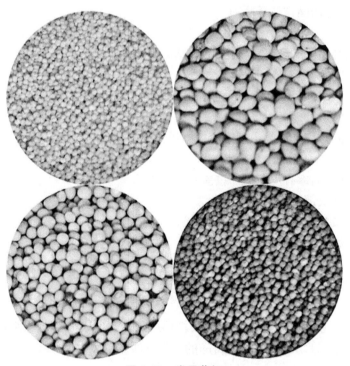

图 3-10 常用药籽

(2)贴片制备:将医用胶布剪成约 0.6cm×0.6cm 大小,上置药籽,制成耳穴压丸贴片,压丸直径约 0.2cm,应清洗消毒。

(3)体位:宜选择患者舒适、术者便于操作的治疗体位,一般多采取坐位。

（4）选穴消毒

1）选穴：根据病情辨证选择相应的耳穴或耳部阳性反应点。

2）消毒：①药籽消毒：应选择清洗消毒过的药物种子；②部位消毒：用75%乙醇棉球或1%医用碘伏棉签消毒耳郭施术部位；③术者消毒：术者操作前应用肥皂水清洗双手，再用75%乙醇棉球擦拭；④环境要求：应注意环境清洁卫生，避免污染。

2. 药籽贴耳法

（1）贴敷与按揉：常规消毒后，术者一手固定耳郭，另一手用镊子夹取药籽贴片，粘贴于耳穴或耳部阳性反应点处。贴敷完成后，嘱患者用拇指和示指分别置于耳郭的两面，相对用力按压耳穴上的药籽贴片，使其产生酸、胀、热、微痛等感觉。每日按压3~5次，每次按压约2分钟。

（2）疗程和适应证

1）疗程：每次贴压可在耳穴上留置2~4日，初诊、痛症患者可留置3~4日后更换贴压穴位；病情已好转为巩固疗效者，可在耳穴上多留置1~2日后更换。10次为一个疗程，疗程间可休息3~5日继续下一个疗程。

2）适应证：药籽贴耳法适应证广泛，可用于紧张性头痛、中风后遗症、失眠、变应性鼻炎、哮喘、胃肠功能紊乱、胆石症等多种慢性疾病。

（二）药籽贴耳法操作注意事项

1. 严格消毒，防止感染。耳压丸应精选消毒后使用。

2. 埋压期间，适度按压，切勿揉搓，以免搓破皮肤造成耳穴感染。

3. 耳郭有皮损、冻疮、炎症时不宜贴压。

4. 防止胶布潮湿，致贴敷张力降低或皮肤感染。

5. 对普通胶布过敏者，应立即取下胶布和贴压物，可改用脱敏胶布。

6. 若天气炎热或湿热，贴压留置时间不宜过长，以1~2日为宜。

7. 孕妇操作时宜谨慎，手法宜轻，有习惯性流产史的孕妇慎用。

二、耳穴贴磁法

耳穴贴磁法又称耳穴磁疗法，是运用磁场作用刺激耳穴，以达到预防和治疗疾病目的的一种方法（图3-11、图3-12）。这种治疗方法具有镇痛、消炎、止痒、催眠和调整自主神经功能等作用。

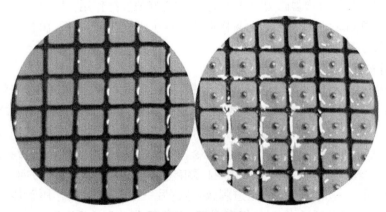

图 3-11　耳磁疗贴

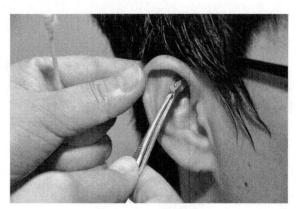

图 3-12 耳穴贴磁法

（一）耳穴贴磁法操作

1. 耳穴贴磁法操作前准备工作

（1）选择器具

1）磁珠规格：一般选用直径为 1.6mm 的磁珠，由锶、钡烧灼而成，每粒含磁量≥10.0MT（100GS）。使用前先粘贴于肤色氧化锌胶布备用。

2）磁片规格：也可选用直径为 3~5mm 的磁片。

3）器具检查：应选择光滑、无锈蚀的磁珠。

（2）选择体位：应选择患者舒适、术者便于操作的治疗体位，临床多采取坐位。

（3）选穴消毒

1）选穴：根据病情辨证选择相应的耳穴或耳部阳性反应点。

2）消毒：①器具消毒：宜选择一次性磁贴；若反复使用，应选择消毒过的磁珠、磁片制作磁贴；②耳郭消毒：用 75% 乙醇棉球或 1% 医用碘伏棉签消毒耳郭施术部位；③术者消毒：术者操作前应用肥皂水清洗双手，再用 75% 乙醇棉球擦拭；④环境要求：应注意环境清洁卫生，避免污染。

2. 耳穴贴磁法

（1）操作：常规消毒后，术者用镊子或止血钳从侧面将磁疗贴从压珠板上取下，准确地用胶布粘贴于耳穴处，通过适度的按、压、揉、捏，使局部产生酸、麻、胀、痛或灼热感。也可用磁片在耳穴前后对贴，可增强磁力穿透穴位，以便更好地发挥作用。

（2）疗程：单侧取穴，两耳交替。每次取穴 2~3 个，每次贴 2~4 日，10 次为一个疗程。休息 3~7 日，继续下一个疗程。

（3）作用和适应证

1）磁珠的作用：我国是最早使用磁石治病的国家之一，《神农本草经》有记载磁石"味辛，寒。主治周痹，风湿"的文字。古代有人将磁石投入井中，称之为"药井"，井水称之为"镇惊水"或"送子汤"。汉末医书《名医别录》中有关于磁石"养肾脏，强骨气，益精除烦，通关节，消痈肿鼠瘘，颈核喉痛，小儿惊痫，炼水饮之。亦令人有子"的记载。现代研究表明，磁场对生物机体的活动及生理、生化过程有一定的影响，影响程度与磁场强度、磁场方向、磁场类型及作用时间关系密切。一方面，磁珠的压迫刺激耳穴；另一方面，静磁场作用于耳穴或阳性反应点，通过经络感传，以疏通经络，运行气血，调整脏腑，达到治疗全身疾病的目的。

2）耳穴贴磁法适应证：耳穴贴磁法具有消炎、镇静、镇痛、消肿、降压及调整自主神经功能的作用，用于治疗失眠、焦虑、血管性头痛、认知障碍、痛经、颈肩腰腿痛、中风后抑郁、吞咽障碍、高血压、胃肠功能紊乱等病症。

（二）耳穴贴磁法操作注意事项

1. 严格消毒，防止感染。

2. 选取穴位和磁珠数量不宜过多，磁体不宜过大。

3. 在相对贴敷时，应使两个磁体异名极相对贴敷于耳穴。

4. 治疗时如有不良反应，应立即停止治疗。

5. 对普通胶布过敏者，可改用脱敏胶布。

6. 孕妇慎用。

三、耳穴贴药丸法

耳穴贴药丸法是使用复方王不留行药丸制成压丸，进行耳穴贴压刺激耳穴，以达到预防和治疗疾病目的的一种方法（图3-13、图3-14）。该方法的特点是在耳穴压丸法的基础上，加入中药组方的作用，对于某些特定疾病有较好的疗效。

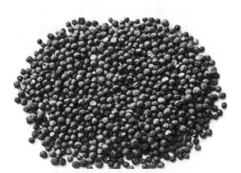

图3-13 复方王不留行药丸

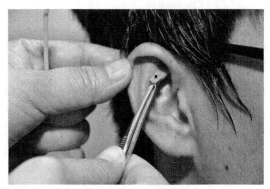

图3-14 耳穴贴药丸法

（一）耳穴贴药丸法操作

1. 耳穴贴药丸法操作前准备工作

（1）复方王不留行药丸的制备

1）高血压方：夏枯草、牛膝各30g，生龙骨、生牡蛎、代赭石各45g，天麻、冰片各10g，王不留行1 000g。将夏枯草、牛膝、生龙骨、生牡蛎、代赭石、天麻水煎2次，滤液浓缩至1 200ml，将王不留行放入药液中浸泡，24小时后取出阴干（不可暴晒），与用酒精溶化的冰片进行搅拌，使之均匀地粘附于王不留行表面，置密闭容器内备用。

2）近视方：王不留行1 000g，石菖蒲、附子各30g，冰片、樟脑各3g。将配方中的附子、石菖蒲水煎2次，去渣留汁约1 000ml，将王不留行放入药液中浸泡，24小时后取出阴干。同时将冰片、樟脑放入95%乙醇50ml内溶化，倒入王不留行中搅拌，使其均匀地粘附于王不留行药丸上，装入密封的容器内备用。

3）小儿咳嗽方：麻黄15g，杏仁、黄芩、桑白皮、半夏各30g，冰片、樟脑各30g，王不留行1 000g。将配方中的麻黄、杏仁、黄芩、桑白皮、半夏水煎2次，滤汁约1 000ml，将王不留行放入药液中浸泡,24小时取出阴干,再将事先用95%乙醇溶化的冰片、樟脑倒入搅拌,使其均匀粘附于王不留行表面,装入瓶中备用。

（2）耳穴药丸贴片的制备:将医用胶布剪成约0.6cm×0.6cm大小,上置药丸制成耳穴药丸贴片,药丸直径约0.2cm。

（3）选择体位:应选择患者舒适、术者便于操作的治疗体位。

（4）选穴消毒

1）选穴:根据病情辨证选择相应的耳穴或耳部阳性反应点。

2）消毒:①器具消毒:应选择消毒过的器具操作,并选择备好的一次性耳穴药丸贴片;②耳郭消毒:用75%乙醇棉球或1%医用碘伏棉签消毒耳郭施术部位;③术者消毒:术者操作前应用肥皂水清洗双手,再用75%乙醇棉球擦拭;④环境要求:应注意环境清洁卫生,避免污染。

2. 耳穴贴药丸法

（1）操作:常规消毒后,术者用镊子或止血钳夹取事先制备好的药丸贴片,贴敷于相应的耳穴或阳性反应点处,并轻轻按压,以患者有微痛感为度。每次一侧,两耳交替进行,根据病情亦可两耳同时贴敷。

（2）疗程和适应证

1）近视方:每周2~3次,10次为一个疗程,每3次复查一次视力。本方针对近视"阳气不足"的病因选用附子以补助阳气,并选用具有"通窍"作用的冰片、樟脑、石菖蒲,煎取药液对王不留行进行加工炮制,通过皮肤对药物的吸收,发挥开窍明目的作用,对于假性近视有显著疗效,对于真性近视和高度近视也有一定作用。

2）高血压方:每周2~3次,10次为一个疗程。本方中夏枯草清肝潜阳,天麻、生龙骨、生牡蛎、代赭石有平肝潜阳之效,牛膝既能滋肾养阴,又能引血下行,诸药合用,可在冰片开窍和促进皮肤吸收的作用下,发挥镇肝潜阳、滋阴补肾、镇静降压的作用,对于肝阳上亢、阴虚阳亢型高血压患者有显著疗效。

3）小儿咳嗽方:2~3日一次,6次为一个疗程。本方中麻黄有发汗平喘之效,杏仁善于止咳平喘,黄芩、桑白皮有泻肺清热、平喘之效,半夏以燥湿祛痰见长,诸药合用共奏止咳、化痰、平喘之功效,冰片、樟脑有促进皮肤黏膜吸收的作用,有助于药物从穴位皮肤渗透,从而发挥治疗作用。此法简单易行,无痛苦,适用于3岁以内咳嗽患儿。

（二）耳穴贴药丸法操作注意事项

1. 防止胶布潮湿和污染,避免贴压物贴敷张力低和皮肤感染。

2. 夏季炎热多汗,贴压时间不宜过长。

3. 耳郭有冻疮、炎症时不宜贴压。

4. 贴压后疼痛较甚时,一般只需稍放松局部胶布或移动位置即可。

5. 孕妇贴压时,宜用轻刺激手法。对习惯性流产者,尤应慎用。

6. 一次选取耳穴不宜过多,一般以3~6个为宜。

7. 贴压后患者自行按压时,切勿揉搓,以免搓破皮肤造成感染。

8. 对普通胶布过敏者,应立即取下胶布和贴压物,可改用脱敏胶布。

9. 有中药过敏史者慎用或禁用。

四、耳穴贴膏法

耳穴贴膏法是指用具有一定刺激性的橡皮膏贴于耳穴,借助橡皮膏中所含药物向耳穴中渗透,发挥持续的刺激作用,以达到预防和治疗疾病目的的一种方法(图 3-15)。该法通过不同药物的持续性刺激作用,可产生舒筋活络、行气活血、祛风除湿、镇静安神、化瘀镇痛等功效,适用于头面五官、内脏疼痛和四肢关节、肌肉疼痛等病症。

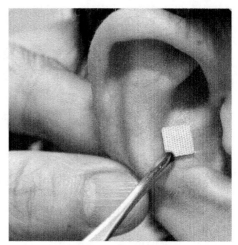

图 3-15　耳穴贴膏法

(一)耳穴贴膏法操作

1. 耳穴贴膏法操作前准备工作

(1)橡皮膏种类

1)消炎止痛膏:是临床最常用的一种贴膏,任何患者均可应用。

2)香桂活血膏:芳香味强,能疏通经络,行气活血,散寒祛湿,适用于关节痛、腰腿痛、风湿等病症。

3)活血镇痛膏:含刺激性药物,渗透力强,能行气活血,通络止痛,适用于心血管、脑血管疾病。

4)伤湿止痛膏:含刺激性药物,渗透力强,能祛湿通络止痛,适用于风湿性关节炎、类风湿关节炎等病症。

5)关节止痛膏:含刺激性药物,渗透力强,能通经活络止痛,适用于各种关节炎,以及颈椎、胸椎、腰椎及四肢关节疼痛。

6)高血压降压膏:含刺激性药物,渗透力强,能疏肝潜阳降压,多贴敷于降压沟等部位,适用于高血压患者。

(2)选择体位:应选择患者舒适、术者便于操作的治疗体位,临床多采取坐位。

(3)选穴消毒

1)选穴:根据病情选择相应的耳穴或耳部阳性反应点。

2)消毒:①器具消毒:应选择消毒过的器具操作,并选择备好的一次性耳穴贴膏;②耳郭消毒:用 75% 乙醇棉球或 1% 医用碘伏棉签消毒耳郭施术部位;③术者消毒:术者操作前应用肥皂水清洗双手,再用 75% 乙醇棉球擦拭;④环境要求:应注意环境清洁卫生,避免污染。

2. 耳穴贴膏法

(1)操作:常规消毒后,将药用橡皮膏剪成 0.6cm×0.6cm 的方块,贴敷在选好的耳穴上,两侧耳穴交替贴敷,可以先按揉再贴膏,也可先贴膏后按揉。

(2)疗程和适应证

1)疗程:1~3 日更换一次,8~10 次为一个疗程,每个疗程间相隔 5~7 日。

2)适应证:本疗法因选择膏药的不同,可适用于鼻炎、副鼻窦炎、咽喉炎、气管炎、胃痛、头痛、哮喘、冠心病、腰腿痛、四肢关节痛、高血压等。

（二）耳穴贴膏法操作注意事项

1. 孕妇及小儿忌用刺激性较大的药膏,孕妇慎用具有活血作用的药膏。
2. 贴膏前要注意耳穴区清洁,穴位皮肤破损者不宜贴膏。
3. 根据橡皮膏的作用,在所适应的范围内应用。
4. 贴敷橡皮膏后,尽量避免汗液浸润及水浸。
5. 不宜选用存放太久的橡皮膏,若出厂存放超过半年则疗效明显下降。

第三节　耳　穴　灸　法

耳穴灸法是使用一定的灸材,点燃后悬置或放置在耳穴上,利用灸火的热力及灸材的药物作用刺激耳穴,以达到预防和治疗疾病目的的一种方法。

一、常用灸耳法

1. 艾灸
（1）艾炷灸:是将艾绒通过手工或器具制作成小圆锥形,在耳穴上施灸的一种方法。
（2）艾条灸:是将艾绒卷成圆柱形长条,在耳穴上施灸的一种方法(图 3-16)。

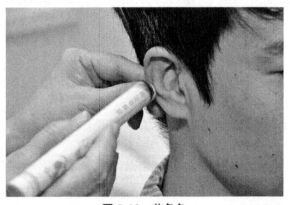

图 3-16　艾条灸

（3）温针灸:耳穴毫针法留针时,在针柄上安置艾绒(艾团或艾条段)施灸,是耳穴刺法与灸法相结合的一种方法。

2. 苇管器灸　是将成熟的苇管粗细两节套制成苇管器,把艾绒或其他中药置于苇管器之上施灸的一种方法。

3. 灯心草灸　是将灯心草作为灸材,快速点灸耳穴的一种方法。

4. 线香灸　是将线香作为灸材,利用香火对耳穴施灸的一种方法(图 3-17)。此法是由古代的桑枝灸耳法演变而来的。

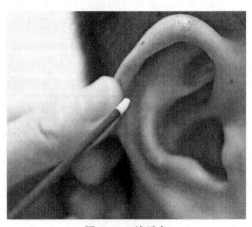

图 3-17　线香灸

5. 药线点灸　是将麻线浸泡在由麝香等药物配制而成的药酒中,制作成药线,将药线点燃后直接对准耳穴施灸的一种方法。

二、耳穴艾灸法

(一)耳穴艾灸法操作

1. 耳穴艾灸法操作前准备工作

(1)选择灸材及针具

1)艾绒应选择优质、无霉变、不潮湿的清艾绒。

2)艾条应选择优质、无霉变、不潮湿、包装完好的清艾条或陈艾条。

3)灯心草应选择优质、无霉变、不潮湿、完好者。

4)线香应选择长短合适、有弹性、不易折断者。

5)温针灸针具的选择:①宜选择一次性无菌毫针,亦可选用高压蒸汽灭菌的毫针或药液浸泡消毒的毫针;②针具规格:耳郭皮肉浅薄,宜选择直径 0.26~0.32mm(30~33 号)、针身长度 13~25mm(0.5~1 寸)的毫针。

6)药线应选择浸泡时间较长、长度适宜、完好无缺损者。

(2)制备灸具及辅助工具

1)苇管器:将长为 4cm、管口直径为 0.8~1cm 的粗段苇管切成下鸭嘴形,在其上放薄铝片,以防艾火烧坏苇管;再将长为 3cm、管口直径为 0.6~0.8cm 的细段苇管与粗段苇管套接,制成苇管器。接口处需用胶布固定,插入耳孔端需用胶布封闭。

2)辅助工具:准备好火柴或打火机、线香等点火工具,以及治疗盘、弯盘、镊子、灭火器等。

(3)选择体位

1)临床多选择坐位或仰卧位。

2)年老体弱、精神紧张者宜选择卧位。

(4)选穴消毒

1)选穴:依据病情辨证选择相关耳穴。

2)消毒:①治疗室消毒:包括治疗床上用的床垫、枕巾、毛毯、垫席等物品的消毒,提倡采用一人一用消毒垫布、垫纸、枕巾,治疗室也应定期消毒,保持空气流通,环境卫生整洁;②术者消毒:术者操作前应用肥皂水清洗双手,待干后再用 75% 乙醇棉球擦拭施术手指;③耳郭消毒:用 75% 乙醇棉球或 1% 碘伏棉球或棉签擦拭耳郭。

2. 耳穴艾灸法

(1)操作

1)艾炷灸:将清水或大蒜汁涂抹在选好的耳穴上,将小艾炷粘在耳穴上,用线香点燃艾炷施灸,皮肤感到灼热即换第二炷。一炷即为一壮,每次灸 1~3 穴,每穴灸 3~5 壮。

2)艾条灸:①艾条温和灸:一手持艾条,将点燃的一端对准施灸耳穴,距皮肤 2~3cm,固定不动,以施灸处皮肤有温热感并出现红润为度,每次灸 1~3 穴,每穴灸 3~5 分钟;②艾条雀啄灸:一手持艾条,将点燃端悬置于距施灸耳穴皮肤 2~3cm 处,对准耳穴,上下移动,如鸟雀啄食样,一起一落,忽远忽近,以灸处皮肤有温热感和出现红润为度,每次灸 1~3 穴,每穴灸3~5 分钟;③艾条回旋灸:将艾条点燃端悬置于距施灸耳穴皮肤 2~3cm 处,平行往复回旋熏灸,以皮肤有温热感并出现潮红为度,每次灸 3~5 分钟。

3)温针灸:在选定的耳穴上针刺,毫针刺入耳穴得气后,在留针过程中将 1~2g 艾绒包裹于毫针针柄及针尾端捏紧成团状,或将长为 1~3cm 的艾条段直接插在针柄上,点燃施灸,待艾绒或艾条燃尽无热度后去除灰烬。艾灸结束,将针取出。

4)苇管器灸:将花生米粒大小的一撮艾绒或药粉放入苇管器内,用线香点燃后,手持苇管器插入耳孔内施灸,以耳孔感到温热为宜,每次灸 3~5 壮。

5)灯心草灸:将长约 1cm 的灯心草浸蘸香油,并用镊子夹取点燃一端,对准耳穴迅速点灸,当听到"啪"的一声立即躲闪开,此为 1 壮,常灸 3~5 壮。

6)线香灸:将线香点燃端对准选好的耳穴施灸,香火距离耳穴皮肤约 1cm,以局部皮肤有温热感为度,每次灸 1~3 穴,每穴灸 3~5 分钟。

7)药线点灸:术者用拇指与示指夹持药线的一端,点燃另一端,待线头成红炭火珠时,对准耳穴,另一手拇指指尖稳而敏捷地将线头点按于耳穴上,按下火灭,即为 1 壮,此时耳穴灸处有轻微的灼热感。若患者不接受直接点灸,亦可将药线点燃端悬置于距耳穴皮肤约 1mm 处,进行熏灸。应用此法时应注意掌握火候,线头点燃端需成红炭火珠时,才可进行穴位的点按,切不可用火苗进行点按;病重、体强、耐受力强者可用旺火点灸,病轻、耐受力差、体弱者,以及小儿宜用弱火点灸。灸后局部会有轻微灼热感或辣、痒感,直接点灸者,灸后皮肤会出现轻微损伤,该皮损可以起到持续刺激的作用,但需嘱患者切不可抓挠,谨防感染。此法常配合特定体穴点灸,可起到协同治疗的作用,能提高疗效。

(2)疗程和适应证

1)疗程:常规每日 1 次或隔日 1 次,每次治疗可以双耳同时选穴亦可两耳交替,10 次为一个疗程,根据病情可休息 3~7 日,继续下一个疗程。

2)适应证:主要用于痛症、寒证、虚证等。艾条雀啄灸适用于小儿及耳部感觉迟钝者;艾条回旋灸适用于耳部湿疹和耳软骨炎等;苇管器灸适用于面瘫和耳郭痛等;灯心草灸适用于面瘫、腮腺炎、结膜炎、带状疱疹等;线香灸适用于腰腿痛、落枕、肩关节周围炎等;药线点灸适用于畏寒、发热、肿块、痿痹疼痛、麻木不仁、瘙痒等。

(二)耳穴艾灸法操作注意事项

1. 注意事项

(1)施灸时,灸至皮肤有温热感、出现潮红即可。注意不要烫伤皮肤,以免继发感染。如不慎灸出小水疱,可待其自行吸收消失。如有灼伤、烫伤,应立即涂抹烫伤膏。

(2)灸火应先小后大,灸量应先多后少,程度应先轻后重,让患者逐渐适应。

(3)患者在精神紧张、大汗后、劳累后或饥饿时不宜应用耳穴艾灸法。

(4)注意防止艾灰脱落或艾炷倾倒烫伤皮肤或燃烧头发、衣物。

(5)艾条灸毕后,应将剩下的艾条套入灭火器内或将燃烧端浸入水中,以彻底熄灭,防止复燃。

2. 禁忌

(1)中暑、高血压危象、肺结核晚期大量咯血等,禁用耳穴艾灸法。

(2)耳孔有破溃或湿疹者,禁用苇管器灸法。

(3)耳郭皮肤破溃者,严重心、肾疾病者及孕妇慎用耳穴艾灸法。

第四节　耳穴放血法

耳穴放血法是采用特定的器具在耳穴或耳郭脉络上进行针刺、点刺、划割放血,以达到预防和治疗疾病目的的一种方法(图 3-18、图 3-19)。耳穴放血法有祛瘀通络除邪的作用,临床多用于治疗瘀血阻络病证。

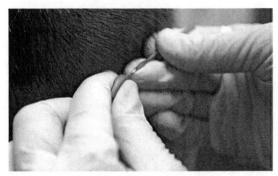

图 3-18　耳穴放血法(1)

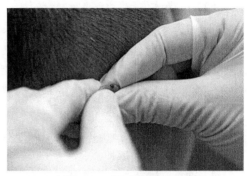

图 3-19　耳穴放血法(2)

一、常用耳穴放血法

(一)耳穴针刺放血法

用粗毫针刺入耳穴络脉,快速出针后,立即挤压针孔出血的一种耳穴放血方法。

(二)耳穴点刺放血法

用三棱针、注射针头或采血针点刺耳穴络脉,使之出血的一种耳穴放血方法。

(三)耳穴划割放血法

用手术刀划割耳穴络脉,进行放血的一种耳穴放血方法。

二、耳穴刺络放血法

(一)耳穴刺络放血法操作

1. 耳穴刺络放血法操作前准备工作

(1)选择放血器具

1)毫针的选择:①宜选择一次性无菌粗毫针,亦可选用高压蒸汽灭菌或药液浸泡消毒的非一次性粗毫针;②针具规格:宜选择直径 0.38~0.45mm(26~28 号)、针身长度 13~25mm(0.5~1 寸)的粗毫针;③针具检查:为了放血操作的顺利进行,且避免意外事故的发生,应对拟选用的粗毫针进行检查。检查时应特别注意针尖是否端正、有无毛钩,针身是否光滑挺直、有无锈痕,针根是否牢固、有无剥蚀。如有针体弯曲、折痕、锈痕、针尖毛钩等现象,应剔除。具体检查方法可参照本章第一节"耳穴毫针法"针具检查的操作步骤。

2)三棱针的选择:①宜选择一次性无菌三棱针,或经高压蒸汽灭菌的三棱针;②针具规格:宜选择小号三棱针,规格为 1.6mm×65mm;③针具检查:为了避免意外事故的发生,在放血操作前,应仔细检查三棱针。检查时应特别注意三棱针的针身是否光滑、有无锈蚀,针尖是否锐利、有无倒钩。

3）注射针头的选择：①应选择一次性无菌注射针头；②规格：宜选择注射针头规格为0.45~0.5mm（针管标称外径）。

4）采血针的选择：应选择一次性无菌采血针。

5）手术刀的选择：①宜选用一次性无菌手术刀刀片，或经高压蒸汽灭菌或药液浸泡消毒的手术刀柄和手术刀片；②规格：宜选择型号为3号、全长为12.5cm的小号手术刀柄，以及型号为11号的小型手术刀片。

（2）选择体位

1）为方便耳穴的刺络放血，临床多采取坐位。

2）年老体弱、精神紧张者应选择卧位。

（3）耳郭按摩：为顺利完成耳穴的刺络放血，术者应先对拟放血的耳郭进行揉搓按摩，使之充血。对于需要特殊放血的耳穴应着重按摩使放血部位充分充血。

（4）选穴消毒

1）选穴：依据病情辨证选择相关耳穴；亦可依据症状选定穴区后，用耳穴探测器探查阳性反应点，将其作为放血点。

2）消毒：①治疗室消毒：包括治疗床上用的床垫、枕巾、毛毯、垫席等物品的消毒，提倡采用一人一用消毒垫布、垫纸、枕巾，治疗室也应定期消毒，保持空气流通，环境卫生整洁；②器具消毒：提倡使用一次性耳穴放血器具，反复使用的放血器具应严格消毒；③术者消毒：耳穴放血操作前，术者应先用肥皂水将手洗刷干净，待干后再用75%乙醇棉球擦拭施术手指；④耳郭消毒：用75%乙醇棉球或1%碘伏棉球或棉签擦拭耳郭。

2. 耳穴刺络放血法

（1）操作方法的选择

1）耳轮上的耳穴放血时，宜用针刺放血法。

2）耳垂上的耳穴、面积较大的耳穴、耳尖等部位放血时，宜用点刺放血法。

3）耳背脉络、线条状耳穴、耳穴肺等放血时，宜用划割放血法。

（2）具体操作步骤

1）耳穴针刺放血法：左手拇、示指将卷曲的耳轮展平固定，运用捻入法、速刺法或管针法等将粗毫针直刺入耳穴，刺入深度0.1~0.2cm，捻转运针使之得气，得气后迅速出针，立即用双手挤压针孔处，使其出血，出血数滴后用无菌干棉球或棉签按压止血，待止血后，用75%乙醇棉球或1%碘伏棉球或棉签擦拭耳穴处，再次严格消毒。

2）耳穴点刺放血法：①单点点刺法：左手固定耳郭，右手持三棱针、注射针头或采血针，拇、示两指捏住针柄，中指指腹抵住针身上端，露出少许针尖，以控制针刺深浅度，避免针刺过深。对准耳穴迅速刺入0.1~0.2cm，随即将针退出。轻轻挤捏针孔周围，使之出血，然后用无菌干棉球或棉签按压针孔。待止血后，用75%乙醇棉球或1%碘伏棉球或棉签擦拭耳穴处，再次进行消毒。②多点点刺法：是一种散刺手法。操作时以左手固定耳郭，示指或中指顶起刺血部位，右手持三棱针、注射针头、采血针等对准耳穴穴区（如肺、面颊、额等）点刺6~10次，点刺时以手腕弹力，准确控制力度、点刺深度，刺破表皮使血渗出即可。不能自然出血者，轻轻挤捏穴区四周，使之适量出血。再以无菌干棉球或棉签擦拭穴区处。待止血后，用75%乙醇棉球或1%碘伏棉球或棉签擦拭耳穴处，再次进行严格消毒。

3）耳穴划割放血法：以左手固定耳郭，右手持装有无菌小刀片的手术刀刀柄，使刀片尖端于耳穴处,施行轻力划割,一般切口深度约为 0.5mm、长度约为 5mm,溢出小血珠即可。若划割肺穴,可在肺区的上下(即心穴上方和下方)各划割一弧线,长约 5mm;若划割内生殖器、颊、肝、耳中等穴,只划割一刀即可,长约 5mm;若切割耳背静脉,则选取一条较明显的静脉,刀片垂直血管走向切开。放血数滴后,用无菌干棉球按压止血,并将棉球用胶布固定于划割处,以防污染。待划割处结痂后,再将胶布和棉球取下,再次进行严格消毒。

(3)放血量:一般少量为 3~5 滴,中量为 6~8 滴,多量为 10 滴以上,根据病情需要最多可放血 1~2ml。放血量的多少应依据病情及患者的身体情况综合考虑。

(4)施术后处理:将蘸有患者血液的棉球或棉签做无害化处理。大量放血时,可用敞口器皿盛接,所出血液也应做无害化处理。

(5)疗程和适应证

1)疗程:①耳穴针刺放血法与耳穴点刺放血法疗程:常规每日 1 次或隔日 1 次,急性病患者可每日 2 次,慢性病可每周 2~3 次,每次放血可双侧耳穴同时进行,亦可两耳交替进行。5~7 次为一个疗程,中病即止,最多 1 个疗程。②耳穴划割放血法疗程:一般每 4 日划割 1 次,每次选取一侧耳穴进行放血,两耳可轮流交替施治。4 次为一个疗程,休息半个月后,再进行下一个疗程。

2)适应证:耳穴刺络放血法可用于实证、热证及瘀血阻络所致的多种病证。①耳轮各穴放血:有消炎、退热、止痛作用,常用于治疗头面五官炎症,如扁桃体炎、咽喉炎,以及发热、高血压等;②耳尖放血:有退热、消炎、镇静、止痛作用,对肝硬化引起的昏迷有一定的缓解作用,常用于治疗急性结膜炎、高热惊厥、高血压、肝昏迷等;③结节放血:有平肝潜阳、消炎止痛作用,常用于治疗高血压、眩晕、慢性肝炎、迁延性肝炎、肝昏迷等;④屏尖放血:有退热、消炎、镇静、止痛作用,常用于配合治疗慢性炎症;⑤耳背沟放血:有清泻肝火和降血压作用,用于治疗高血压等;⑥耳背放血:有消炎、消肿、止痛、止痒作用,常用于治疗皮肤病,也用于治疗咽喉部急性炎症、急性结膜炎等。

(二)耳穴刺络放血法操作注意事项

1. 注意事项

(1)严格消毒,防止感染。因耳郭的结构特殊,若施术部位发红、肿痛,应及时抗感染处理。

(2)刺血针具应做到一人一针,重复使用时应严格消毒,最好选用一次性器具。

(3)施术前充分按摩耳郭,可使血出顺利,能提高疗效。

(4)点刺放血要做到准、快、轻、浅,出血不宜太多。身体虚弱者,放血量及次数均不宜过多。

(5)操作过程中,应时刻注意患者血压、心率的变化,谨防晕针和晕血的发生。

(6)耳背静脉需多次放血者,应从静脉远心端开始切割。

(7)用三棱针或手术刀放血,深度要掌握好,不宜过深。

(8)术毕,用无菌干棉球按压片刻,但不可揉擦,否则易致皮下瘀血,术后尽量减少汗液及水湿污染伤口。

(9)出血较多时,患者宜适当休息后再离开。

(10)在耳穴刺络放血法操作过程中,术者勿接触患者血液。

2. 禁忌

(1) 孕妇、出血性疾病和凝血功能异常者、经期妇女、贫血者,禁用本法。

(2) 脓肿、溃破、冻疮、不明原因肿块部位的耳穴禁用本法。

第五节 耳穴按摩法

耳穴按摩法是指术者或患者本人用手指指腹或按摩器具(按摩棒、金属探棒、竹棒等)在耳郭不同部位进行点按、擦揉、提捏等按摩手法,使局部产生明显的酸、麻、痛、胀、热等感觉,甚或向病位传导,以达到预防、治疗疾病和保健目的的一种方法。

一、常用耳穴按摩法

(一) 按不同施术者分类

1. 患者自身耳郭按摩法 是指患者本人用手或按摩器具(按摩棒、金属探棒等)对整个耳郭或耳郭的某一部位进行按摩的一种方法,主要起到预防疾病和养生保健的作用。

2. 术者耳郭按摩法 是指术者依据患者病情辨证选穴后,用手指指腹或按摩器具(按摩棒、金属探棒、竹棒等)对患者耳郭的耳穴进行有针对性的按摩,以达到治疗疾病目的的一种方法。常用的手法有推、刮、按、摩、揉、搓、捏、点、压、切、掐等。

(二) 按不同施术工具分类

1. 手指指腹按摩法 是指用手指指腹对整个耳郭或耳郭某一部分、某一穴位实施点按、按揉、提捏等多种手法,使局部产生明显的酸、麻、痛、胀、热等感觉,甚或向病位传导,以达到预防、治疗疾病和保健养生目的的一种方法。

2. 按摩棒按摩法 用按摩棒对已选定的耳穴或部位进行点按、按揉,依据不同部位的需求分别选择按摩棒的大小头按摩,使局部产生酸、麻、痛、胀、热等感觉,以达到防病、治病、养生保健目的的一种方法。

3. 金属探棒按摩法 是指依据症状选定耳穴后,先用金属探棒探查阳性反应点作为按摩刺激点,再在该点上用金属探棒由轻到重点按,以局部发红、产生热感为度,进而达到治疗、预防疾病目的的一种方法(图 3-20)。

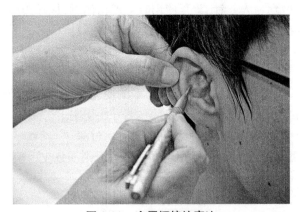

图 3-20 金属探棒按摩法

（三）按不同施术部位分类

1. **全耳按摩法** 是指用双手对整个耳郭进行全方位按摩的一种方法，多用于日常保健。

2. **耳穴分区按摩法** 是指依据患者的病情及身体情况，选定按摩区域（如三角窝、耳甲艇、耳屏等）进行小范围、有针对性的按摩，多用于预防及治疗相对应部位的疾病。

3. **耳穴穴位按摩法** 是指根据病情辨证选穴论治，先探查阳性反应点，后选定需按摩的特定耳穴，进行有针对性的治疗性按摩，多用于治疗疾病。

二、耳穴手指按摩法

（一）耳穴手指按摩法操作

1. 耳穴手指按摩法操作前准备工作

（1）选择体位

1）一般选择患者舒适，术者便于操作的体位。

2）年老体弱、精神紧张者选择卧位。

（2）选穴消毒

1）选穴：可进行全耳按摩，亦可依据病情辨证选择相关耳郭分区、耳穴，还可用耳穴探测器探查阳性反应点，将其作为按摩刺激点。

2）消毒：①治疗室消毒：包括治疗床上用的床垫、枕巾、毛毯、垫席等物品的消毒，提倡采用一人一用消毒垫布、垫纸、枕巾，治疗室也应定期消毒，保持空气流通，环境卫生整洁；②术者消毒：耳穴按摩操作前，术者应先用肥皂水将手洗刷干净，待干后再用75%乙醇棉球擦拭施术手指；③耳郭消毒：用75%乙醇棉球或1%碘伏棉球或棉签擦拭耳郭。

2. 耳穴手指按摩法

（1）基本的耳穴按摩手法

1）按揉法：按揉法是按法与揉法的复合动作，包括指按揉法和掌按揉法两种，耳穴按摩主要运用指按揉法，其动作要领为用手指罗纹面置于治疗部位，前臂和手指施力，进行节律性按压揉动，要求按揉并重，做到按中含揉，揉中寓按，刚柔相济，绵绵不绝。注意按揉法的节奏性，既不要过快，又不可过慢。

2）点按法：又称指按法，以拇指指端或罗纹面着力，余四指张开置于相应位置以支撑助力，拇指垂直向下按压。该手法要求用力由轻渐重，稳而持续，使刺激充分达到深层组织。用力由轻到重，按而留之，再由重到轻，操作应缓慢且有节律性。

3）掐按法：术者手握空拳，拇指伸直，指腹紧贴在示指中节桡侧缘，拇指指甲垂直于操作面或穴位，逐渐用力，达到"以指代针"之效，但不可抠动，以免掐破皮肤。掐按法一般施用3~5次，掐按后可轻揉局部以缓解不适。

4）提捏法：术者肩、肘关节放松，腕关节略背伸，用拇指与示、中两指相对用力挤压并向外提拉患者耳郭，施力时要做到力量对称、均匀、柔和，连续不断，移动要缓慢，循序而动，均匀且有节律，不可断断续续，更不能跳跃、停顿。

5）擦法：手指贴附于耳郭表面，做较快速的往返直线运动，使之摩擦生热，称为擦法。动作要领为用单指（拇指）或两指（示、中指）着力于治疗部位，腕关节伸直，以肘或肩关节为支点，拇指或示、中指做主动运动，使手指的着力部分在耳郭表面做适度均匀地直线往返快速擦动，须注意着力部分要紧贴耳郭表面，压力适中，移动方向沿直线往返操作，往返距离应尽量拉长,动作要连续不断,速度要均匀且快。

6）摩法:单指(拇指、示指、中指)或示指、中指、环指与小指并拢,掌指关节自然伸直,腕关节略屈,以指腹面附着于治疗部位,做环形而有节律的抚摩,要求动作缓和协调,用力宜轻不宜重,速度宜缓不宜急,上肢及腕掌要放松,轻放于治疗部位,前臂带动腕及着力部位做环旋活动,操作时腕关节应保持一定的紧张度。

（2）耳郭全耳按摩法

1）耳郭腹面按摩法:首先双手掌心相对,快速摩擦至发热,将发热的双手掌紧贴于耳郭腹面,停顿片刻,以温熨耳郭腹面。再将耳郭轻轻向后折,以示、中、环指三指指腹上下搓摩耳郭腹面,反复搓摩5~10次,然后用示指指腹按压耳郭腹面,或用拇、示二指指腹对捏耳郭,自上而下,反复按摩5~10次,最后用双手掌心对准耳郭腹面,轻轻按揉,转揉18~27次,直至耳郭发热、发红。该法有养生保健、益寿延年的作用,常用于日常保健。

2）按摩耳轮法:双手握成空掌,以拇指与示指指腹或示指桡侧缘相对,沿耳轮(包括对耳轮)上、下来回搓揉,紧搓慢移,直至耳轮充血发热。每日早晚各一次,每次按摩3~5遍。此法有补肾益脑、聪耳明目、健脾和胃、养生保健的作用,可防治因肾气不足、肾阳虚衰、肝肾阴虚等引起的阳痿、早泄、尿频、尿急、尿痛、腰腿痛等病症,对因脾胃不和、脾阳不升等引起的腹泻、便秘、痔疮、脏器下垂等有较好的辅助治疗作用,并可防治颈椎病、心悸、胸闷、头痛、眩晕等病症。

3）耳背按摩法:首先双手掌心相对,快速摩擦至发热,将发热的双手掌紧贴于耳背面,停顿片刻,以温熨耳背面。再将耳郭稍向前折,用示指指腹对耳郭背面进行上下搓摩,由上向下,至耳背发红并发热为度。早晚各一次,每次反复搓摩15~30下。此法具有醒神健脑、补肾壮骨、降压、止痛等作用,可用于预防和治疗高血压,以及治疗和缓解颈、肩、腰、背、四肢、关节等处的疼痛。

4）全耳按摩法:以拇指与示指指腹相对按揉耳穴区,从三角窝开始,向耳甲艇、耳甲腔处按揉,再以拇指与示指捏揉对耳屏和耳垂,然后再以拇指与示指指腹按揉对耳轮、耳轮而结束。或以对耳轮为按摩的起始点,拇、示指相对从对耳轮脚开始,向对耳轮上脚、对耳轮下脚处按揉,经三角窝、耳甲艇、耳甲腔,再以拇、示指指腹揉捏耳屏、对耳屏,然后再按揉耳舟、耳轮脚、耳轮,最后以揉捏耳垂结束。按摩路线为:对耳轮→对耳轮上脚→对耳轮下脚→三角窝→耳甲艇→耳甲腔→耳屏→对耳屏→耳舟→耳轮脚→耳轮→耳垂(图3-21)。重复按摩4~5遍。全耳按摩时,可依据病情有重点地按摩某一耳穴分区,如妇科疾病,可重点按揉三角窝;脊柱疾病可重点按摩对耳轮;心、肺及呼吸系统疾病,可重点按揉耳甲腔;内分泌系统疾病可重点按摩耳屏和屏间切迹。此法具有保健、美容、抗衰老的作用,可用于预防和治疗全身性疾病。

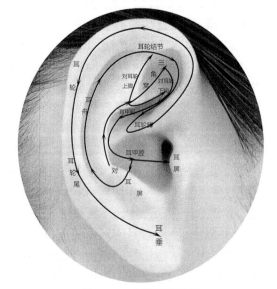

图3-21　全耳按摩路线

(3) 耳郭分区按摩法

1) 耳屏内侧按摩法：将两手示指置于耳道内，指腹向前，与耳屏内侧面相抵触，转动示指，或将拇指置于耳屏外侧，拇、示指指腹相对揉捏、搓揉耳屏，以耳屏内侧发红、发热为度。此法具有清热解表、清咽利喉的功用，可用于防治感冒、鼻炎、咽喉炎、咳喘等病症。

2) 对耳屏按摩法：用拇指和示指指腹相对捏住对耳屏，由轻到重地用力，对对耳屏进行揉捏、掐按或搓摩，以局部发红，有热、胀、痛感为度，按摩2~3分钟。此法具有镇静、安神、止痛等作用，可用于治疗头痛、头晕、失眠、心慌、心绞痛等病症。

3) 耳道口按摩法：此法又称黄蜂入洞法。将中指指尖插入耳道口，指腹向前，与耳屏内侧相抵，中指做来回旋转动作，指腹面来回摩擦耳屏区，以局部发红，有热感为度。此法具有清热解毒、清喉利咽、镇静止痛等功效，可用于防治感冒、咽喉炎、扁桃体炎、气管炎、支气管炎、哮喘、鼻炎、鼻衄，以及三叉神经痛、偏头痛、头晕、脑神经功能紊乱引起的病症。

4) 三角窝按摩法：将示指指腹置于三角窝处，由轻到重做环形揉动或摩擦数十次，使之发红、发热，必要时可以用指尖点按，以加强刺激。此法具有疏肝、镇静、止痛的作用，可用于防治妇科及泌尿生殖系统疾病，如月经不调、痛经、子宫肌瘤、肾虚阳痿、前列腺炎等病症，以及疼痛性疾病。

5) 耳甲艇按摩法：将示指指腹与耳甲艇相接触，由轻到重反复做环形摩擦，以局部发红、发热为度。向上摩擦时可刺激肾、输尿管、膀胱、前列腺、胰胆、肝等穴，向下摩擦可刺激十二指肠、小肠、阑尾、大肠穴。具体脏腑病变时可强刺激相应穴区。此法具有利尿、消肿、促消化等作用，可防治消化系统和泌尿系统疾病。

6) 耳甲腔按摩法：将示指或中指指腹置于耳甲腔，由轻到重做环形摩擦数十次，以局部发红、发热为度。此法可刺激心、肺、口、气管、食道、贲门、脾、皮质下、内分泌、三焦等穴，具有清肺、宽胸理气、养心安神等功用，可用于防治心、肺、气管、食管、脾胃等脏腑疾病，亦可调节内分泌。

7) 降压沟按摩法：将示指指腹置于耳背上部的耳背沟（降压沟）处，由轻到重上下来回摩擦数十次，以局部发红、发热为度。此法有清脑、止晕、降压等功用，主要用于防治高血压。

8) 对耳轮按摩法：以示指指腹上下摩擦对耳轮部，或示指在耳前按住对耳屏下端的颈椎段，拇指在后揉捏，由下向上，紧揉慢移，直至对耳轮上脚处，然后由上向下揉捏，如此反复按摩十余遍。此法主要刺激脊柱和下肢的耳穴区，具有强腰壮骨、止痛及防止运动功能衰退的功用，可用于防治颈椎病、腰腿痛、胁肋胀痛及骨质增生、关节炎、骨质疏松等症。

9) 耳根按摩法：将中指指腹按住耳屏处，示指置于耳后的耳根处夹捏住前后耳根，由轻到重，反复来回摩擦，以局部发红、发热为度。耳根是神经和经络的集中交汇处，经常按摩耳根可以起到良好的保健作用，并可防治耳鸣、心慌、头晕、鼻塞等症。

10) 耳垂按摩法：此法又称双凤展翅法。以拇指指腹与示指桡侧缘相对夹持耳垂，自上而下向外上方提捏耳垂，手法由轻到重，以局部发红、发热为度。每日早、晚各1次，每次操作3~5分钟。此法具有清热解表、聪耳明目等功用，可用于防治头痛、神经衰弱、耳鸣、目疾、小儿高热惊厥、感冒，以及面部和肺部疾患等。此法亦为美容养颜之要法。

11) 耳尖按摩法：此法又称猿猴摘果法。以拇指、示指指腹相对夹捏耳尖穴处，向上提拉、揉捏、摩擦，以局部发热、发红为度。每日早、晚各1次，每次操作15~20次。此法具有清热息风、解痉止痛、平肝明目等作用，可用于防治头晕、头痛、失眠、发热、目疾、高血压、痉疮、咽喉疾病和各类皮肤病等。

12）拨耳法：双手握空拳，夹捏住耳轮部向外牵拉十余次，或加上摩擦的手法则效果更佳。此法具有镇静、健脑、退热等功用，可用于全身保健和防治颈肩腰腿痛、肩周炎、网球肘等病症。

13）掩耳弹脑法：此法又称鸣天鼓。以双手掌根按住耳郭，将手指平放在枕后，示指放在中指上，然后用力滑向头部枕骨，击打后枕部，耳中如闻鼓声，反复二十余次。此法具有健脑、聪耳的功用。

（4）耳穴穴位按摩法

1）耳穴按揉法：术者一手固定受术者耳郭或头部，另一手以指腹或耳穴按摩棒对准耳穴，施以一定压力，以 30~60 次/min 的频率做回旋揉动，手法由轻到重，以局部有热胀感、舒适感为宜。每次按揉 1~3 穴。此法适用于小儿、体弱、耳穴敏感者。

2）耳穴点按法：术者一手固定受术者耳郭或头部，另一手以指腹或按摩棒对准耳穴进行点按，压力由轻到重，稍做停留，以局部有热胀、痛感为宜。每个耳穴可反复操作数次。此法有止痛、镇静等作用，多用于治疗疼痛性疾病。

3）耳穴掐按法：术者用拇指指尖对准耳穴，示指对准耳背面的相对位置进行掐按。手法由轻到重，以受术者能耐受为度。体弱者手法要轻，体强者可用重手法。每个部位可持续掐按 5~10 秒，反复操作数次。此法具有镇痛、醒脑开窍等作用，适用于疼痛性疾病，晕针者亦可采用。

（5）疗程和适应证

1）疗程：常规每日 1~2 次，10 次为一个疗程。一般双耳可同时进行按摩操作。

2）适应证：耳穴按摩法适用于多种疾病的治疗，也是全身性疾病辅助治疗最为有效的方法之一。长期坚持耳穴按摩，可以起到疏通经络气血、调节脏腑功能、补肾益脑聪耳等作用，多用于养生保健。

（二）耳穴手指按摩法操作注意事项

1. 按摩力度由轻到重，用力均匀，快慢适中。按摩时要精力集中，真正做到意到、力到、气到。

2. 耳郭如有炎症、外伤、严重冻伤、皮肤破损时，不宜用此法。

3. 按摩次数不可过多，耳穴按摩法是长期的保健和医疗方法，每日按摩一定的次数即可，过多则易造成皮肤损伤。

4. 给儿童按摩耳郭时，动作应轻柔，以免造成小儿耳郭皮肤及软骨损伤。

5. 在掐捏耳穴时，用力应适当，不可掐破皮肤。

6. 术者应用润肤油保护好双手，若在手指和手掌干裂、粗糙等情况下按摩，易损伤耳郭皮肤。

7. 操作前，应剪短、磨光指甲，以免划破皮肤。

8. 孕妇慎用。

第六节　耳穴注射法

耳穴注射法是通过注射器将选好的与疾病相关的微量药物注射于耳穴中，通过注射针对耳穴的刺激及药物的药理作用,达到治病目的的一种治疗方法(图 3-22)。又称"耳穴药物注射法"或"耳穴水针法"。

一、常用药物选择

(一)中药制剂

1. 当归注射液　主要成分为当归,有补血生血、活血散瘀、调经止痛的功用,可用于治疗因血虚瘀滞而导致的妇女痛经、月经不调、闭经,因经络循行不畅而引起的疼痛,以及局部闪、扭、挫伤而致疼痛等病症。

2. 黄芪注射液　主要成分为黄芪,具有益气养元、扶正祛邪、养心通脉、健脾利湿的作用,可用于治疗因心气虚损、血脉瘀阻而致的心脏病,以及脾虚湿困造成的肝脾病变。

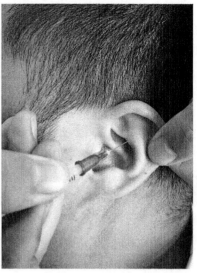

图 3-22　耳穴注射法

3. 复方丹参注射液　主要成分为丹参和降香,可起到减慢心率、镇静安神的作用,并可短暂性降压,主要用于治疗心绞痛、心肌梗死、脑缺氧、脑栓塞、神经衰弱等病症。

4. 天麻素注射液　主要成分为天麻,有较好的镇静和安神作用,治疗神经衰弱、血管神经性头痛等(如偏头痛、三叉神经痛等)有较好的效果,亦可用于治疗脑外伤后综合征、眩晕(如梅尼埃病、药物性及外伤性眩晕等)、突发性聋、椎基底动脉供血不足等病症。

5. 鱼腥草注射液　主要成分为鱼腥草,有清热解毒、消痈排脓、利湿通淋的功用,可用于治疗痰热、热毒壅盛所致的肺病或痈疖,以及湿热下注所致的尿路感染等。

(二)西药制剂

1. 维生素 B_1 注射液　主要成分为维生素 B_1,适用于维生素 B_1 缺乏所致的脚气病或韦尼克脑病的治疗,也可用于因维生素 B_1 缺乏引起的周围神经炎、消化不良等的辅助治疗。

2. 维生素 B_{12} 注射液　主要成分为维生素 B_{12},主要用于巨幼红细胞贫血的治疗,亦可用于神经炎的辅助治疗。

3. 普鲁卡因注射液　主要成分为盐酸普鲁卡因,具有局部麻醉的作用,可用于浸润麻醉、腰椎麻醉及封闭疗法等。

4. 利多卡因注射液　主要成分为盐酸利多卡因,适用于因急性心肌梗死、外科手术、洋地黄中毒及心脏支架留置术后等所致的急性室性心律失常,包括室性早搏、室性心动过速及室颤。也可对耳鸣起到缓解的作用。

二、耳穴药物注射法

(一)耳穴药物注射法操作

1. 耳穴药物注射法操作前准备工作

(1)选择针具

1)宜选择一次性无菌注射器和一次性无菌注射针。

2)规格:耳郭皮肉浅薄,宜选择注射器的规格为 1ml,针头为 26 号。

（2）选择药物

1）药物种类：依据病情选择适合的药物。

2）药物剂量：具体用量因注射的部位和药物的种类不同而各异。刺激性较小的药物（如生理盐水等）用量可稍大，刺激性较大的药物及特异性药物（如普鲁卡因注射液、抗生素等）用量应小。耳郭部每个耳穴的注射量宜控制在 0.1~0.2ml。

3）药物浓度：一般为该药肌内注射的常规浓度。

4）药物质量：药物的外包装应无破损，安瓿瓶身应无裂缝，药物应无变质、浑浊、变色、霉菌，确保药物在有效期内。

5）药物过敏试验：凡能引起过敏反应的药物，如青霉素、盐酸普鲁卡因等，均应先做药物过敏试验，阴性者方可使用。

（3）选择体位

1）选择患者舒适、术者便于操作的体位，一般选择坐位。

2）年老体弱、精神紧张者选择卧位。

（4）选穴消毒

1）选穴：依据病情辨证选择相关耳穴。

2）消毒：①治疗室消毒：包括治疗床上用的床垫、枕巾、毛毯、垫席等物品的消毒，提倡采用一人一用消毒垫布、垫纸、枕巾，治疗室也应定期消毒，保持空气流通，环境卫生整洁；②针具消毒：提倡选择一次性耳穴注射针具；③术者消毒：耳穴注射操作前，术者应先用肥皂水将手洗刷干净，待干后再用 75% 乙醇棉球擦拭施术手指；④耳郭消毒：注射耳穴局部用 75% 乙醇棉球或 1% 碘伏棉球或棉签擦拭，或用止血钳夹无菌棉球或用无菌棉签蘸取安尔碘，按无菌原则自中心向外旋转涂擦较大区域，不留空隙严格消毒。

2. 耳穴药物注射法

（1）操作步骤

1）取药：按医嘱仔细核对患者姓名、年龄、药名、浓度、剂量、时间、用法及禁忌证。取出注射器，将针头斜面与注射器刻度调到一个水平面旋紧，检查注射器是否漏气。遵医嘱取药，药液吸入针管内后再次核对。将注射器内的空气排尽，准备进针。

2）持针方式：①执笔式：如手持钢笔的姿势，以拇指和示指在注射器前夹持，以中指在后顶托。此持针方式为最常用的一种，适用于各种注射器的操作。②五指握笔式：以拇指与其他四指对掌握持注射器。适用于短小或粗径注射器的操作。③掌握式：用拇指、中指、环指握住注射器，将示指前伸抵按针头，小鱼际抵住活塞；或用同样的方法握持长穿刺针头。主要适用于穿刺、平刺。④三指握持式：拇指在内，示指、中指在外握持注射器。主要适用于进针后的提插操作。

3）针刺方向：①将针体垂直刺入皮肤，使针体与皮肤成 90° 角。适用于大多数耳穴，浅刺、深刺均可应用。②斜刺法：将针倾斜刺入皮肤，针体与皮肤成 45° 角。适用于暴露不全部位的耳穴，为避开血管、神经。③平刺法：又称沿皮刺，是沿皮下横刺进穴位的方法，针体与皮肤成 15° 角。在施行透穴注射法时常用。

4）进针：术者以执笔式或五指握持式握持注射器，针尖离穴位 0.5cm。用前臂带动腕部，瞬间发力刺入耳穴皮肤，破皮后缓缓将针头刺入耳穴皮下或皮下与软骨之间，以防刺穿软骨。

5）得气：针头刺入耳穴后，细心体察针下是否得气。若未得气，可将针头稍加调整，使之得气。

6）注入药物：产生得气反应后，回抽针芯，无回血、无回液时方可注入药物，并且在注射过程中时刻观察患者的反应。

7）出针：术者左手持无菌棉球或棉签按压于耳穴处，右手快速拔针而出。出针后如针孔有溢液或出血，可用无菌棉球或棉签按压 0.5~1 分钟。

8）施术后处理：整理用物，做无害化处理。并嘱患者保持舒适体位休息 5~10 分钟，以便观察是否出现不良反应。

（2）疗程和适应证

1）疗程：每日或隔日 1 次，10 次为一个疗程。疗程间隔为 5~7 日。一般选双侧耳穴同时注射，或双耳交替注射。

2）适应证：本法适用于痛症、炎症等，亦可用于失眠、支气管哮喘等顽固性疾病。

（二）耳穴药物注射法操作注意事项

1. 注意事项

（1）治疗前应对患者说明治疗的特点和治疗后可能出现的正常反应。

（2）注意严格消毒，无菌操作，防止感染，防止组织坏死。

（3）严格按照药物注射的操作规程。凡能引起过敏反应的药物，必须预做药物过敏试验。使用的药物应在有效期内。

（4）注射前应知晓所选药物的药理作用及禁忌事项、不良反应，并仔细检查药液；慎用刺激性较大的药物。

（5）注射药物应选择易于吸收、无刺激性者。注射部位应在耳穴皮下不宜过深，以免注入软骨内，损伤耳郭软骨。

（6）对于首次接受治疗的年老体弱、畏惧者，注射部位不宜过多，剂量应酌情减少。

（7）酒后、饭后及过度劳动后不应进行耳穴注射。

（8）回抽针芯见血或液体时，应立即出针，用无菌棉签或棉球按压针孔 0.5~1 分钟。更换注射器及药物后，再进行注射。

2. 禁忌

（1）严禁将药物注射于血管内。

（2）禁针的耳穴及部位禁止穴位注射。

（3）孕妇及穴位皮肤破损、感染、冻伤者禁用此法。

第七节　熨　耳　法

熨耳法是将药物治疗及物理治疗的双重作用相结合刺激耳穴，以达到预防和治疗疾病目的的一种治疗方法（图 3-23、图 3-24）。熨耳法的特点是借助药物及温热作用起到活血化瘀、消肿止痛、软坚散结的作用。临床多用于昏厥、胃肠急性病症和虚寒导致的慢性病症。

一、常用熨耳法分类

1. 温手熨耳法　通过将温热的双手贴敷于患者耳部相应位置达到温热散寒目的的一

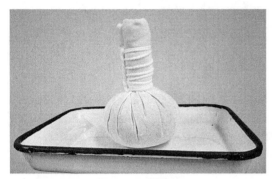

图 3-23　药熨包

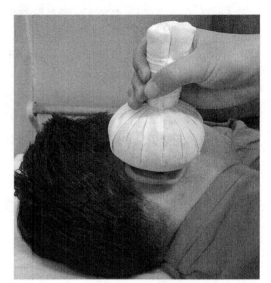

图 3-24　熨耳法

种熨耳方法。

2. 药物熨耳法

（1）温阳熨方：小茴香、川椒、葱、姜、盐各等份。将小茴香、川椒及葱、姜捣合一处，加盐炒热。功能回阳救逆。

（2）盐熨方：粗盐 500g。用纱布将盐包好放入微波炉加热至频频发出爆裂声时，加入食醋少许。功能温经通络。

（3）胃痛热熨方：连须葱头 30g，生姜 15g。将两味药捣碎，用纱布包裹，放入微波炉加热。功能温胃散寒。

（4）腹痛热熨方

1）腹痛热熨方Ⅰ：食盐 1 000g，或麸皮 250g，或姜渣 500g。任选一种用纱布包裹，放入微波炉内加热。功能温经通络。

2）腹痛热熨方Ⅱ：莱菔子（打碎）120g，生姜（切碎）60g，葱连根须（切碎）500g，白酒100ml。上药用白酒搅拌均匀后用纱布包裹，放入微波炉内加热。功能理气止痛。

3）腹痛热熨方Ⅲ：川椒 30g，乌梅 30g。上药搅拌后粉碎，用纱布包裹，放入微波炉内加热。功能理气散寒止痛。

（5）臌胀热熨方：川椒 100g，炙鳖甲 15g，三棱 15g，白术 15g，阿魏 15g。上药共研细末，加白酒适量，搅拌均匀后用纱布包裹，放入微波炉加热。功能活血化瘀。

（6）呃逆热熨方：羌活 15g，附子 15g，茴香 10g，木香 10g，干姜 10g，食盐 250g。上药粉碎后与盐一同用纱布包裹，放入微波炉加热。功能温中降逆止呕。

（7）胁痛热熨方

1）胁痛热熨方Ⅰ：青皮适量。打碎，拌醋，用纱布包裹，放于微波炉加热。功能理气止痛。

2）胁痛热熨方Ⅱ：枳壳、小茴香、青盐各等份。将枳壳、小茴香打碎，加入青盐搅拌均匀后用纱布包裹，放入微波炉加热。功能疏肝理气。

二、耳穴熨耳法

1. 熨耳法操作

（1）温手熨耳法：患者取坐位，常规消毒后，术者双手相对搓摩至温热，迅速将两手掌敷于患者耳郭上，至患者感觉耳部无温热感后，重复"搓摩—敷耳"动作，反复操作5次。

（2）药物熨耳法

1）依据病情辨证选择熨耳方药，并用棉纱布包裹，放入微波炉中加热1~2分钟。

2）患者取侧卧位，对耳郭进行常规消毒后，用较厚的棉布包裹加热后的药物，将药包直接放置在耳郭处，温熨耳郭，可以移动药包。

3）交替温熨两耳，每次温熨10分钟。对于虚寒证患者，亦可延长每次温熨时间至20分钟。

2. 疗程和适应证

（1）疗程：每日1次，10次为一个疗程。

（2）适应证：本法借助药物及温热在耳郭局部的作用达到治疗疾病的目的，既适用于昏厥、急性阑尾炎等急症和胃脘痛、胃下垂、腹痛、臌胀、呃逆、胁痛等病症，又适用于因虚寒导致的慢性病症。

3. 注意事项

（1）耳郭温熨时，温度要适中，切勿因追求疗效而烫伤耳部。

（2）皮肤过敏、溃烂者慎用。

（3）孕妇及小儿忌用刺激性较大的药物，孕妇慎用具有活血作用的药物。

（4）温熨过程中，保持药包具有一定温度，当温度过低时，需再次加热后继续使用。中断温熨加热药包的过程中注意耳郭保暖。

（5）治疗结束后，应休息片刻，待耳郭温度降至室温后方可离开，以免感受风寒。

（李桂兰 杜 凯 韩 丽）

本 章 小 结

耳穴疗法的操作	耳穴刺法	耳穴毫针法	操作	操作前准备：①针具选择；②选择体位；③选穴；④常规消毒
				操作：①进针方法；②进针方向和角度；③进针深度；④得气；⑤运针；⑥留针和出针；⑦疗程和适应证
			注意事项	①注意事项；②禁忌
		耳穴电针法	操作	操作前准备：①电针仪准备；②针具选择；③针具检查；④选择体位；⑤选穴；⑥常规消毒；⑦电针参数
				操作：①电针仪及针刺操作；②疗程和适应证；③通电时间和出针
			注意事项	①注意事项；②禁忌

耳穴疗法的操作	耳穴刺法	耳穴皮肤针法	操作	操作前准备:①针具选择;②针具检查;③选择体位;④选穴;⑤常规消毒
				操作:①持针姿势;②叩刺方法;③刺激强度;④施术后处理;⑤疗程和适应证
			注意事项	①注意事项;②禁忌
		耳穴埋针法	操作	操作前准备:①针具选择;②选择体位;③选穴;④常规消毒
				操作:①进针方式;②固定方式;③出针;④施术后处理;⑤疗程和适应证
			注意事项	①注意事项;②禁忌
	耳穴贴法	药籽贴耳法	操作	操作前准备:①材料准备;②耳穴压丸贴片的制备;③体位;④选穴;⑤常规消毒
				操作:①贴敷与按揉;②疗程和适应证
			注意事项	
		耳穴贴磁法	操作	操作前准备:①器具选择;②体位;③选穴;④常规消毒
				操作:①磁珠贴敷;②疗程;③作用和适应证
			注意事项	
		耳穴贴药丸法	操作	操作前准备:①复方王不留行药丸的制备;②耳穴药丸贴片的制备;③体位;④选穴;⑤常规消毒
				操作:①药丸贴敷;②疗程和适应证
			注意事项	
		耳穴贴膏法	操作	操作前准备:①橡皮膏种类;②体位;③选穴;④常规消毒
				操作:①橡皮膏贴敷;②疗程和适应证
			注意事项	
	耳穴灸法	常用灸耳法	艾灸	①艾炷灸;②艾条灸;③温针灸
			苇管器灸	
			灯心草灸	
			线香灸	
			药线点灸	
		耳穴艾灸法	操作	操作前准备:①选择灸材和灸具;②制备灸具及辅助工具;③体位;④选穴;⑤常规消毒
				操作:①不同灸法的操作;②疗程和适应证
			注意事项	①注意事项;②禁忌
	耳穴放血法	常用耳穴放血法	针刺放血	
			点刺放血	
			划割放血	

耳穴疗法的操作	耳穴放血法	耳穴刺络放血法	操作	操作前准备:①选择放血器具;②体位;③耳郭按摩;④选穴;⑤常规消毒
			操作:①操作方法选择;②操作步骤;③放血量;④施术后处理;⑤疗程和适应证
		注意事项	①注意事项;②禁忌
	耳穴按摩法	常用耳穴按摩法	按不同施术者分类	①患者自身耳郭按摩法;②术者耳郭按摩法
			按不同施术工具分类	①手指指腹按摩法;②按摩棒按摩法;③金属探棒按摩法
			按不同施术部位分类	①全耳按摩法;②耳穴分区按摩法;③耳穴穴位按摩法
		耳穴手指按摩法	操作	操作前准备:①体位;②选穴;③常规消毒
			操作:①基本耳穴按摩手法;②耳郭全耳按摩法;③耳郭分区按摩法;④耳穴穴位按摩法;⑤疗程和适应证
			注意事项	
	耳穴注射法	常用药物选择	中药制剂	①当归注射液;②黄芪注射液;③复方丹参注射液;④天麻素注射液;⑤鱼腥草注射液
			西药制剂	①维生素 B_1 注射液;②维生素 B_{12} 注射液;③普鲁卡因注射液;④利多卡因注射液;⑤生理盐水
		耳穴药物注射法	操作	操作前准备:①针具选择;②药物选择;③体位;④选穴;⑤常规消毒
			操作:①操作步骤;②疗程和适应证
		注意事项	①注意事项;②禁忌
	熨耳法	常用熨耳法分类	温手熨耳法	
			药物熨耳法	①温阳熨方;②盐熨方;③胃痛热熨方;④腹痛热熨方;⑤膨胀热熨方;⑥呃逆热熨方;⑦胁痛热熨方
		耳穴熨耳法	操作	①温手熨耳法操作;②药物熨耳法操作;③疗程和适应证;④操作注意事项

参 考 文 献

[1] 中国国家标准化管理委员会. GB/T 21709.3—2008 针灸技术操作规范 第3部分:耳针[S].北京:中国标准出版社,2008:1-3.

[2] 中国国家标准化管理委员会. GB/T 201709.20—2009 针灸技术操作规范 第25部分:毫针基本刺法[S].北京:中国标准出版社,2009:1-4.

[3] 中国国家标准化管理委员会. GB/T 33415—2016 针灸异常情况处理[S].北京:中国标准出版社,2016:1-5.

［4］中国国家标准化管理委员会.GB/T 201709.11—2009针灸技术操作规范　第11部分:电针［S］.北京:中国标准出版社,2009:1-9.

［5］中国国家标准化管理委员会.GB/T 21709.7—2008针灸技术操作规范　第7部分:皮肤针［S］.北京:中国标准出版社,2008:1-3.

［6］中国国家标准化管理委员会.GB/T 21709.8—2008针灸技术操作规范　第8部分:皮内针［S］.北京:中国标准出版社,2008:1-2.

［7］中国国家标准化管理委员会.GB/T 201709.1—2008针灸技术操作规范　第1部分:艾灸［S］.北京:中国标准出版社,2008:1-6.

［8］中国国家标准化管理委员会.GB 2024—2016针灸针［S］.北京:中国标准出版社,2016:1-17.

［9］中国国家标准化管理委员会.GB 15811—2016一次性使用无菌注射针［S］.北京:中国标准出版社,2016:1-12.

［10］中国国家标准化管理委员会.GB/T 201709.4—2008针灸技术操作规范　第4部分:三棱针［S］.北京:中国标准出版社,2008:1-2.

［11］中国国家标准化管理委员会.GB/T 201709.6—2008针灸技术操作规范　第6部分:穴位注射［S］.北京:中国标准出版社,2008:1-6.

［12］中国国家标准化管理委员会.GB/T 8662—2006手术刀片和手术刀柄的配合尺寸［S］.北京:中国标准出版社,2006:1-2.

［13］中华中医药学会.ZYYXH/T 163—2010中医保健技术操作规范　耳部保健按摩［S］.北京:中国中医药科技出版社,2010.

［14］东贵荣,马铁明.刺法灸法学［M］.3版.北京:中国中医药出版社,2012.

［15］黄丽春.耳穴治疗学［M］.北京:科学技术文献出版社,2015.

［16］梁繁荣,王华.针灸学［M］.4版.北京:中国中医药出版社,2016.

［17］吴杞,欧阳欣.图解耳压疗法［M］.北京:人民军医出版社,2012.

［18］李丽梅,王丕兰,时银英.耳穴压药丸治疗小儿咳嗽的临床体会［J］.宁夏医学院学报,1997,(1):95-96.

［19］杨仓良.耳穴压药丸治疗高血压病65例［J］.辽宁中医志,1988,(2):34-35.

［20］杨仓良.耳穴压药丸治疗近视眼803例临床观察［J］.西北国防医学杂志,1986,(4):19-21,120.

［21］杨仓良.耳穴压药丸治疗近视眼1,040例临床观察［J］.宁夏医学杂志,1986,(6):342-345.

［22］王正,余德贤,王素云,等.中国耳穴诊疗学［M］.广州:中山大学出版社,1993.

［23］管遵信,李惠芳,管忠洁,等.常见病耳针疗法［M］.北京:金盾出版社,1994.

［24］王茵萍,钟远明.耳针疗法新编［M］.北京:人民卫生出版社,2012.

［25］李桂兰,王娟.图解耳针疗法［M］.北京:中国医药科技出版社,2018.

［26］周幸来,周举.望耳诊病与耳穴治疗图解［M］.沈阳:辽宁科学技术出版社,2006.

［27］何征,雷明东,孟小东.一学即会的耳穴疗法［M］.北京:人民军医出版社,2007.

［28］宋一同.头针与耳针［M］.北京:中国医药科技出版社,2006.

［29］吴杞,欧阳欣.图解耳压疗法［M］.北京:人民军医出版社,2012.

［30］李邦权.针灸临证手册［M］.北京:人民军医出版社,2008.

［31］北京中医药大学针灸学院.中国特种针法［M］.北京:北京科学技术出版社,2007.

［32］黄建军.耳针法入门［M］.北京:人民卫生出版社,2008.

［33］崔立民.一学就会:观耳辨病与耳穴疗法［M］.杭州:浙江科学技术出版社,2015.

［34］程爵棠．耳穴疗法治百病［M］．北京：人民军医出版社，2010.

［35］杨兆民，董勤，周静珍．耳针疗法治百病［M］．北京：金盾出版社，2009.

［36］赵吉平．针灸临床技能实训［M］．北京：人民卫生出版社，2013.

［37］周幸来．常见疑难病中医特色疗法［M］．北京：人民卫生出版社，2006.

［38］崔晓丽．图解对症手足头耳按摩［M］．北京：中国轻工业出版社，2011.

［39］石学敏．石学敏针灸全集［M］．北京：科学出版社，2006.

［40］张卫东．耳针［M］．北京：科学出版社，2014.

［41］薛定明．神奇耳穴按摩与诊疗［M］．北京：电子工业出版社，2014.

［42］王红伟．耳穴疗法［M］．南京：江苏科学技术出版社，2012.

［43］朱恒燕．常见病针灸治疗手册［M］．北京：人民军医出版社，2007.

［44］王茵萍，仲远明．常见病的耳穴治疗［M］．南京：东南大学出版社，2011.

［45］宋一同，王振全，蒋佩汝，等．耳针学［M］．北京：海洋出版社，2010.

［46］张永臣，贾红玲，杨佃会，等．耳穴疗法［M］．北京：科学出版社，2014.

第四章　常见病的耳穴治疗

• 学习目的 •

　　通过学习本章内容,掌握临床各科常见病的耳穴疗法治疗原则、选穴处方及操作方法,具备良好的理、法、方、穴、术综合运用能力,能正确运用耳穴疗法处理临床常见病、多发病及部分疑难病症。

• 学习要点 •

　　1. 临床各科常见病的概念、中医病因病机特点及中医辨证基本分型。
　　2. 临床各科常见病的耳穴疗法治疗原则、选穴处方(包括主穴与配穴)及操作方法。
　　3. 耳穴治疗临床各科常见病的注意事项及影响疗效的因素等。

第一节　概　　论

一、刺激耳郭防治疾病的历史

　　脏腑、经络的病变会在耳郭上反映出来,反之,通过刺激耳郭的一定部位,对脏腑、经络的病变也可以起到调节和治疗的作用。《黄帝内经》中即有对耳穴的描述和应用耳郭治病的记载。如《灵枢·五邪》记载:"邪在肝,则两胁中痛,寒中,恶血在内,行善掣节,时脚肿。取之行间,以引胁下,补三里以温胃中,取血脉以散恶血;取耳间青脉,以去其掣。"《灵枢·厥病》载:"耳聋无闻,取耳中。"耳穴疗法已经被证明可治疗的疾病达 200 种,这些病症涉及内、外、妇、儿、五官、骨伤科。耳穴疗法不仅能够治疗功能性疾病,而且可以治疗器质性疾病,以及病毒、细菌、寄生虫等所致的疾病,包括各种疼痛性疾病(外伤性疼痛、手术后疼痛、炎症性疼痛、神经性疼痛、肿瘤性疼痛)、炎症性疾病、变态反应性疾病及胶原组织疾病、内分泌代谢及泌尿生殖系统疾病、功能性疾病、传染性疾病等,且具有催乳、止晕(晕车、晕船)、戒烟、戒毒、解酒及保健、美容、减肥、排石等作用。

　　1. 吹耳法　《素问·缪刺论》记载:"邪客于手足少阴太阴足阳明之络,此五络皆会于耳中,上络左角,五络俱竭,令人身脉皆动,而形无知也,其状若尸,或曰尸厥。刺其足大指内侧爪甲上,去端如韭叶,后刺足心,后刺足中指爪甲上各一痏,后刺手大指内侧,去端如韭叶,后刺手心主,少阴锐骨之端,各一痏,立已。不已,以竹管吹其两耳,鬄其左角之发,方一寸燔治,饮以美酒一杯,不能饮者,灌之,立已。"晋代葛洪《肘后备急方》载:"猝死尸厥……救之方,以膏吹其左耳中极三度,复吹右耳三度,活。"并指出治"卒魇寐不寤","以芦管吹两耳,并取病人发二七茎作绳纳鼻孔中,割雄鸡冠取血,以管吹入咽喉中,大效。"元代危亦林《世医得效方》记载用吹耳法救治自缢和溺水者,并主张二人同时以"笔管吹其耳"。

2. 塞药法 《肘后备急方》记载:"救卒死而目闭者骑牛临西,捣薤汁灌之耳中,吹皂荚鼻中,立效。"《世医得效方》有"脚气蒸法……以甘遂块塞耳","治血风蛀牙……点药少许,随痛边塞耳内"的记述。《理瀹骈文》亦有"衄血""一延胡塞耳,左衄塞右,右衄塞左,活血利气"及"半夏、蛇蜕塞两耳治少阳症疟疾"的应用。民间有口含铁片、耳塞磁铁治疗耳聋、耳鸣,烧酒滴耳治疗牙痛的记载。

3. 按摩法 《理瀹骈文》记载:"以手摩耳轮,不拘遍数,所谓修其城廓以补肾气以防聋聩也。"《小儿推拿广意》有"赤凤摇头,二龙戏珠"(提搓两耳轮)的论述。《小儿推拿秘旨》有黄蜂入洞法(指按两耳门)发汗通经、猿猴摘桃(二指提、扯耳尖和耳垂)清热除痰作用的记载,《厘正按摩要术》则有双凤展翅可治肺经受寒的记载,《苏沈良方》载:"摩熨耳目,以助真气。"

4. 针灸法 《灵枢·五邪》记载"邪在肝,则两胁中痛,寒中,恶血在内,行善掣节,时脚肿。取之行间,以引胁下,补三里以温胃中,取血脉以散恶血,取耳间青脉以去其掣。"《灵枢·厥病》载:"耳聋无闻,取耳中。"《备急千金要方》记述:"耳风聋雷鸣,灸阳维五十壮。"又云:"耳中穴,在耳门孔上横梁是,针灸之,治马黄黄疸,寒暑疫毒等病。"《千金翼方》载:"卒中风口喎,以苇筒长五寸,以一头刺耳孔中,四畔以面密塞,勿令泄气,一头纳大豆一颗并艾烧之令燃,灸七壮瘥。患右灸左,患左灸右,千金不传。"元代危亦林《世医得效方》有"灸法治口喎斜即效,耳垂下麦粒大艾炷三壮,左灸右,右灸左"及"赤眼,挑耳后红筋"的应用。《针灸大成》有"耳尖,穴在耳尖上,卷耳取尖上是穴,治眼生翳膜"及"针耳门治龋齿,唇吻强"的记载。《类经图翼》记载:"耳风聋雷鸣灸阳维五十壮。"民间有针刺耳轮治疗痄腮,针刺耳郭背面治疗烂喉丹痧,刺耳垂治疗红眼病,移星灸法,油浸灯芯灼灸耳尖治疗角膜炎、结膜炎的记载。

5. 放血法 《灵枢·厥病》载:"厥头痛,头痛甚,耳前后脉涌有热,泻出其血,后取足少阳。"《灵枢·五邪》载:"邪在肝,则两胁中痛……恶血在内……取耳间青脉以去其掣。"晋代葛洪《肘后备急方》载:"救卒中恶死……耳中鼻中血出。"

二、耳穴选穴处方原则

如同中药处方一样,选穴配方为耳穴疗法的一个重要环节。处方正确与否直接影响治疗效果。在耳穴处方过程中,可遵循以下原则。

1. 根据病变部位取穴 选取与病变部位对应的耳穴是取穴的重要原则。对应于病变部位的耳穴区是耳穴配方的主要穴区,任何一个正确的处方都离不开对应于病变部位的耳穴。例如,额区是治疗前头痛的主穴,眼区是治疗各种眼病的主穴,大肠区是治疗各种大肠病的主穴。应用本方法选取耳穴时,应注意两个方面的问题。首先,每个脏器或组织的各个部分在该脏器或组织在耳郭的对应区内均有对应点,并呈倒置分布。例如,胃区近耳轮脚处代表胃小弯,近十二指肠处代表幽门部;腹区近对耳轮分叉处代表下腹部,近胸区处代表上腹部,中间部分代表中腹部。因此,胃小弯部的溃疡应取与胃小弯对应处,幽门部溃疡应取与幽门部对应处,下腹部疼痛应取与下腹部对应处,上腹部疼痛取与上腹部对应处,中腹部疼痛取与中腹部对应处。一般而言,某一穴区内的最敏感反应点就是对应于该穴区脏器或组织的病变部位。所以,可以通过运用耳穴诊断方法探查阳性反应,尤其是压痛,从而明确对应于病变部位的点,为取得疗效奠定基础。

2. 根据中医理论取穴　耳部与五脏六腑对应的穴区具有西医学和中医学双重含义,其临床运用尤其体现了中医学的特点。这些穴区临床应用甚广,它们不但可以治疗各自对应脏腑的病症,还能治疗与其相关组织的病症。如:

(1)心:心主血脉,心区能促进血液循环,可用于治疗冠心病、心律不齐、高血压、脉管炎及雷诺病等。心藏神,心区能镇静安神,可用于治疗神经衰弱及自主神经功能紊乱。心之液为汗,心区能调节汗液分泌,可用于治疗多汗症、自汗或盗汗。心开窍于舌,心区可用于治疗声音嘶哑、复发性口腔溃疡及舌炎。心之华在面,心区可用于治疗气血不足导致的面色苍白及心血瘀阻导致的面色紫暗。心经分布于前胸及上肢内侧后缘,心区可用于治疗这些部位的疼痛。

(2)肝:肝主疏泄,肝区可用于治疗因肝气郁结导致的多种病症,包括神经衰弱、癔症等神志病,月经不调、痛经及乳腺增生等妇科病,以及消化不良、腹胀、腹泻等消化系统病症。肝藏血,肝区有贮存血液和调节血量的作用,可用于治疗贫血、便血。肝之液为泪,肝区能调节泪液分泌,可用于治疗迎风流泪、目干。肝开窍于目,肝区可用于治疗目疾,如青光眼、假性近视、结膜炎及电光性眼炎等。肝主筋,肝区可用于治疗筋病,如面肌痉挛、癫痫抽搐。肝经分布于外生殖器、少腹、胁、胸及头顶部,肝区可用于治疗这些部位的病症。

(3)脾:脾主运化水谷,脾区能促消化、利水湿,可用于治疗腹泻、腹胀、腹痛、消化不良、儿童厌食、水肿及减肥。脾主统血,脾区可用于治疗出血性病症,如功能失调性子宫出血、月经过多、血小板减少性紫癜及内脏出血。脾主升清,脾区可用于治疗中气下陷所致的胃下垂、脱肛或子宫脱垂等病症。脾之液为唾,脾区能调节唾液分泌,可用于治疗流涎症及因脾气虚所致的口干。脾开窍于口,脾区可用于治疗复发性口腔溃疡、舌炎及口唇干燥。脾主肌肉四肢,脾区可用于治疗肌肉萎缩及四肢乏力酸痛等症。脾与胃相表里,脾区可治疗胃腑病症,如胃痛、胃脘胀满及反酸。脾经循行于下肢内侧前缘,脾区可用于治疗该部位的疼痛。

(4)肺:肺司呼吸,肺区可用于治疗呼吸系统病症,如咳嗽气喘、胸闷及感冒。肺主通调水道,肺区可用于治疗因水液代谢障碍所致的水肿、尿潴留。肺主皮毛,司汗孔开阖,肺区可用于治疗皮肤病、自汗及盗汗。肺开窍于鼻,肺区可用于治疗鼻炎。肺与大肠相表里,肺区可用于治疗便秘、腹泻、痢疾。肺经分布于前胸、咽喉及上肢内侧前缘,肺区可用于治疗这些部位的病症。

(5)肾:肾藏精,肾区能补益精气,可用于治疗多种慢性虚弱性病症,如五更泄、哮喘、慢性支气管炎、腰痛。肾主生殖,肾区可用于治疗遗精、阳痿、早泄、月经不调、习惯性流产、不育。肾主水,肾区可用于治疗水肿、尿潴留、腹水及减肥。肾主骨生髓,肾区可用于治疗颈椎病等骨质退行性病变及精神疾病,如智力发育迟缓、老年性痴呆、神经衰弱、自主神经功能紊乱。肾开窍于耳及前后二阴,肾区可用于治疗耳鸣、听力减退、梅尼埃病、外生殖器及肛门疾病。肾经循行分布于下肢内侧后缘、胸及咽喉部,肾区可用于治疗慢性咽炎、胸痛及下肢内侧痛。

3. 根据西医学理论取穴　依据西医学生理、病理、病因选取耳穴是耳穴疗法的另一重要取穴原则。例如:交感神经系统有缓解内脏平滑肌痉挛、调节血管舒缩及抑制腺体分泌的作用,因此,交感穴为治疗内脏疼痛、支气管哮喘、雷诺病、多汗症的主穴。大脑皮质有调节神经、消化及心血管系统的功能,因此,皮质下区广泛用于治疗因这些系统功能障碍所致的病症。内分泌穴和肾上腺穴常配合使用,治疗炎性及过敏性病症。另外,由于枕区和颞区分别对应于视觉和听觉中枢,因此,两穴区常分别用于治疗视力和听力障碍。梅尼埃病的主要病理为内耳迷路水肿,因此,内耳和外耳穴被用于治疗本病。

4. 根据临床经验取穴 人们在长期的耳穴疗法实践中积累了丰富的经验,临床上,正确运用这些经验对取得满意的疗效有重要作用。例如:耳尖放血有清热、降压、镇静、抗过敏、醒脑、明目等作用,因此,耳尖穴常用于治疗发热、高血压、失眠、过敏性疾病、头痛、健忘、视物昏花等。耳中穴有疏风活血功能,用于治疗荨麻疹、皮肤瘙痒症。耳神门擅长镇静和止痛,用于治疗神志病及各种痛症。

三、适应证

耳穴疗法的适应证广泛,包括内、外、妇、儿、五官等各科病症,如消化、呼吸、循环、泌尿及生殖等系统的内科疾病,各种疼痛性外科疾病,经、带、胎、产等妇科疾病,小儿生长、发育等儿科疾病,眼、耳、鼻、喉、口腔等五官科疾病,以及老年病等,都可以采用耳穴疗法进行防治。耳穴治疗的方法有 30 余种,包括针刺、艾灸、埋针、割治、按摩、耳道塞药、贴敷、挑治、低频脉冲、电刺激、药物注射、磁疗、烧酒滴耳、超声波、离子透入、贴压药籽法等等,各种治疗方法常规 1~3 日治疗 1 次,3~6 次为一个疗程。临床上应用比较多的有耳穴针刺、电针、药物注射、激光、按摩、贴压药籽法等。

四、禁忌证

耳针比较安全,一般没有绝对禁忌证,但以下几种情况应予以注意。

1. 严重的心脏病者不宜使用,更不宜采用强刺激。
2. 患有严重器质性疾病及伴有重度贫血者不宜针刺。
3. 外耳有明显炎症,如湿疹、疮疡、冻疮破溃等情况暂不宜针刺。
4. 妇女妊娠期间,迫切需耳针治疗者应慎用,有习惯性流产史的孕妇则应忌用。
5. 妇女月经期,文献记载不宜针刺,实践证实,大多数无不利影响,个别有经期缩短或月经骤停,停针后下月来潮即自行恢复;后继续治疗,由于对耳针刺激有了适应性,月经常不再受影响。功能失调性子宫出血、痛经患者行经期内针刺,同样有治疗作用。

耳针的禁忌证并非绝对不变的,它与机体当时的功能状态有着密切的关系。

第二节 内 科 疾 病

一、感冒

【概述】

感冒是一种常见的急性上呼吸道病毒感染性疾病,多由鼻病毒、副流感病毒、呼吸道合胞病毒、埃可病毒、柯萨奇病毒、冠状病毒、腺病毒等引起。临床表现为鼻塞、喷嚏、流涕、发热、咳嗽、头痛等,多呈自限性。分为普通感冒和流行性感冒。普通感冒又称伤风,以局部症状重、全身症状轻为其临床特点;流行性感冒是由流感病毒引起的急性呼吸道传染病,每因病毒变异、人群抵抗力低下而发生流行或大流行,起病急,发热、头痛、关节疼痛等全身症状较重,上呼吸道症状一般较轻。

中医学认为感冒的病因以感受风邪为主,但在不同的季节,往往夹时邪,如春季多夹风邪,夏季多夹暑湿,冬季多夹寒邪,其中尤以风寒、风热、暑湿为多见。病机为外邪侵犯肺卫,卫阳被遏,营卫失和,邪正相争,肺卫失和,而致感冒。时行感冒因感受时邪疫毒而致病,其特点为发病急,病情重,具有广泛传染性、流行性,较一般伤风感冒为甚。

正邪相争,邪胜正衰则发病。正气不足为发病的重要内在因素,如素体阳虚者易受风寒,阴虚者易受风热,痰湿内盛者易受外湿,常内外相因为病。卫外不固,外邪侵犯肺卫,致营卫失调,肺气失宣,从而出现肺系及表卫证候。如气虚感邪,邪在肺卫,则为气虚感冒;阴虚感邪,邪在肺卫,则为阴虚感冒。

【辨证】

1. 风寒束表　恶寒重,发热轻,无汗,头痛,鼻塞,流清涕,咳痰清稀,口不渴或喜热饮,舌苔薄白,脉浮或浮紧。

2. 风热犯表　身热重,恶寒轻,微恶风,有汗,鼻塞而干,少涕或流脓涕,咳痰黏或黄,口渴欲饮,舌苔薄黄,脉浮数。

3. 暑湿伤表　身热不扬,微恶风,汗出不畅,咳声重浊不扬,肢体酸重或疼痛,或口中黏腻,渴不多饮,舌苔黄腻,脉濡数。

4. 虚体感冒　热势不高,无汗,鼻塞流涕,神疲体倦,乏力,咳嗽痰白,舌质淡,苔薄白,脉浮无力。

【治疗原则】

祛风解表。风寒束表证宜辛温解表,风热犯表证宜清热疏风解表,暑湿伤表证宜清暑利湿,体虚感冒则应补益正气,以驱邪外出。

【耳穴疗法】

取穴(图4-1)

主穴:内鼻、外鼻、屏尖、肺。

配穴:风寒束表加额、枕;风热犯表加耳尖(放血);暑湿伤表加气管、咽喉、扁桃体;体虚感冒加脾、胃、三焦。

方义:内鼻、外鼻、屏尖、肺能宣肺解表,开鼻通窍。额、枕穴可清利头目;耳尖放血可清泻热邪;气管、咽喉、扁桃体能清喉利咽,祛暑止痛;胃、脾、三焦穴能调和胃脾功能,增进食欲,促进机体尽快恢复。

方法

1. 毫针针刺法　运用短细毫针针刺肺、内鼻等穴,可留针半小时以上;发热者可耳尖放血。

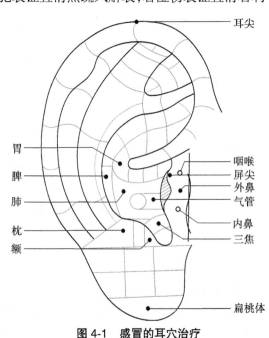

图4-1　感冒的耳穴治疗

2. 药籽贴耳法　用王不留行籽贴压于内鼻、肺等穴,每日自行按压 3 次,每穴每次按压 1~2 分钟,双耳交替。15 日为一个疗程。

3. 埋针法　常规消毒,将图钉型撳针埋入上述穴位。冬季留针 4~7 日,夏季留针 2~3 日,注意观察,防止感染,留针期间每日按压 3~5 次,以增强刺激。

【按语】

目前临床使用耳穴疗法治疗感冒较为常见,其中耳尖放血对于感冒发热效果显著,已得到广泛的临床疗效验证。临床研究集中在中药汤剂结合耳穴治疗感冒,以及感冒后咳嗽或咽痛等并发症状的耳穴疗法。如潘君贤等将 84 例经行感冒患者分为中药配合耳穴组及单纯中药组,结果发现中药配合耳穴组有效率远远高于单纯中药组。姚丽华主要观察感冒后咳嗽患者耳穴贴压结合穴位贴敷的效果,发现穴位敷贴联合耳穴贴压的方法可减轻咳嗽,缩短病程。

二、支气管炎

【概述】

支气管炎是由生物、物理、化学刺激或过敏等因素引起的气管、支气管黏膜炎症。多为散发,无流行倾向,临床上以咳嗽、咳痰、喘促等为主要症状。目前临床一般将其分为急性支气管炎和慢性支气管炎。急性支气管炎起病较急,一般有上呼吸道感染症状,如发热、畏寒、身痛等。咳嗽为本病的主要症状,开始为干咳、喉痒、胸骨后有闷痛感,1~2 日后咳出少量黏痰或稀薄痰液,以后咳出脓性痰,偶可伴有血丝。发热常在 3~5 日后消退,咳嗽症状可迁延至 1 周,但很少超过 1 个月。慢性支气管炎以长期反复发作的咳嗽、咳痰或伴有喘息为主要表现,每次发作的时间都在 2 个月以上,并有连续 2 年以上的病史或一年中持续发作 3 个月以上。轻者仅在晨起和晚睡时症状较为明显,咳痰多为白色黏液性或稀薄泡沫状。

本病属于中医学"咳嗽""喘证""痰饮"等病证范畴。中医学认为本病急性者多因外感六淫,尤以风、寒、燥、热为最。外邪从口鼻而入,或自皮毛而受,首先犯肺,以致肺卫失宣,清肃失常,聚而成痰,壅阻气道,以致咳嗽、咳痰等症。日久病情迁延而成慢性,则多与肺、脾、肾三脏失调有关。肺虚则气无所主,升降失司,出现咳嗽痰多;肾虚则气失摄纳,出现喘咳短气;若肝病犯肺,肺热津伤,则见咳嗽阵作,甚则痰中带血。本病急性期多为实证,慢性者则以虚证或虚实夹杂为多。

【辨证】

1. 风寒袭肺　咳嗽,痰白而稀,恶寒发热,头痛,全身酸楚,舌苔薄白,脉浮。

2. 风热犯肺　发热微恶风,痰黄,咳痰不爽,口干咽痛,舌红苔黄,脉浮数。

3. 风燥伤肺　干咳无痰,或痰少不易咳出,或痰中带血丝,鼻干咽燥,咳甚则胸痛,伴见恶寒发热等表证,舌红少津,苔薄黄,脉数。

4. 痰湿蕴肺　咳声重浊,胸闷气憋,痰多色白黏稠,舌苔白腻,脉濡滑。

5. 痰热郁肺　咳痰黄稠,胸闷气促,舌苔黄腻,脉滑数。

6. 肝火犯肺　气逆咳嗽,咳引胁痛,苔黄少津,脉弦数。

7. 肺阴亏耗　干咳无痰,或见咯血,舌红少苔,脉细数。

【治疗原则】

发作时宜祛邪豁痰、利气降逆,平时宜扶正固本、补肺健脾益肾。

【耳穴疗法】

取穴（图 4-2）

发作期：气管、支气管、肺。

缓解期：肺、脾、肾、神门、肾上腺。

（说明："支气管"非标准耳穴，在肺区内，有 2 个，分别位于气管与上肺、下肺连线的中点。）

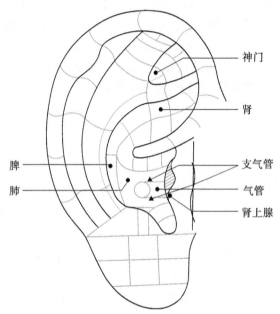

图 4-2　支气管炎的耳穴治疗

方义："脾为生痰之源，肺为贮痰之器。"盖肺属娇脏，为五脏之华盖，常因肺脏本身虚弱或他脏有病累及而致。如脾运化失常，湿聚成痰，循经上阻于肺；或肝郁化火，炼液成痰，上壅于肺；或肾阴不足，肺脏失养，清肃无权，气逆而咳。因此，本病主要是肺、脾、肾三脏功能失调所致，故取肺、脾、肾穴以健脾化痰，补肾益肺；本病痰已阻肺，肺络（气管）被塞，故取气管穴通络化痰，调理气机；神门、肾上腺穴镇静消炎，增强免疫力，止咳化痰。

方法

1. 毫针针刺法　运用短细毫针针刺，发作期予强刺激或通以脉冲电流，缓解期予中等刺激，留针 0.5~1 小时。

2. 药籽贴耳法　用王不留行籽贴压穴位，每日自行按压 3 次，每穴每次按压 1~2 分钟，双耳交替。1 个月为一个疗程。

3. 埋针法　常规消毒，将图钉型揿针埋入上述穴位。冬季留针 4~7 日，夏季留针 2~3 日，注意观察，防止感染，留针期间每日按压 3~5 次，以增强刺激。

【按语】

对于急性者，耳针常可迅速缓解咳嗽、咳痰症状；对于慢性者，则以多种方法综合运用效果为好。在选穴时应兼顾肺、脾、肾三脏功能，从本论治，坚持治疗。何木龙将 220 例患者分为对照组和治疗组，分别采用西医常规治疗和西医常规治疗加药籽贴耳法，结果显示治疗组的临床疗效优于对照组，咳、痰、喘、哮鸣音的消失时间短于对照组。

平时应戒烟,消除及避免粉尘及刺激性气体的吸入,注意气候变化,在寒冷季节注意保暖,并忌食辛辣香燥、肥甘油腻之品,以免生湿助痰。坚持锻炼身体,提高抗病能力。

三、支气管哮喘

【概述】

支气管哮喘,简称哮喘,是由多种细胞,如嗜酸性粒细胞、肥大细胞T淋巴细胞和中性粒细胞等多种细胞和细胞组分参与的气道慢性炎症性疾病。这种炎症使易感患者对各种激发因子具有气道高反应性,并引起气道痉挛,通常出现广泛多变的可逆性气流受限,并引起反复发作性喘息、呼气性呼吸困难、胸闷或咳嗽,且多在夜间和/或清晨发作。本病呈发作性伴有哮鸣音的呼气性呼吸困难或发作性胸闷和咳嗽,严重者被迫采取坐位或呈端坐呼吸,干咳或咳大量白色泡沫痰,甚则发绀。症状可持续数分钟、数小时至数日,严重发作可并发气胸、纵隔气肿、肺不张;长期反复发作和感染可并发慢性支气管炎、支气管扩张、间质性肺炎、肺纤维化和肺源性心脏病。本病的病因还不十分清楚,可能与遗传因素和环境因素有关。

本病属中医学"哮病"范畴。病位在肺,但与脾、肾关系密切。主要病理改变是宿痰内伏于肺;或因屡感于寒,寒邪深入肺府;或因饮食生冷,伤及肺气,凝成寒痰;或因饮食酸咸肥甘太过,助热生痰;或病后伤阴及素体阳盛,痰热胶固。这些均可使宿痰内伏于肺及膈上,遇因而发。本病诱因较复杂,外邪、饮食、劳倦、情志等皆可诱发。当诱因触发伏痰,痰随气升,气因痰阻,阻塞气道,通畅不利,便成呼吸气促、喉中哮鸣有声。

【辨证】

1. 发作期

(1)寒饮伏肺:呼吸急促,遇寒而发,形寒怕冷,喉中哮鸣有声,痰白而黏,或稀薄多泡,胸膈满闷如窒,面色晦滞,不渴或渴喜热饮,舌苔白滑,脉浮紧;或兼有风寒表证。

(2)痰热遏肺:呼吸急促,喉中哮鸣,气粗息涌,痰黄稠胶黏,咳吐不利,胸中烦热,口渴,喜凉饮,舌红,苔黄腻,脉滑数;或兼有表热证。

2. 缓解期

(1)肺脾气虚:反复发作,神疲短气,言语无力,气怯声低,自汗畏风,极易感冒,咳痰清稀,舌淡,苔薄白,脉细弱。

(2)肺肾两虚:气息短促,动则为甚,腰酸腿软,脑转耳鸣,不耐劳累,下肢欠温,小便清长,舌淡,脉沉细。

【治疗原则】

发作期宜解痉平喘、利气降逆,缓解期宜培补中土、固肺益肾。

【耳穴疗法】

取穴(图4-3)

发作期:气管、肾上腺、皮质下、内分泌、交感。

缓解期:肺、脾、肾。

方义:"急则治其标",发作时用泻法,取交感穴以抑制交感和副交感神经之兴奋,解除支气管平滑肌痉挛;取内分泌、肾上腺、皮质下以抗炎、抗过敏和促进吸收,排泄痰液;取气管穴以松弛平滑肌。症状减轻后,按"缓则治其本"的原则,分别调补肺、脾、肾三脏。

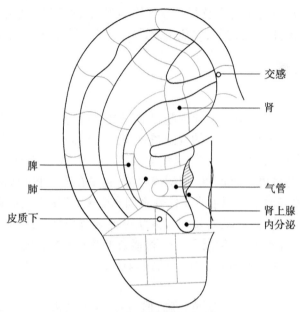

交感
肾
脾
肺
气管
皮质下
肾上腺
内分泌

图 4-3　支气管哮喘的耳穴治疗

方法

1. 毫针针刺法　运用短细毫针针刺气管、皮质下、肺等穴,发作期予强刺激或通以脉冲电流,缓解期予中等刺激,留针 0.5~1 小时。

2. 药籽贴耳法　用王不留行籽贴压于肺、脾、肾等穴位,每日自行按压 3 次,每穴每次按压 1~2 分钟,双耳交替。1 个月为一个疗程。

3. 埋针法　常规消毒,将图钉型揿针埋入上述穴位。冬季留针 4~7 日,夏季留针 2~3 日,注意观察,防止感染,留针期间每日按压 3~5 次,以增强刺激。

【按语】

耳针对本病有较好疗效,无论发作期还是缓解期均有作用。对于严重的哮喘发作持续 24 小时以上,或经治疗 12 小时以上仍未能控制者,为哮喘持续状态,须配合中西药物治疗。武君丽采用耳压疗法治疗 68 例支气管哮喘患者,取肺、气管、肾上腺、平喘穴,效果良好;刘希茹对 45 例支气管哮喘患者采用耳针结合温针灸的治疗方法,耳穴选取支气管、肺、肾、平喘、神门、肾上腺,有效率达 48.9%。

在自我保健方面,需注意观察哮喘的促(诱)发因素,避免受寒、异气异味、灰尘、花粉等刺激。饮食宜清淡,忌生冷、辛辣、肥甘等,以杜绝生痰之源。避免过劳和精神刺激。必须坚持缓解期治疗,积极锻炼,增强机体抗病能力。

四、心悸

【概述】

心悸是中医病名,以心中急剧跳动,惊慌不安,甚则不能自主为主要临床表现。《素问·平人气象论》云:"脉绝不至曰死,乍疏乍数曰死",认识到脉律不齐是本病的表现,并且心悸时脉律失常的程度与疾病预后关系密切。心悸的病因病机常为体质虚弱、饮食劳倦、七情所伤、感受外邪及饮食不当而致气血阴阳亏损,心神失养,心主不安,或痰、饮、火、瘀阻滞心脉,扰乱心神。

西医学认为心律失常可由于心脏活动的频率、节律或收缩强度的改变而导致,也可以在心脏活动完全正常的情况下产生。健康人一般仅在剧烈运动、精神高度紧张或高度兴奋时产生,而在某些病理情况下,如心率过快、过慢及有期前收缩时,或心脏神经症或过度焦虑时,也会产生。各种原因引起的心律失常,如心动过速、心动过缓、期前收缩、心房颤动或扑动、房室传导阻滞、病态窦房结综合征、预激综合征及心功能不全、心脏神经症等,出现心悸为主症者,均可参照治疗。

【辨证】

1. 心虚胆怯　心悸不宁,善惊易恐,坐卧不安,少寐多梦而易惊醒,食少纳呆,苔薄白,脉细略数或细弦。

2. 心脾两虚　心悸气短,头晕目眩,少寐多梦,面色无华,神疲乏力,纳呆食少,腹胀便溏,舌淡红,脉细弱。

3. 阴虚火旺　心悸易惊,心烦失眠,五心烦热,伴耳鸣,腰酸,头晕目眩,舌红少津,苔薄黄或少苔,脉细数。

4. 心阳不振　心悸不安,胸闷气短,动则尤甚,面色苍白,形寒肢冷,舌淡苔白,脉虚弱或沉细无力。

5. 水饮凌心　心悸眩晕,胸闷痞满,渴不欲饮,下肢浮肿,伴恶心呕吐,流涎,小便短少,舌淡苔滑,脉沉细而滑。

【治疗原则】

本病以养心活血、宁心安神为大法。虚证予以补气、养血、滋阴、温阳;水饮凌心证则应强心健脾、利水化饮。分清主次、缓急,或兼顾治疗。

【耳穴疗法】

取穴(图 4-4)

主穴:心、小肠、皮质下。

配穴:心虚胆怯加胆;心脾两虚加心脏点、脾;阴虚火旺加交感、肾上腺;心阳不振加神门;水饮凌心加胃、三焦。

(说明:"心脏点"非标准耳穴,在耳屏"渴点"与"外耳"连线的中点,"渴点"在"外鼻"与屏尖连线的中点。)

方义:心为五脏六腑之大主,主神明,主血脉,心血不足,心神失养易致心神不安,出现心悸,故取心穴,宁心安神;心与小肠相表里,小肠穴具有健脾和胃、养心生血的功效,可用于治疗心动过速、心律不齐等心脏疾患;胆穴可补益胆气;皮质下可调节心血管舒缩功能;心脏点可调节心率;肾上腺、交感穴可调节迷走神经,从而调整心率;脾、胃、三焦穴可运化水湿,利水化饮。

方法

1. 毫针针刺法　以细短毫针针刺,可留针 30 分钟至数小时。

2. 药物注射法　以维生素 B_1 或阿托品注射心穴,每次注射 0.1~0.2ml。

3. 埋针法　常规消毒后,用揿针埋入 0.2~0.3cm,以胶布固定,留针 2~3 日,每日交替按压双侧耳穴 3~5 次,保持耳部清洁以防感染。

4. 药籽贴耳法　用王不留行籽贴压于一侧主穴及附近敏感点,以出现疼痛、发热为佳,

2 日后更换至另一侧耳穴,每穴每次按压 1~2 分钟,每日 2~3 次。

5. 指甲掐耳法　以示指指甲掐压心、小肠、皮质下等穴数分钟,至有酸胀、疼痛感。

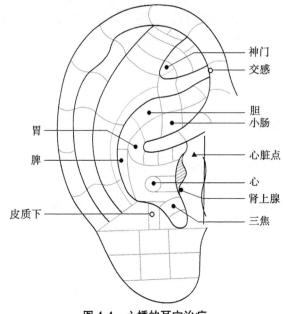

胃　脾　皮质下

神门　交感　胆　小肠　心脏点　心　肾上腺　三焦

图 4-4　心悸的耳穴治疗

【按语】

目前临床多运用药籽贴耳法治疗心悸。如余萱等在常规治疗的基础上,取心、神门、皮质下、小肠、交感、内分泌,对 30 例心悸患者进行耳穴贴压操作,对照常规治疗组,结果发现耳穴贴压组疗效优于常规组,且无毒副作用及不良反应。

情志调畅、饮食有节及避免外感六淫邪气、增强体质等是预防本病的关键。积极治疗胸痹、心痛、痰饮、肺胀、喘证及痹病等,对预防和治疗心悸发作具有重要意义。适当练习八段锦,不宜过度劳累,生活尽量规律,饮食有节,保持精神乐观,情绪稳定。重症心悸应卧床休息,还应及早发现变证、坏病先兆,做好急救准备。

五、冠心病

【概述】

冠状动脉粥样硬化性心脏病是指冠状动脉粥样硬化使血管狭窄或阻塞,或 / 和因冠状动脉功能性改变(痉挛)导致心肌缺血缺氧或坏死而引起的心脏病,统称冠状动脉性心脏病,简称冠心病,亦称缺血性心肌病。冠心病包括多种冠状动脉疾病,但冠状动脉粥样硬化占冠状动脉性心脏病的绝大多数(95%~99%)。冠心病发病的原因主要有冠状动脉供血不足、心肌耗氧量剧增等。心绞痛是冠心病的重要分型之一,又分为稳定型心绞痛与不稳定型心绞痛。稳定型心绞痛是在冠状动脉狭窄的基础上,由于心肌负荷的增加引起心肌急剧的、暂时的缺血与缺氧的临床综合征,临床表现为阵发性前胸压榨性疼痛,主要位于胸后部,可放射至心前区和左上肢尺侧,常发生于劳力负荷增加时,持续数分钟,休息后或用硝酸酯制剂后消失。本症患者男性多于女性,多数患者在 40 岁以上,劳累、情绪激动、饱食、受寒、急性循环衰竭等为常见的诱因。不稳定型心绞痛在胸痛的部位、性质与稳定型心绞痛相似,但具有以下特点之一:①原为稳定型心绞痛,在 1 个月内疼痛发作的频率增加,程度加重、时限延长、诱发因素变化,硝酸酯类药物缓解作用减弱;② 1 个月之内新发生的心绞痛,并因较轻的负荷所诱发;③休息状态下或较轻微活动即可诱发心绞痛。

本病属中医学"心悸""怔忡""胸痹"范畴。病位在心,但与肝、脾、肾、肺四脏关系密切。心主血脉,肺主治节,两者相互协调,气血运行自畅。心病不能推动血脉,肺气治节失司,则血行瘀滞;肝病疏泄失职,气滞血瘀;脾失健运,聚生痰浊,气血乏源;肾阴亏损,心血失荣,肾阳虚衰,君火失用,均可导致心脉痹阻,引发本病。其病机多为本虚标实,虚实夹杂。本虚有气虚、气阴两虚及阳气虚衰;标实有血瘀、寒凝、痰浊、气滞,且可相兼为病,如气滞血瘀、寒凝气滞、痰瘀交阻、气虚血瘀等。

【辨证】

1. 痰浊壅阻　胸部痞满作痛,恶心欲吐,心悸,或咳唾痰涎,纳呆,形体肥胖,舌苔白滑或腻,脉沉滑或结代。

2. 心脉瘀痹　阵发胸痛而剧,痛有定处,时感心悸不宁,舌质黯或有瘀斑,脉弦细涩或结代。

3. 寒凝心脉　胸痛甚,遇寒则发,形寒,甚则手足不温,冷汗出,心痛彻背,背痛彻心,舌质淡,苔薄白,脉沉紧、沉弦或迟。

【治疗原则】

养心通痹,宽胸止痛。痰浊壅阻证泄浊豁痰;心脉瘀痹证活血通脉;寒凝心脉证辛温通阳。

【耳穴疗法】

取穴(图 4-5)

主穴:心。

配穴:痰浊壅阻证加脾、胃、三焦;心脉瘀痹证加皮质下、交感、肝;寒凝心脉证加神门、肾上腺。

方义:心主血脉,刺激心区以改善心肌缺血、缺氧状态,提高心肌功能;脾、胃、三焦可通调水道,利湿化痰;皮质下与交感合用可调节血管的舒缩功能;肝主疏泄而藏血,可舒畅气机、调节血运;神门安神养心;胸为相应部位取穴,胸痛、胸闷、心绞痛时取之。

方法

1. 毫针针刺法　运用短细毫针针刺,发作期予强刺激或通以脉冲电流,缓解期予中等刺激,留针 0.5~1 小时。

2. 药籽贴耳法　用王不留行籽贴压穴位,每日自行按压 3 次,每穴每次按压 1~2 分钟,双耳交替。1 个月为一个疗程。

3. 埋针法　常规消毒,将图钉型揿针埋入上述穴位。冬季留针 4~7 日,夏季留针 2~3 日,注意观察,防止感染,留针期间每日按压 3~5 次,以增强刺激。

【按语】

耳针治疗冠心病有即时宽胸理气、活血宣痹的效应,可明显缓解心绞痛,防止心肌梗死进一步发展,对防止休克有重要意义。但刺激量要适当,视患者耐受性而定。本病症情复杂,变化迅速,给耳针治疗带来一定难度,特别是大面积心肌梗死、严重心律失常、严重心力衰竭时,耳针只能起配合治疗作用,应及时采取中西医综合治疗措施。

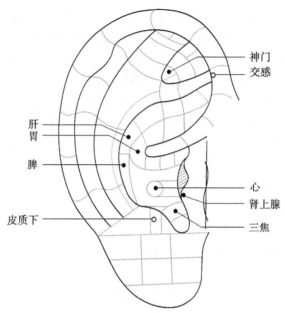

图 4-5 冠心病的耳穴治疗

赵林颖选择冠心病慢性收缩性心力衰竭患者 84 例,随机分为治疗组(40 例)和对照组(44 例),对照组予常规西药治疗,治疗组在对照组治疗基础上加服健心汤合耳穴压豆法,治疗 24 周后,治疗组心功能和左室射血分数均较对照组明显改善。陈丽对 42 例确诊为冠心病的老年患者,在使用常规药物的基础上加用穴位按摩和耳压疗法,结果显示,治疗总有效率为 66.6%。

本病患者应注意精神调摄,避免情绪波动。平时要注意生活起居,切不可从事剧烈活动。年老体弱者,应避免风寒刺激。饮食宜轻淡,禁食肥甘厚味、烟酒、浓茶,多进食蔬菜、水果,保持大便通畅,纠正偏食。发作期应卧床休息,密切监护。

六、风湿性心脏病

【概述】

慢性风湿性心脏病是风湿性炎症过程所导致的瓣膜损害,以二尖瓣病变最为常见,占风湿性心脏病的 95%~98%,其次为主动脉瓣病变。临床以心悸、劳动后气促、咳嗽、咯血或血性泡沫痰为特征。本病是常见的心脏病之一,患病率为 1.99‰,主要累及 40 岁以下人群,2/3 患者为女性。西医学认为本病最常见的病因为风湿热,但约半数患者并无急性风湿热病史,而有反复链球菌感染导致扁桃体炎或咽峡炎病史。急性风湿热后,至少需 2 年才形成明显的二尖瓣狭窄。慢性二尖瓣狭窄可导致左心房扩大及其所致的左主支气管上抬,左心房壁钙化、左心房附壁血栓形成和肺血管床闭塞性改变,严重者形成左心室废用性萎缩。由于肺动脉高压,又可导致右心室扩张和右心衰竭,并继发三尖瓣及肺动脉瓣关闭不全。

本病属中医学"心痹""心悸""怔忡"等范畴。中医学认为其病因不外乎外邪入侵和正气虚弱两方面。素体阳虚,卫外不固,风寒湿邪乘虚入侵;或素体阴虚、复感风湿之邪,均可致气血经络凝滞不通,不通则痛,而产生风湿寒痹或风湿热痹。日久迁延不愈可由血脉累及心脏,心脉瘀阻,而发为心痹。心痹久可累及肺、脾、肝、肾,导致五脏衰败。肺虚失肃则见咳逆,肾虚失纳则见气喘,心失所养则有心悸,脾虚肾衰则见水肿,肝郁气滞则有瘀血,最后可致阴阳离决、亡阴亡阳之证。

【辨证】

1. 心脉瘀阻　两颧紫红,唇甲青灰,头晕乏力,心悸喘促,咳或咯血,舌质青紫,脉涩或结代,或脉细数。

2. 气血亏虚　心中悸动,气短汗出,面无华采,倦怠乏力,头目眩晕,舌质淡胖,脉细弱。

3. 心肾阳虚　面色暗晦,心悸浮肿,咳嗽喘息,手足不温,舌淡苔薄,脉沉细或结代。

4. 阳虚欲脱　心悸气喘,大汗淋漓,四肢厥冷,全身浮肿,舌质紫黯,脉微欲绝。

【治疗原则】

心脉瘀阻证活血化瘀;气血亏虚证补益气血;心肾阳虚证温肾补阳;阳虚欲脱证大补阳气。

【耳穴疗法】

取穴(图4-6、图4-7)

主穴:心、耳背心、神门。

配穴:心脉瘀阻证加皮质下、交感;气血亏虚证加肾上腺;心肾阳虚证加脾、肾、肝;阳虚欲脱证加脾、肾。

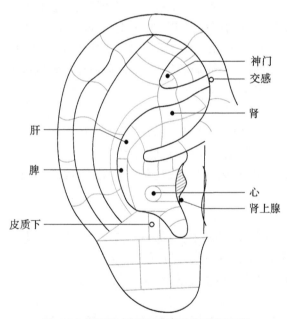

图4-6　风湿性心脏病的耳穴治疗(正面)

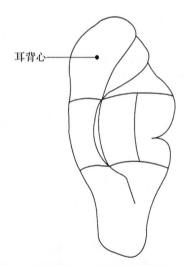

图4-7　风湿性心脏病的耳穴治疗(背面)

方义:心、耳背心、神门可养心安神,调补心气,改善心功能,调节心率;皮质下、交感、肾上腺可调节血管舒缩功能,改善心肌供血;脾、肾、肝从整体论治,可通过运脾、温肾、疏肝整体调节五脏功能,减轻症状。

方法

1. 毫针针刺法　运用短细毫针针刺心、皮质下、交感、神门等穴,可留针半小时以上。

2. 药籽贴耳法　用王不留行籽贴压于上述穴位,每日自行按压3次,每穴每次按压1~2

分钟,双耳交替。1 个月为一个疗程。

3. **埋针法**　常规消毒,将图钉型揿针埋入上述穴位。冬季留针 4~7 日,夏季留针 2~3 日,注意观察,防止感染,留针期间每日按压 3~5 次,以增强刺激。

【按语】

耳针治疗本病有改善心功能、调整心率、减轻症状的作用,在减轻心悸、胸痛,改善睡眠、强心利尿、增加食欲方面有明显效果,但刺激量不可过大,防止加重心脏负担。若病属后期,瓣膜狭窄严重,并发左右心衰竭者,则非耳针所能奏效,需中西医结合药物或手术治疗。

本病多由风湿病失治误治或防治不当所致,故平时应注意保暖,防止链球菌感染,预防风湿病。患病后非风湿活动期或心功能尚可者,提倡适当体育锻炼以改善和增强心功能;中晚期患者应注意休息,防止过劳。

七、高血压

【概述】

高血压又称为原发性高血压。根据 2018 年中国高血压防治指南,在未使用降压药物的情况下,非同日 3 次测量诊室血压,收缩压≥140mmHg 和 / 或舒张压≥90mmHg,或既往有高血压史,目前正在使用降压药,血压虽然低于 140/90mmHg,仍应诊断为高血压。根据起病缓急和进展情况,高血压可分为缓进性和急进性两类,前者多见。早期仅在紧张、劳累时血压升高,以后逐渐持久升高,伴有脑、心、肾等重要脏器的严重损害。临床上根据心、脑、肾等靶器官受累程度,分为 3 期。第 1 期:有高血压,临床无心、脑、肾等重要器官损害表现;第 2 期:有高血压,并有下列 1 项者:左心室肥厚,眼底动脉普遍或局部狭窄,蛋白尿或血肌酐浓度轻度增高;第 3 期:有高血压,并有下列 1 项者:脑出血或高血压脑病,心力衰竭,肾衰竭,眼底出血或渗出、视盘水肿。

本病属于中医学"眩晕""头痛"等范畴,主要由情志失调、饮食失节及素体阴阳失衡所致。长期忧思恼怒或精神紧张,易致肝郁化火而肝阳上亢;恣食肥甘厚腻,脾胃受损,聚湿成痰,痰浊上扰;年高体虚或肾阴虚亏,阴不制阳,虚风上扰;病久阴损及阳,则成阴阳两虚之候。

【辨证】

1. **肝火亢盛**　头痛眩晕,急躁易怒,面红目赤,口苦咽干,便秘尿赤,舌红苔黄,脉弦数。
2. **痰浊上扰**　头痛眩晕,头胀重,胸脘痞闷,纳呆疲乏,舌苔白腻,脉弦滑。
3. **阴虚阳亢**　头晕目眩,头痛,耳鸣,头重脚轻,心烦失眠,腰膝酸软,肢体麻木或手足颤抖,舌质偏红,苔少,脉细弦。
4. **阴阳两虚**　头昏目眩,畏寒肢冷,下肢酸软,或虚烦、口干、颧红,舌质光而淡红,脉沉细。

【治疗原则】

肝火亢盛证宜清肝泻火,平肝潜阳;痰浊上扰证宜化痰降浊;阴虚阳亢证宜滋阴潜阳,平肝降火;阴阳两虚证当滋肝养肾,补阴壮阳。

【耳穴疗法】

取穴(图 4-8、图 4-9)

主穴:耳背沟、耳尖、神门、额、交感、皮质下。

配穴:肝火亢盛证加外耳、枕、结节;痰浊上扰证加脾、胃、三焦;阴虚阳亢证加心、肝;阴阳两虚证加肾。

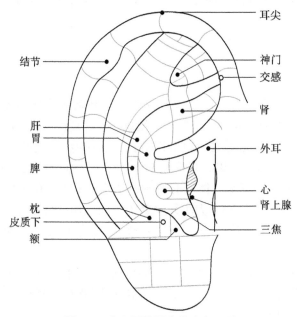

图 4-8　高血压的耳穴治疗(正面)

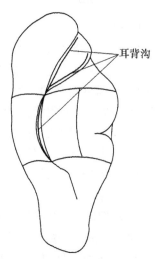

图 4-9　高血压的耳穴治疗(背面)

方义:耳背沟、耳尖放血清脑明目、镇静降压;交感、皮质下可调节血管的舒缩功能,缓解血管痉挛状态;脾、胃、三焦可祛痰化浊;额可清脑镇静;肝、肾可滋肾阴,潜肝阳;心、神门可养心安神降压。

方法

1. 毫针针刺法　每次选取 3~5 穴,毫针针刺用中等刺激,留针 30 分钟,每隔 5~10 分钟行针 1 次,每日或隔日 1 次;耳背沟、耳尖放血。

2. 药籽贴耳法　用王不留行籽贴压于以上耳穴,每日自行按压数次,2~3 日更换 1 次,双耳交替,疗程同针刺法。

3. 埋针法　常规消毒,将图钉型揿针埋入。冬季留针 4~7 日,夏季留针 2~3 日,注意观察,防止感染,留针期间每日按压 3~5 次,以增强刺激。

【按语】

耳针可有效缓解由高血压引起的一系列临床症状。一般收缩压和舒张压均有递降趋势,但以收缩压最为明显,血压越高,降压作用越明显。从证型上分,肝火亢盛证临床改善最为明显,但需坚持治疗,以维持疗效。对于高血压脑病、高血压危象和急进性高血压患者,耳针仅宜作为应急处理或辅助治疗,必要时应配合体穴及中西医结合处理。

本病患者应保持心情愉快,避免过度紧张与劳累。坚持适度的体力劳动和体育锻炼。饮食宜清淡,少进高脂、高糖食物,限制钠的摄入,禁烟酒,不饮浓茶与咖啡。减轻体重。血压过高者应卧床休息,谨防摔倒诱发中风。

在临床研究方面,目前高血压的耳穴治疗侧重于多种治疗方法联合使用。袁旻健等将耳穴压豆与降压操相结合,观察 150 例高血压患者,随机分为治疗组与对照组,结果发现治疗组有效率为 82.9%,远高于对照组 51.4%。王凤香等将 120 例高血压患者随机分为四组,即降压药物组、耳穴配合降压药物组、耳尖放血配合降压药物组、耳尖放血及耳穴贴压配合降压药物组,结果发现耳尖放血及耳穴贴压配合降压药物组疗效高于其他各组,说明综合疗法治疗有效。

八、低血压

【概述】

低血压是指体循环动脉压力低于正常的状态。一般认为成年人上肢动脉血压低于 90/60mmHg 即为低血压。低血压一般分为生理性低血压与病理性低血压。病理性低血压除低血压外,常伴有其他疾病,临床上以头晕目眩、心悸疲乏、四肢倦怠、汗出肢冷、食欲不振、失眠健忘等为主要症状,严重者可出现晕厥、休克。该病多发生于中年以上男性,男女比约为(3~4):1。一般认为是进行性自律神经功能衰竭。体检时发现直立血压在 30/20mmHg 以上,心率并不增快。日久可有吞咽困难,腹泻,便秘或大小便失禁等症状。病变后期可伴多系统萎缩的自律功能衰竭,以震颤、肌强直等为常见,还可出现肌阵挛、行走不稳、构音障碍等,但大多进展缓慢。

本病属中医学"眩晕""晕厥"范畴。中医学认为,本病多因久病体弱,中气不足,清阳不升;或脾虚湿盛,湿浊上扰,蒙闭清窍;或劳倦伤肾,髓海不足,脑失所养而致。病程迁延日久,气血俱虚,藏血不足,肝木失养,可引起虚风内动。

【辨证】

1. 中气不足　形瘦,面白无华,直立稍久则头晕感飘飘然,目花、神疲,或晕厥欲仆、恶心、呕吐,胸闷,舌淡,脉沉细而弱。

2. 肾精亏损　立则眩晕,卧则缓解,腰酸、耳鸣、阳痿、遗精、尿频,舌淡或红,脉细尺弱。

3. 脾虚湿阻　眩晕,纳呆,头重,肢重,胸闷恶心,呕吐,苔腻,脉细滑。

4. 肝肾阴亏　头晕眼花,耳鸣,健忘,腰膝酸软,面热眼花,口燥咽干,舌红,脉弦细。

【治疗原则】

多从心、肝、脾胃、肾论治,治疗以补气、养血、滋阴、温阳为主。中气不足证补益脾气;肾精亏损证益肾填精;脾虚湿阻证健脾化湿;肝肾阴亏证补益肝肾。

【耳穴疗法】

取穴(图 4-10)

主穴:心、神门、缘中、额、颞、枕。

配穴:中气不足证加脾;肾精亏损证加肾;脾虚湿阻证加皮质下、三焦、肾上腺;肝肾阴亏证加肾、肝。

方义:额、颞、枕属局部取穴;缘中、皮质下、肾上腺可调节血管舒缩功能,收缩血管,升高血压;心、脾、肝、肾健脾益肝,补肾填精,促进血液循环;神门穴安神止晕;三焦促进血液循环。

方法

1. 毫针针刺法　每次选取 4~6 穴,针刺予轻刺激,留针 30 分钟,每日或隔日 1 次。

2. 药籽贴耳法　用王不留行籽贴压于以上耳穴,每日自行按压数次,2~3 日更换 1 次,双耳交替。10 次为一个疗程。

3. 埋针法　常规消毒,将图钉型撤针埋入。冬季留针 4~7 日,夏季留针 2~3 日,注意观察,防止感染,留针期间每日按压 3~5 次,以增强刺激。

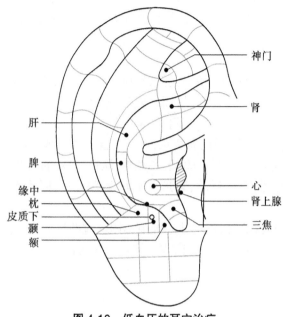

图 4-10　低血压的耳穴治疗

【按语】

耳针治疗各种原因导致的低血压均有一定作用,可使血压稳定上升,与升压药有协同作用,且无副作用。耳针能显著改善眩晕、心悸、恶心、失眠等症状,但需坚持治疗。临床多种方法配合或交替使用,有助于提高治疗效果。曹氏将 4 个研究中心的 144 例维持性血液透析患者随机分为对照组和试验组,两组均采用西医常规治疗,试验组加用耳穴压丸联合生脉胶囊治疗。结果显示,试验组在透析中低血压的发生率、西医干预率、因低血压中断透析发生率和未完成超滤脱水量发生率方面优于对照组。

低血压患者平时应注意护理,加强营养,增加蛋白摄入量,适当增加运动。睡眠时头位不宜过低。在治疗过程中,动作应缓慢,切忌过猛起立,随着疾病的好转,逐渐加快直立速度。

九、自发性多汗症

【概述】

自发性多汗症是指因神经系统失衡或者内科疾病、遗传等因素作用下出现异常出汗过多的一类疾病。临床可表现为全身性或局限性、偏侧性或两侧对称性多汗,汗液分泌量不定,并有随气候、运动、情绪等因素加剧的特点。西医学认为自发性多汗症是人体汗腺过度分泌所导致的一种疾病,其发病机制目前尚不明确。临床上可见于某些神经系统器质性疾病、神经症、大脑皮质兴奋与抑制过程的平衡失调等,以及与遗传因素有关的先天性多汗症和各种内科疾病等(如病毒或细菌感染性疾病、慢性消耗性疾病、内分泌疾病及产后、手术、大出血等)。西医对本病多采取对症治疗,口服抗胆碱药或行放射治疗、物理治疗、交感神经切除术等。

本病属中医"汗证"范畴。《素问·阴阳别论》提出"阳加于阴谓之汗",人体阴阳失调,营卫不和,腠理失司,出现汗液外泄失常,称为"汗证"。其中,不因外界环境因素的影响而白昼时时汗出,动辄益甚,称为自汗;寐中汗出,醒来自止者,称为盗汗。中医病因病机为人体肺卫不固、营卫不和、阴阳两虚、阴虚火旺、邪热郁蒸等,使肌表疏松,表虚不固,腠理开泄,或汗液不能自藏而外泄。

【辨证】

1. 肺卫不固　全身汗出量多,动则尤甚,恶风,气短乏力,舌淡苔薄,脉细弱。
2. 营卫不和　偏身汗出,汗出恶风,周身酸楚,素体虚弱,失眠,苔薄白,脉缓。
3. 湿热蕴蒸　全身或头面多汗,脘闷,纳呆,身重,苔黄腻,脉滑数。
4. 胃热上蒸　手、足、腋下多汗,有臭味,伴消谷善饥,面赤烦热,尿赤便秘,苔黄,脉洪大。
5. 阴虚内热　头面多汗,头晕耳鸣,五心烦热,腰膝酸软,舌红少苔,脉细数。
6. 肝郁血瘀　局限性多汗,激动、紧张时加重,胸胁刺痛,唇舌青紫有瘀点,苔薄,脉涩。

【治疗原则】

调理阴阳平衡、调和营卫、扶正祛邪。肺卫不固证宜益气固表,营卫不和证当调和营卫,湿热蕴蒸证宜清热祛湿,胃热上蒸证当清降胃热,阴虚内热证宜滋阴清热,肝郁血瘀证当行气活血。

【耳穴疗法】

取穴(图 4-11)

主穴:交感、皮质下。

配穴:肺卫不固证加肺;营卫不和证加心;湿热郁蒸证加脾、胃、三焦;胃热上蒸证加枕、神门;阴虚内热证加肝、肾;肝郁血瘀证加肝。

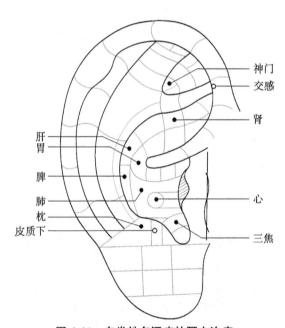

图 4-11　自发性多汗症的耳穴治疗

方义:交感、皮质下调节自主神经功能,抑制汗腺分泌。"汗为心之液",汗液的排泄有赖于心气的调控;"肺主皮毛",皮毛为一身之表,包括皮肤与汗腺,故肺穴可调节汗腺;肝、肾补肝益肾填精,促进血液循环;脾、胃、三焦可利水化痰;枕、神门可镇静安神。

方法

1. 毫针针刺法　以细短毫针针刺,取交感、皮质下、神门,再随证选取相应耳穴,可留针30分钟至数小时。

2. 药物注射法　以维生素 B_1 或阿托品注射神门穴,每次注射 0.1~0.2ml。

3. 埋针法　常规消毒后,以探棒选取压痛点,将揿针埋入 0.2~0.3cm,以胶布固定,留针 2~3 日,每日交替按压双侧耳穴 3~5 次,5~7 日为一个疗程,保持耳部清洁以防感染。

4. 药籽贴耳法　耳郭消毒后,用王不留行籽贴压一侧交感、皮质下、肺、心及附近敏感点,以出现胀、痛,伴耳发热为佳,2 日后更换至另一侧耳穴,每日自行按压,每次 1~2 分钟,每日 2~3 次。

5. 指甲掐耳法　以示指指甲掐压交感、皮质下等穴数分钟,至有胀、痛感。

【按语】

目前临床上对耳穴治疗自发性多汗症的研究较少,武荣芳等将耳针与耳穴贴压相结合用于 54 例多汗症患者,主穴用耳针法,配穴予以药籽贴耳法,48 例经治痊愈,随访未见复发。多汗可为内科疾病的并发症状,左莹莹等以耳穴贴压配合自拟降糖止汗方治疗糖尿病并发多汗患者 1 例,取穴为交感、肺、内分泌、枕、肾上腺、皮质下、胰胆、三焦、神门,结果发现患者自汗症状明显缓解,且血糖控制在正常范围内。在治疗并发多汗时,止汗非主要目的,应审证求因,治病求本,针对病因给予相应治疗。

平时应注意保持情绪稳定,忌食辛辣刺激性食物及戒烟酒,锻炼身体,使表卫固密,调节汗液排泄和卫外功能,注意保持汗出部位的清洁卫生。

十、呃逆

【概述】

呃逆由膈肌痉挛收缩引起,多与饮食有关,特别是进食过快、过饱,摄入过热或过冷的食物和饮料、饮酒等,外界温度变化和过度吸烟亦可引起。呃逆频繁或持续 24 小时以上,称为难治性呃逆,多发生于某些疾病。西医学认为本病是膈肌和部分呼吸肌在某些因素的作用下,产生连续的或间歇的痉挛收缩而导致的。正常人在吸入冷空气时亦常出现呃逆,不属病理现象。当某些疾病如胃神经官能症、胃炎、胃扩张、肝硬化晚期、脑血管疾病、尿毒症等其他原因导致长时间呃逆频频,无法自制,则属于病理现象。

中医学认为,呃逆是以气逆上冲,喉中呃呃连声,声短而频,不能自制为特征的病症。可偶然单独发生,也可见于他病之兼症。本病基本病机为胃气上逆动膈,胃失和降的病因常有饮食不节、情志不和、正气亏虚等。过食寒凉,寒气蕴蓄于胃,或过食辛热,阳明腑实,导致气机不畅则动膈而致呃;恼怒抑郁,气机不利,津液失布,肝气夹痰上逆亦可动膈;重病久病之后,用药误伤正气,损伤胃阴,可使胃失和降而呃;病深及肾,胃气失于摄纳,引动冲气上乘,亦可使膈间之气不畅而引起呃逆。

【辨证】

1. **胃中寒冷**　呃逆声音沉缓有力,喜热饮,中脘冷胀,手足欠温,饮食减少,舌苔白润,脉迟缓。

2. **胃火上逆**　呃逆声音响亮,连续有力,喜冷饮,口臭,烦渴,大便秘结,小便黄赤,舌苔黄,脉滑数。

3. 气机郁滞　呃逆连声,常因情志波动而发作,睡时停止,醒时又作,伴嗳气、胸闷,苔薄白,脉弦。

4. 脾胃阳虚　呃逆声音低弱,气不持续,形体羸瘦,面色少华,食少困倦,舌淡苔白,脉沉细弱。

【治疗原则】

理气降逆止呃。胃中寒冷证当温中散寒,和胃降逆;胃火上逆证当清火和胃止呃;气机郁滞证当疏肝降气,和胃止呃;脾胃阳虚证当温补脾胃,和中降逆。

【耳穴疗法】

取穴(图 4-12)

主穴:耳中、神门。

配穴:胃中寒冷证加脾、胃;胃火上逆证加胃、三焦;气机郁滞证加肝、胆;脾胃阳虚证加交感、皮质下。

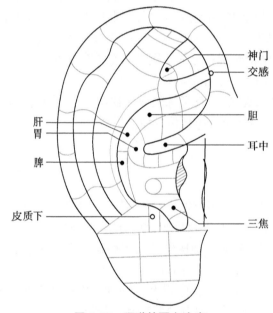

图 4-12　呃逆的耳穴治疗

方义:"耳中"又名"膈区",为相应部位取穴,缓解膈肌痉挛,是为要穴;胃、肝、胆、三焦穴以疏肝理气,和胃降逆;神门以镇静止呃;交感、皮质下调节自主神经功能。

方法

1. 毫针针刺法　以细短毫针针刺,可留针 30 分钟至数小时。

2. 药籽贴耳法　用王不留行籽贴压一侧主穴及附近敏感点,以出现疼痛伴耳发热为佳,2 日后更换至另一侧耳穴,每日自行按压,每次 1~2 分钟,每日 2~3 次。

3. 埋针法　常规消毒后,将揿针埋入 0.2~0.3cm,以胶布固定,留针 2~3 日,每日交替按压双侧耳穴 3~5 次,保持耳部清洁以防感染。

4. 药物注射法　以维生素 B_1 或阿托品注射耳中、神门,每次注射 0.1~0.2ml。

5. 指甲掐耳法　以示指指甲掐压耳中、胃等穴数分钟,至有胀、痛感。

【按语】

耳针治疗呃逆,简便有效,治愈率甚高,疗程亦短。从临床来看,本病疗效与病程长短及病情虚实关系密切。一般病程短的实证疗效为好,病程长者疗效较差。久呃难止,在病重患者,往往是病情恶化的征象,需针对病因采取中西医综合治疗。

呃逆每因寒冷刺激而发,故平素应避免寒冷刺激,尤其是食后不宜立即外出;不可过食生冷、寒凉食物及寒凉败胃之药。频繁发作者,以清淡易消化的食品为主,避免食用辛辣刺激性食物。饱食后呃逆不止,常与腑气不降、大便不通、浊气上逆有关,在止呃的同时必须保持大便通畅。

十一、神经性呕吐

【概述】

神经性呕吐指一组自发或故意诱发反复呕吐的精神障碍,呕吐物为刚吃进的食物。该病不伴有其他的明显症状,无明显器质性病变,少数患者有害怕发胖和减轻体重想法,但体重无明显减轻。本病女性比男性多见,通常发生于成年早期和中期。西医对于神经性呕吐的治疗需要心理治疗结合药物治疗,通过澄清与神经性呕吐有关的心理社会性因素,帮助患者理解呕吐的心理学意义,进行有针对性的解释、疏导、支持治疗;也可采用认知-行为治疗、厌恶治疗或阳性强化等行为治疗,以减少呕吐行为。药物治疗方面,根据呕吐程度及水电解质、酸碱平衡检查结果,进行对症支持治疗,如予以维生素、能量合剂等;小剂量舒必利静脉滴注对呕吐有效;抗抑郁药、抗焦虑药均对缓解症状有一定帮助。

中医常见病因病机为感受六淫之邪或秽浊之气,侵犯胃腑,致胃失和降,水谷随气上逆引起呕吐。忧思、恼怒,以致肝失条达,横逆犯胃,胃失通降,反而上逆;或肝气久郁化火犯胃,火扰气逆;或饮食过多,或生冷油腻之物,停滞不化,伤胃滞脾、胃气不能下降;或停痰留饮,痰饮上逆;或脾胃虚弱,久病不愈,损伤阳气,寒浊中阻,胃失和降;或久病、热病伤阴,胃阴不足,胃失津液滋润,不得润泽而致胃气上逆等均可引起呕吐。

【辨证】

1. 外邪犯胃　呕吐食物,吐出有力,突然发生,起病较急,常伴有恶寒发热,舌苔白,脉濡缓。

2. 饮食停滞　呕吐酸腐,脘腹胀满拒按,得食更甚,吐后反快,大便臭秽,苔厚腻,脉滑实。

3. 痰饮内停　呕吐多为清水痰涎,胸脘满闷,头眩心悸,或呕而肠鸣,苔白腻,脉滑。

4. 肝气犯胃　呕吐吞酸,胸胁胀满,烦闷不舒,每因情志不遂更甚,舌边红,苔薄白,脉弦。

5. 脾胃虚弱　饮食不慎或劳倦即呕吐,胃纳不佳,面白少华,倦怠乏力,舌质淡,苔薄白,脉濡弱。

6. 胃阴不足　呕吐反复发作,量不多,或仅吐唾涎沫,时作干呕,口燥咽干,胃中嘈杂,似饥而不欲食,舌红少津,脉细数。

【治疗原则】

和胃降逆止呕。辨证属实者施以解表、消食、化痰、理气,辅以和胃降逆以求邪去胃安呕止;虚者施以益气、温阳、养阴之法,辅以降逆止呕,以求正复胃和呕止。

【耳穴疗法】

取穴(图 4-13)

主穴:胃、交感。

配穴:外邪犯胃证加肺、脾;饮食停滞证加肝、脾、小肠、大肠;肝气犯胃证加肝、神门;脾胃虚弱证加脾;胃阴不足证加皮质下、内分泌。

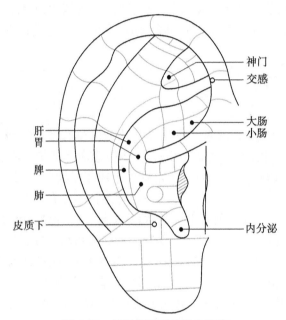

图 4-13 神经性呕吐的耳穴治疗

方义:脾主运化,故取脾穴、大肠、小肠健脾助运,化湿去积止呕;肝、胃穴可理气和胃降逆;神门、皮质下可镇静、止呕,调节中枢神经,缓解来自高级神经中枢反射作用所致的恶心呕吐;交感穴可调节自主神经功能,缓解因迷走神经末梢刺激所致的恶心呕吐。

方法

1. 毫针针刺法 以细短毫针针刺,可留针 30 分钟至数小时。

2. 药物注射法 以维生素 B₁ 或阿托品注射神门,每次注射 0.1~0.2ml。

3. 埋针法 常规消毒后,将揿针埋入 0.2~0.3cm,以胶布固定,留针 2~3 日,每日交替按压双侧耳穴 3~5 次,保持耳部清洁以防感染。

4. 药籽贴耳法 用王不留行籽贴压一侧主穴及附近敏感点,以出现疼痛伴耳发热为佳,2 日后更换至另一侧耳穴,每日自行按压,每次 1~2 分钟,每日 2~3 次。

5. 指甲掐压法 以示指指甲掐压脾、胃等穴数分钟,至有酸胀、疼痛感。

【按语】

耳穴是一种安全、简便、无创的中医特色诊疗技术,通过对耳穴的刺激,达到和胃降逆而止呕的作用。神经性呕吐呈慢性、反复发作,持续时间至少 1 个月;容易引起紧张、不快情绪,部分患者个性具有以自我为中心、易受暗示、易感情用事、好夸张做作等癔症样特点。耳郭与机体的器官组织有着密切的联系,如刺激神门穴可有效缓解迷走神经兴奋,改善情志异常表现。

一般来说,实证呕吐病程短,病情轻,易治愈;虚证及虚实并见者则病程长,病情重,反复发作,时作时止,较为难治。若失治误治,由轻转重,久病久吐,脾胃衰败,化源不足,易生变证,所以应及时诊治,防止后天之本受损。避免风寒暑湿之邪或秽浊之气的侵袭,避免精神刺激,避免进食腥秽之物,不可暴饮暴食,忌食生冷、辛辣香燥之品。呕吐剧烈者,应卧床休息。

十二、急性胃肠炎

【概述】

急性胃肠炎是指急性单纯性胃炎伴发肠炎,临床以急性发作的上腹部疼痛、呕吐、腹泻为特征。西医学认为本病最常见的病因是变质食物中的细菌或其他毒素所致。主要病因有:①细菌或病毒感染:食用受细菌或病毒污染的肉类、奶品、粥饭,以及海产品如蟹、螺、海蜇及腌渍食物等,最常见的致病细菌是沙门氏菌属与嗜盐菌,病毒则有轮状病毒、诺沃克病毒、肠腺病毒、星状病毒等,其中以轮状病毒最为常见;②饮食不节:过饮烈酒、浓茶、咖啡、含有浓烈香料的菜肴;③摄食过多、过冷、过烫,或由于粗糙食物刺激胃黏膜;④服用某种药物以致过敏反应或用量过大。本病的病理改变主要为胃肠黏膜充血、水肿、黏液增多,甚至糜烂、出血。

本病临床症状轻重不一,起病较急,开始可觉上腹部疼痛不适,继则恶心呕吐,所吐之物多为未消化的食物,或酸腐而臭。大多数伴有阵发性腹部绞痛,随即泻下黄色水样稀便,吐泻次数少则数次,多则十余次。严重者可因呕吐、腹泻而出现脱水或酸中毒症状,甚至导致中毒性休克。

本病以呕吐为主者,属中医学“呕吐”范畴,以腹泻为主者,则归入“泄泻”范畴。中医学认为本病多由感受时邪,致湿热或寒湿内侵,脾受湿困,升降失调;或饮食不节,误食腐败变质食物,损伤脾胃,致传导失职、清浊相混而成本病。

【辨证】

1. 湿热 呕吐次数较多,呕吐物酸腐难闻,泻下急迫,粪色黄褐而臭秽,肛门灼热,小便短赤,舌苔黄腻,脉滑数。

2. 寒湿 突然起病,呕吐痰涎,泻下清稀,舌苔白腻,脉濡缓。

3. 食滞 有饮食不节史,脘腹胀满,呕吐宿食酸腐,泻下臭如败卵,泻后痛减,舌苔厚腻,脉沉弦。

4. 伤阴 吐泻频作,发热烦渴,目眶凹陷,皮肤皱缩,尿少,舌质红干,脉细数。

5. 阳脱 吐泻频剧,面色苍白,汗出如油,四肢厥冷,声低息微,舌淡润,脉微欲绝。

【治疗原则】

化湿通滞,健脾和胃。湿热证宜清热利湿,寒湿证宜散寒利湿,食滞证宜健脾消食,伤阴证宜滋阴生津,阳脱证需回阳固脱。

【耳穴疗法】

取穴(图4-14)

主穴:大肠、小肠。

配穴:湿热证加胃、脾;寒湿证加脾;食滞证加食道、三焦;伤阴证加神门、交感;阳脱证加皮质下。

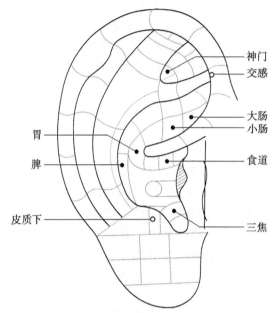

神门
交感

大肠
小肠

胃

脾

食道

皮质下

三焦

图4-14 急性胃肠炎的耳穴治疗

方义：大肠、小肠、三焦、胃、脾、食道健脾和胃、降逆止痛；神门镇静止痛；皮质下调节肠胃功能；交感调节自主神经功能，抑制胃酸分泌，并可解痉止痛。

方法

1. 毫针针刺法 每次选取4穴，针刺用中强刺激，可加用电针，留针半小时以上，每隔5~10分钟行针1次，每日或隔日1次。

2. 药籽贴耳法 用王不留行籽贴压一侧主穴及附近敏感点，以出现疼痛伴耳发热为佳，2日后更换至另一侧耳穴，每日自行按压，每次1~2分钟，每日2~3次。

3. 埋针法 常规消毒后，将揿针埋入0.2~0.3cm，以胶布固定，留针2~3日，每日交替按压双侧耳穴3~5次，保持耳部清洁以防感染。

【按语】

本病耳针疗效较好，可明显止吐止泻，缩短疗程，一般3日内可以治愈。治疗时应去除病因，停止一切对胃肠有刺激的饮食或药物，酌情暂时禁食或予流质饮食，多饮水。若因剧烈呕吐或腹泻有明显脱水时，必须静脉补液予以纠正。

临床研究方面，钱细友等将200例急性胃肠炎患者随机分为常规治疗组和综合治疗组，包括耳穴压豆、体针、穴位贴敷，结果发现综合治疗组有效率为93%，高于对照组85%，说明耳穴结合中医综合疗法疗效显著。

平时应注意饮食卫生，不吃腐败变质的食物，不喝生水，养成饭前便后洗手的习惯。

十三、慢性胃炎

【概述】

慢性胃炎系多种原因引起的胃黏膜慢性炎症，根据胃镜所见和活检组织学的改变，可分为慢性浅表性胃炎、慢性萎缩性胃炎和慢性肥厚性胃炎,而以前两者多见。西医学认为本病的主要发病因素有幽门螺杆菌(Hp)感染、自身免疫因素、十二指肠液反流、年龄、饮食、药物等,或继发于其他疾病。慢性浅表性胃炎临床表现为饭后上腹部不适,饱胀、压迫感或灼热感,嗳气后较舒适;萎缩性胃炎则表现为终日胃部饱胀感,且与进食关系不大,易于腹泻,难以消化食物等,症状严重者可见消瘦、体重下降、贫血、头晕等;肥厚性胃炎以上腹部疼痛为主,疼痛性质与规律近似十二指肠溃疡,进食碱性药物可使症状缓解。部分慢性胃炎患者可有上消化道出血。

本病属中医"胃脘痛""胃痞"范畴。中医学认为本病或因饮食不节,如长期饮浓茶烈酒,嗜食辛辣,暴饮暴食,进食粗硬,损伤脾胃,湿滞中脘,日久化热,致气机阻塞不畅;或因情志所伤,如恼怒气郁伤肝,忧思伤脾,致气机阻滞;或由长期服用过寒、过热及对胃有刺激的药物;或久病、年老体虚、因病损伤脾阳等,影响胃的正常升降功能,而导致胃痛、痞塞等症。

【辨证】

1. 肝胃气滞　进食后胃部饱胀或连及两胁,嗳气频作,伴有恶心,口苦泛酸,大便排出不畅,舌边尖红,苔薄白,脉弦。

2. 脾虚胃热　胃部烧灼疼痛,饥饿时加重,渴不欲饮,食欲不振,大便时稀时干,舌苔薄黄,脉弦细。

3. 脾胃虚弱　胃部稍胀或隐隐作痛,喜按,喜进热食,食后腹胀,呕吐清水痰液,神疲乏力,便溏,舌淡,苔白润,脉细弱。

4. 胃阴不足　胃部轻微烧灼疼痛,口干,大便干结,舌红少津,苔薄白稍干,脉细数。

5. 胃络瘀阻　疼痛屡发、持久,或如针刺,痛有定处而拒按,食后加剧,或伴黑便,甚有呕血,舌青紫,脉细涩。

【治疗原则】

运脾和胃,调气止痛。肝胃气滞证宜疏肝行气,和胃止痛;脾虚胃热证宜健脾清热;脾胃虚弱证宜健脾和胃;胃阴不足证宜滋补胃阴;胃络瘀阻证宜化瘀通络。

【耳穴疗法】

取穴(图4-15)

主穴:胃、脾、神门。

配穴:肝胃气滞加肝;脾虚胃热加交感;脾胃虚弱加皮质下;胃阴不足加胰胆、内分泌;胃络瘀阻加肝、肾。

方义:胃、脾穴健脾和胃、降逆止痛;神门镇静止痛;皮质下调节肠胃功能;交感调节自主神经功能,抑制胃酸分泌,并可解痉止痛;胰胆、内分泌促进消化液分泌,提高胃黏膜吸收功能;肝、肾促进血液循环。

方法

1. 毫针针刺法　每次选取4穴,针刺用中强刺激,可加用电针,留针半小时以上,每隔5~10分钟行针1次,每日或隔日1次。

2. 药籽贴耳法　缓解期可改用王不留行籽贴压上述耳穴,每日自行按压数次,2~3日更换1次,双耳交替,10次为一个疗程。

3. 埋针法　常规消毒,将图钉型揿针埋入穴位。冬季留针4~7日,夏季留针2~3日,注意观察,防止感染,留针期间每日按压3~5次,以增强刺激。

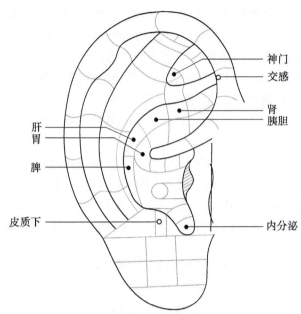

图 4-15　慢性胃炎的耳穴治疗

【按语】

　　耳针治疗本病有明显疗效,急性发作时可有效缓解症状,如坚持治疗,远期疗效确切。从临床研究看,不仅可控制临床症状,还可以逆转其病理改变,无明显的副作用,可作为本病的主要疗法之一。注意配合体针或多种方法综合使用,避免穴位疲劳。

　　本病的影响因素较多,其中情志因素起着重要作用,特别是慢性萎缩性胃炎患者会有不同程度的忧虑,担心与胃癌有关。这些精神症状会影响疗效,医生需说明实际情况,在注意观察、积极治疗的同时,树立患者的信心。本病尤需注意饮食调养,应避免食用刺激性食物,清淡饮食,戒酒戒烟,尽量避免使用对胃有刺激的药物。积极治疗上呼吸道及鼻咽等疾病,防止细菌进入胃中,并注意劳逸结合。

十四、消化性溃疡

【概述】

　　消化性溃疡主要指发生于胃和十二指肠的慢性溃疡,即胃溃疡和十二指肠溃疡。本病的发生是对胃、十二指肠黏膜有损害作用的侵袭因素与黏膜自身防御 - 修复因素之间失去平衡的结果。胃溃疡主要表现在防御 - 修复因素减弱,十二指肠溃疡则主要是侵袭因素增强。本病主要的发病因素有幽门螺杆菌(Hp)感染、胃酸排出量高于正常、非甾体抗炎药的损伤作用、遗传因素、胃及十二指肠运动异常、应激和心理因素、其他危险因素等。上述种种因素相互影响,构成了本病发病过程的各个环节。其主要病理改变为胃及十二指肠壁的黏膜和肌层有溃疡形成。临床表现为上腹部疼痛,位于剑突(心窝)下或上腹部中线周围,呈烧灼性或饥饿性钝痛、胀痛或隐痛,有时疼痛仅局限于胸腔下部,疼痛发生后持续 0.5~3 小时。这种疼痛与饮食有关,常因饥饿、服药、进食酸性食物或饮料而诱发,可因进食、饮水、服用碱性食物而缓解。临床上其他症状可见烧心、吐酸水、嗳气、食欲丧失、体重减轻、贫血、偶尔呕吐、黑色或柏油样大便等。

本病属中医学"胃脘痛"范畴,由于疼痛部位近心,又有称"心痛"者。其基本病因为饮食不节,或饥饱过度,导致胃失和降;或长期忧思恼怒,肝失疏泄,横逆犯胃;或禀赋不足,中阳素虚,复因劳倦过度,过食生冷,导致脾不统血,或中焦虚寒所致。本病的病位在胃,但发病与肝、脾、气滞、瘀血有关。

【辨证】

1. 脾胃虚弱　胃脘隐痛,喜温喜按,得食痛减,四肢倦怠,畏寒肢冷,舌淡苔薄白,脉虚弱。

2. 脾胃湿热　脘腹痞满,口干口苦,纳呆,恶心呕吐,舌红苔黄,脉滑。

【治疗原则】

脾胃虚弱证培补中气;脾胃湿热证调和脾胃,清热化湿。

【耳穴疗法】

取穴(图 4-16)

主穴:胃、脾。

配穴:脾胃虚弱证加十二指肠;脾胃湿热证加肝、十二指肠、内分泌。

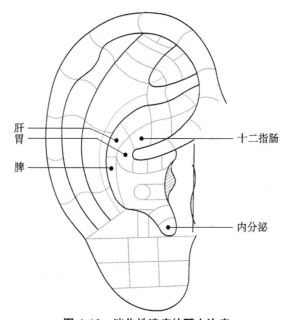

肝
胃
脾
十二指肠
内分泌

图 4-16　消化性溃疡的耳穴治疗

方义:溃疡病灶的刺激使胃、十二指肠处于痉挛状态,取耳部脏腑对应穴位可改善胃肠局部血液循环,帮助改善病灶长期缺血、缺氧状况,促进溃疡愈合;取脾穴可调节脾胃功能;肝穴理气和胃;内分泌促进胃液分泌,有助于消化吸收功能的恢复。

方法

1. 毫针针刺法　据证选取 4~5 穴,耳针常规操作,急性期用较强刺激,也可使用电针,疏密波,频率 40 次 /min,治疗 20 分钟,每日 1 次,双耳交替。

2. 药籽贴耳法　缓解期可改用王不留行籽贴压上述耳穴,每日自行按压数次,2~3 日更换 1 次,双耳交替,10 次为一个疗程。

3. 埋针法　常规消毒,将图钉型揿针埋入穴位。冬季留针 4~7 日,夏季留针 2~3 日,注意观察,防止感染,留针期间每日按压 3~5 次,以增强刺激。

【按语】

耳针对本病有一定的疗效,尤其是急性发作期,有明显的解痉止痛作用,但要注意排除胃穿孔。如能在缓解期坚持治疗,亦有远期疗效。建议配合多种选穴方案和刺激方法轮流使用,以防止穴位疲劳,影响疗效。当出现出血、穿孔等并发症时,需配合中西药物综合治疗。

十五、肝炎

【概述】

肝炎是由多种致病因素,如病毒、细菌、寄生虫、化学毒物、药物、酒精等,侵害肝脏,使肝细胞受到破坏,肝功能受损,从而引起身体一系列不适症状及肝功能异常。

临床表现为乏力、食欲减退、恶心、呕吐、厌油、腹泻及腹胀、发热、黄疸,约半数患者起病隐匿,在检查中发现。根据病因,可分为病毒性肝炎、药物性肝炎、酒精性肝炎、中毒性肝炎等;根据病程长短,可分为急性肝炎、慢性肝炎等;根据病情轻重,慢性肝炎又可分为轻度、中度、重度等。

本病属中医"胁痛""瘀证"等范畴,基本病因病机为肝之阴阳失调。肝体阴而用阳,以阴为体,以阳为用,病态时阳常有余,阴常不足。肝气郁滞,郁久而化火;肝气横逆犯脾,可致脾失健运而生湿浊,亦可致损而见脾胃气虚;气郁过久可致血瘀形成,进而演化为瘀结生热或瘀阻血溢。

【辨证】

1. 湿热郁蒸　面目皮肤发黄,色泽鲜明如橘,口渴唇干,或有发热,大便秘结,小便深黄,舌质红,苔黄腻。

2. 肝郁气滞　胸胁或少腹胀满窜痛,情志抑郁或易怒、善太息,或见咽部异物感,或颈部瘿瘤,或胁下肿块,舌苔薄白,脉弦。

3. 湿邪困脾　大便稀溏不畅,口渴而不欲饮,纳呆,身重困倦,胸闷,舌苔白腻,脉濡。

4. 热毒炽盛　肝区肿大明显,局部焮热,伴有高热、口渴,舌红,脉数。

【治疗原则】

湿热郁蒸证宜清热利湿;肝郁气滞证宜疏肝理气;湿邪困脾证宜健脾化湿;热毒炽盛证宜清热解毒。

【耳穴疗法】

取穴(图 4-17)

主穴:肝、胆。

配穴:湿热郁蒸证加内分泌、脾;湿邪困脾证加脾、胃、三焦;热毒炽盛证加神门。

方义:肝炎病位在肝,以肝为主穴,并采用脏腑表里相合的取穴原则,选用胆穴,可直接调整脏腑气机与功能,辅助改善肝脏局部的病理状态,促进肝脏排毒与新陈代谢。

方法

1. 毫针针刺法　以细短毫针针刺,可留针 30 分钟至数小时。

2. 药物注射法　以维生素 B_1 或阿托品注射肝穴,每次注射 0.1~0.2ml。

3. 药籽贴耳法　慢性肝炎可改用王不留行籽贴压上述耳穴,每日自行按压数次,2~3 日更换 1 次,双耳交替,10 次为一个疗程。

4. 埋针法　常规消毒后,将揿针埋入 0.2~0.3cm,以胶布固定,留针 2~3 日,每日交替按压 3~5 次,保持耳部清洁以防感染。

5. 耳尖放血　热毒炽盛者使用三棱针耳尖放血,以 6~8 滴为度,注意局部消毒。

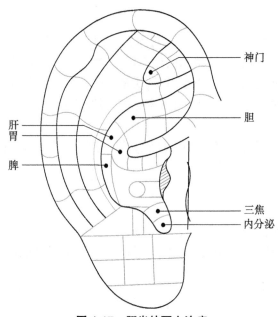

图 4-17　肝炎的耳穴治疗

【按语】

耳穴疗法对于肝炎临床症状的改善具有明显的作用,临床多采用单纯耳穴贴压,或耳穴贴压结合针刺、中药口服等,可有效改善腹胀、胁痛及睡眠质量差等问题。耳穴疗法对不同证型的肝炎均有效,如热极生风证,耳穴疗法可改善抽搐、高热等症状。

预防方面,需控制传染源,切断传播途径,养成良好的个人卫生习惯,严格执行消毒制度,提倡使用一次性注射用具,防止医源性传播。保护易感人群,接种疫苗是预防感染最有效的方法。易感者均可接种,接种对象主要是新生儿,同时,与肝炎感染者密切接触者、医务工作者、同性恋者等高危人群和从事幼托教育、食品加工、饮食服务等职业的人群均应接种肝炎疫苗,并定期复查抗体。

十六、胆囊炎

【概述】

胆囊炎是一种常见外科病,可分为急性与慢性。急性胆囊炎主要由于胆囊管阻塞及细菌感染,引起胆囊急性化脓性炎性反应,典型症状为突发右上腹持续性疼痛,呈阵发性加剧,向右侧肩胛下区放射,多数患者还伴有恶心、呕吐、腹胀、黄疸等症状,体格检查右上腹有明显的触痛、腹肌强直,部分可触及肿大的胆囊。若疾病发展较快,会发生胆囊穿孔、坏死,出现弥漫性腹膜炎,甚至出现高热寒战、呼吸急促、血压下降等感染性休克指征,危及生命。慢性胆囊炎主要因结石刺激、胆固醇代谢障碍、微生物感染或急性胆囊炎迁延,致胆囊慢性炎症性改变,临床主要表现为右上腹绞痛或钝痛,嗳气、恶心、腹胀等。

本病属中医学"胁痛""胆胀"等范畴。病位在肝胆,基本病机为肝络失和,多因气滞、血瘀、湿热等,或因情志不遂,肝郁气结,横逆犯脾,脾气失司,酿湿生热;或饮食不节,劳累久伤,脾胃虚弱;或湿热交蒸,郁阻胆腑;或肝阴不足,络脉失养;或瘀血内停,胁络痹阻等导致疾病的发生。

【辨证】

1. 胆腑郁热 胁痛引肩背,口干口苦,目赤身黄,小便黄,舌质红,苔黄腻,脉浮数或弦数。

2. 肝气郁结 胁部胀痛,每因情志变化而增减,纳少,嗳气,苔薄,脉弦。

3. 肝阴不足 胁痛绵绵不休,心烦口干,头晕目眩,舌红少苔,脉弦细而数。

4. 瘀血阻络 胁痛如刺,痛处不移,入夜更甚,或胁下积块,舌质紫黯,脉细涩。

【治疗原则】

胆腑郁热证宜清热利胆,理气止痛;肝气郁结证宜疏肝解郁;肝阴不足证宜补益肝肾;瘀血阻络证宜化瘀止痛。

【耳穴疗法】

取穴(图4-18、图4-19)

主穴:胆、十二指肠、交感、神门、腹、耳迷根。

配穴:胆腑郁热证加三焦、膀胱;肝气郁结证加肝;肝阴不足证加肾;瘀血阻络证加耳尖放血。

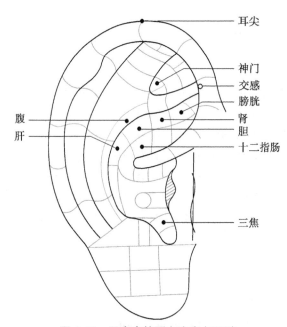

图4-18 胆囊炎的耳穴治疗(正面)

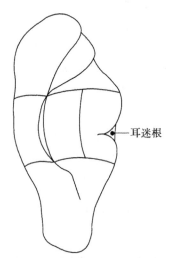

图4-19 胆囊炎的耳穴治疗(背面)

方义:胆、病变反应区、十二指肠为病位取穴,可疏肝利胆,促进炎症消退;腹、交感缓解内脏平滑肌痉挛以止痛;神门镇静止痛;耳迷根为治疗胆囊炎经验效穴。

方法

1. 毫针针刺法 运用短细毫针针刺耳穴,可留针30分钟以上。在毫针的基础上,可加电脉冲,用连续波,频率 200 次 /min 左右,留针 30 分钟,每日 1~2 次,10 次为一个疗程。

2. 耳尖放血法　按揉耳郭,使其充血,然后常规消毒,三棱针点刺耳尖放血,放血量约 1~3ml,每日 1 次。

3. 药籽贴耳法　用王不留行籽贴压上述耳穴,每日自行按压 3 次,每穴每次按压 1~2 分钟,双耳交替。1 个月为一个疗程。

4. 埋针法　常规消毒,将图钉型揿针埋入。冬季留针 4~7 日,夏季留针 2~3 日,注意观察,防止感染,留针期间每日按压 3~5 次,以增强刺激。

【按语】

胆汁淤滞、胆囊收缩功能障碍、石性理化刺激及细菌感染等是胆囊炎的主要致病因素。耳针在改善胆囊收缩功能、促进胆汁排泄及缓解平滑肌痉挛引起的疼痛等方面具有较好的疗效。但针对慢性胆囊炎出现胆囊收缩功能丧失,或急性胆囊梗阻、嵌顿、化脓、胆囊壁穿孔,以及急性重症胆囊炎,需中西医综合治疗。对需外科手术者,耳穴疗法在术前准备、降低术后并发症、加速术后康复等围手术期处理中,亦可发挥重要作用。

十七、腹泻

【概述】

腹泻是一种常见症状,指排便次数增多,粪质稀薄,水分增加,或有未消化的食物或脓血、黏液。每日排便量超过 200g,每日 3 次以上,粪便含水量大于 80%,则可诊断为腹泻,腹泻分为急性和慢性两类。急性腹泻发病急剧,病程在 2~3 周内,慢性腹泻病程在 2 个月以上。急性腹泻多由肠道感染性疾病、非感染性疾病、食物中毒、药物、消化不良,或继发于其他疾病等,引起不同程度的腹痛、腹泻、里急后重、发热等表现。慢性腹泻的原因较为复杂,主要由慢性肠道感染性疾病、慢性非感染性疾病、胃肠动力障碍、肿瘤、胰腺或肝胆疾病及全身性疾病等引起。慢性腹泻病程较长,临床表现较为缓和,表现为反复发作性腹泻,质稀,腹部隐隐作痛,病程长者可出现脱水、电解质紊乱及酸碱平衡失调。

本病属中医学“泄泻”范畴,病位在脾、胃、大肠与小肠,基本病机为脾胃受损,肠道传导失司。多因感受寒湿或湿热之邪,湿困脾土,脾失健运,清浊不分,引起泄泻;或因饮食内伤,如暴饮暴食或过食肥甘厚腻,或贪食生冷、误食不洁之物,损伤脾胃,传导失职,升降失司,引起泄泻。慢性腹泻多为久病气虚,脾胃虚弱;或情志失调,肝气郁结,横逆犯脾,运化失常;或命门火衰,水谷停滞,发生泄泻。

【辨证】

急性腹泻

1. 寒湿困脾　大便清稀,水谷不化,肠鸣腹痛,形寒肢冷,舌淡,苔白滑,脉迟。

2. 湿热下注　大便色黄而臭伴有黏液,肛门灼热,腹痛,心烦口渴,喜冷饮,小便短赤,舌红苔黄腻,脉濡数。

3. 饮食停滞　腹痛肠鸣,大便恶臭,泻后痛减,嗳腐吞酸,不思饮食,舌苔垢浊或厚腻,脉滑。

慢性腹泻

1. 脾胃虚弱　大便溏薄,完谷不化,稍进食油腻即发作,面色萎黄,神疲纳差,舌淡苔白,脉濡弱无力。

2. 肝郁气滞　平素胸胁胀闷,嗳气善太息,每因抑郁恼怒或情绪紧张而发作,舌淡红,脉弦。

3. 肾阳不足　常于黎明之前发作,腹部作痛,肠鸣即泻,腹部畏寒,腰膝酸软,消瘦,面色黧黑,舌淡苔白,脉沉细。

【治疗原则】

寒湿困脾证宜温脾散寒,祛湿止泻;湿热下注证宜清热利湿止泻;饮食停滞证宜消积导滞;脾胃虚弱证宜健脾和胃;肝郁气滞证宜理气止泻;肾阳不足证宜固本止泻。

【耳穴疗法】

取穴(图4-20)

主穴:大肠、小肠、胃、脾、皮质下、交感。

配穴:寒湿困脾证加三焦,湿热下注证加耳尖,饮食停滞证加十二指肠、食道,肝郁气滞证加肝、胆,肾阳不足证加肾。

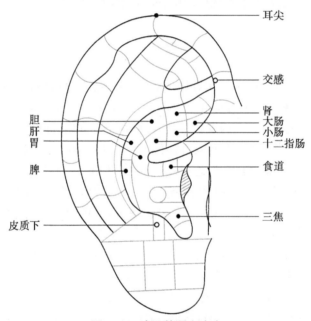

图 4-20　腹泻的耳穴治疗

方义:大肠、小肠、胃、脾健脾和胃,理肠止泻;皮质下调节肠胃功能;交感调节自主神经功能,抑制消化液分泌,并可解痉止痛,调节病变脏腑以止泻。

方法

1. 毫针针刺法　运用短细毫针针刺耳穴,可留针30分钟以上。在毫针的基础上,可加低频脉冲电针,连续波,0.5~1mA,30分钟,双耳交替使用,10次为一个疗程。

2. 耳尖放血法　按揉耳郭,使其充血,然后常规消毒,三棱针点刺耳尖放血,放血量约1~3ml,隔日治疗1次。

3. 药籽贴耳法　用王不留行籽贴压上述耳穴,每日自行按压3次,每穴每次按压1~2分钟,双耳交替。1个月为一个疗程。

4. 埋针法　常规消毒,埋入图钉型揿针。冬季留针4~7日,夏季留针2~3日,注意观察,防止感染,留针期间每日按压 3~5 次,以增强刺激。

【按语】

腹泻的治疗应尽可能明确病因之后进行对因治疗,若病因不明者可先予对症止泻治疗。耳针治疗本病的疗效较显著,对于急性腹泻可明显止泻,缩短疗程;对于慢性腹泻,可通过调理脏腑功能达到改善症状的目的。有研究发现,耳穴疗法可显著改善腹泻型肠易激综合征的临床症状,同时抑制 5- 羟色胺的过度表达。腹泻患者要密切关注水、电解质水平,并注意补充能量。治疗期间清淡饮食,调畅情志,忌食生冷、油腻、辛辣之品。

十八、便秘

【概述】

便秘是临床常见症状,主要以排便次数减少和 / 或排便困难为突出表现,严重影响患者的生活质量及心理情绪,同时增加心、脑血管疾病并发症的发生率和致残率。排便是受意识控制的反射活动,胃 - 结肠反射运动将粪便推入直肠和肛管,刺激直肠感受器,再通过传入神经通路到达大脑皮质产生便意。一系列生理机制使排便能够正常进行,其余时间则保持自制。这些作用机制或某一环节发生异常则可引发便秘。无明显的解剖或生理异常者,为功能性便秘,包括混合型、出口梗阻型和慢传输型三种主要的类型。本部分着重讨论功能性便秘的耳穴治疗。

功能性便秘属于中医"脾约""便秘""腹痛"等范畴。本病的病位在大肠,与脾、胃、肺、肝、肾均有关。基本病机是大肠传导失司,腑气不通。便秘的病因是多方面的,主要包括外感寒热之邪、内伤饮食情志、病后体虚、阴阳气血不足等。饮食不节,胃肠积热,大便干结,或恣食生冷,阴寒凝滞肠道失司,造成便秘;情志失调,气机不畅,通降失常,而致便秘;外邪犯胃,凝滞肠胃,糟粕不行而成便秘;禀赋不足或产后、年老体虚,气血两亏,肠道失荣,便下无力,发为便秘等。病机可总体概括为热结、气滞、寒凝、气血阴阳亏虚等引起肠道传导失司。

【辨证】

1. 热秘　兼面红身热,口干心烦,小便短赤,舌红,苔黄,脉滑数。
2. 气秘　欲便不得,嗳气频作,腹中胀痛,情志不舒则加重,舌苔薄腻,脉弦。
3. 寒秘　大便艰涩,小便清长,四肢不温,畏寒喜暖,舌淡苔白,脉沉迟。
4. 气虚秘　临厕努挣,汗出气短,便后疲乏,神疲气怯,舌淡嫩,苔薄,脉虚细。
5. 血虚秘　大便干结,面色无华,头晕心悸,唇舌色淡,脉细。

【治疗原则】

热秘宜清热通腑;气秘宜理气通腑;寒秘宜温阳通腑;气虚秘宜益气通便;血虚秘宜养血通便。

【耳穴疗法】

取穴(图 4-21)

主穴:大肠、直肠、三焦、胃、皮质下。

配穴:热秘加耳尖;气秘加肝;寒秘加肾;气虚秘加肺、脾、肾;血虚秘加脾。

方义:大肠、直肠为相应部位取穴,可增加肠蠕动,疏通脏腑,顺气导滞;三焦、胃可化气输精,促进运化之功能;皮质下可调节胃肠功能。

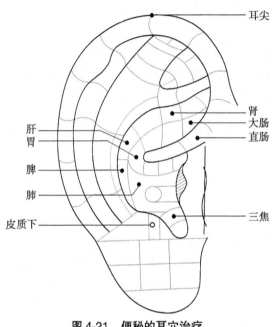

图 4-21　便秘的耳穴治疗

方法

1. 毫针针刺法　运用短细毫针针刺耳穴,毫针行中等强度刺激,留针 30~60 分钟,每日 1 次,10 次为一个疗程。

2. 药籽贴耳法　虚秘者用王不留行籽贴压,每日自行按压 3 次,每穴每次按压 1~2 分钟,两耳交替,3~4 日更换 1 次。

3. 埋针法　常规消毒,将图钉型揿针埋入,刺激强度以患者感胀热、能耐受为度,每日按压 3 次,每次 4~5 分钟,每 3 日更换 1 次,两耳交替。

4. 耳尖放血法　按揉耳郭,使其充血,然后常规消毒,三棱针点刺耳尖放血,放血量约 1~3ml,隔日治疗 1 次。

【按语】

便秘虽病因复杂,但不外虚实两种,耳穴疗法治疗本病重在调整脏腑功能,行气通腑,增强大肠传导功能,促进大便排出。大量研究证实,耳穴疗法可通过穴位刺激,调节经络传导,从而增强肠道蠕动,协助患者建立正常的排便机制,治疗便秘具有较好的疗效。耳穴疗法操作简便、安全性高,易于被患者接受,同时还避免了使用各类泻药可能引发的肾损害,或者灌肠治疗引发的肛门括约肌松弛等弊端,具有重要的临床价值。

十九、头痛

【概述】

头痛是一种自觉症状,一般泛指头颅上半部,即眉毛以上至枕下部的疼痛。临床上根据不同原因可分为血管性头痛、颅内高压或低压性头痛、紧张性头痛、外伤性头痛及头面五官疾病引起的头痛等。头痛的发生与颅外各种结构如头皮、肌肉、帽状腱膜、骨膜、血管、末梢神经等对疼痛较为敏感有关。其中颅外动脉、肌肉和末梢神经最为敏感,是产生头痛的主要结构。颅内对疼痛最敏感的结构是硬脑膜、血管和颅神经。影响到上述各种对疼痛敏感的组织时,就会出现不同形式及不同部位的头痛。

头痛属于中医"脑风""头风"范畴,本病病位在头,病机为各种外邪或内伤等因素,使头部经络失调,气血失和,脉络不通或脑窍失养而导致头痛。病因分为外感与内伤。外感头痛因感受风、寒、湿、热等外邪,清阳之气受阻,气血凝滞,发为头痛。内伤头痛可因情志不遂,肝失条达,肝阳上扰清窍,发为肝阳头痛;禀赋不足或房劳过度,肾精亏虚,脑髓不足发为肝肾亏虚头痛;劳倦内伤,久病体虚,不荣清窍,发为气血亏虚头痛;饮食不节,嗜食肥甘厚味,或劳伤脾胃,以致脾阳不振,健化失运,水湿聚而生痰,清窍为痰湿所蒙而致头痛;跌仆挫伤或久病入络,瘀血阻于脑络,不通则痛,发为瘀血头痛。

【辨证】
1. 风寒头痛　头痛连及项背,伴恶风畏寒,口不渴,苔薄白,脉浮紧。
2. 风热头痛　头部胀痛,发热,口渴引饮,大便干,舌红苔黄,脉浮数。
3. 风湿头痛　头痛如裹,肢体困重,苔白,脉濡。
4. 肝阳头痛　头胀痛,眩晕、烦躁易怒,面红口苦,舌红,苔薄黄,脉弦。
5. 肝肾阴虚　头晕耳鸣,耳聋,腰膝酸软,遗精,舌红苔少,脉弦细。
6. 气血亏虚　头部空痛,面色不华,神疲乏力,舌淡苔白,脉细弱。
7. 痰浊上蒙　头痛昏重,胸脘痞闷,苔白腻,脉滑。
8. 瘀血阻滞　头痛如刺,痛处固定,常有外伤史,舌质紫黯或有瘀点,脉细涩。

【治疗原则】
外感头痛以疏风为主,兼散寒、清热、祛湿。肝阳头痛宜平肝息风;肝肾阴虚宜滋补肝肾;气血亏虚宜益气补血;痰浊上蒙宜化痰通窍;瘀血阻滞宜活血化瘀,通络止痛。

【耳穴疗法】
取穴(图 4-22)
主穴:相应区(额、颞、枕)、神门、皮质下、交感。
配穴:前额痛加胃、大肠;颠顶痛加肝;偏头痛加胰胆、三焦;后头痛加膀胱、小肠。风寒头痛加肺;风热头痛加耳尖;风湿头痛加三焦、膀胱;肝阳头痛加肝;肝肾阴虚证加肝、肾;气血亏虚证加脾、胃;痰浊上蒙证加三焦、脾;瘀血阻滞证加耳尖放血。
方义:神门、皮质下镇静、调节大脑皮质功能;交感可调节血管舒缩功能,治疗偏头痛;取相应部位(额、颞、枕)通络止痛。

方法
1. 毫针针刺法　用毫针针刺以强刺激,留针 30 分钟至 1 小时。
2. 药籽贴耳法　用王不留行籽贴压上述耳穴,每日自行按压 3 次,每穴每次按压 1~2 分钟,双耳交替。1 个月为一个疗程。
3. 经皮电刺激法　将耳经皮电刺激电极片分别置于穴区,采用疏密波,1.5~3mA,以患者能耐受而不产生痛感为度,每次治疗 30 分钟,隔日 1 次,4 周为一个疗程。
4. 埋针法　常规消毒,将图钉型揿针埋入。留针 6 日为一个疗程,1 个疗程后间隔 3 日再进行下一个疗程,共治疗 4 个疗程。
5. 耳尖放血法　按揉耳郭,使其充血,然后常规消毒,三棱针点刺耳尖放血,放血量约 1~3ml,隔日治疗 1 次。

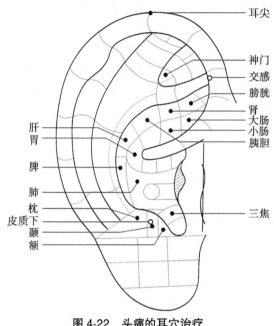

图 4-22　头痛的耳穴治疗

【按语】

　　耳穴分布于耳郭各处,穴下有丰富的毛细血管和神经末梢,刺激耳穴可以阻断疼痛信号的传导,释放中枢及外周抗痛物质,提高疼痛阈值,缓解颅周肌肉紧张,具有疏通经络、调节气血阴阳、恢复脏腑平衡的作用。十二经脉中,阳经经脉的循行均与耳相关,刺激耳穴可舒张血管,增加脑血流量,提高血清 β- 内啡肽水平而起到镇痛的效果。

二十、三叉神经痛

【概述】

　　三叉神经痛是以眼、面部出现放射性、烧灼样抽掣疼痛为主的病症。临床上以三叉神经的第二支、第三支发病为多见。本病多发于 40~60 岁,女性为主。常发生在一侧,亦有少数两侧俱痛者。疼痛发作一般无先兆,发作时主要表现为剧烈点击样、针刺样、刀割样或撕裂样疼痛,部分患者因剧烈的面痛严重影响生活质量。三叉神经痛按病因可分为原发性和继发性,原发性三叉神经痛可能与多种因素有关,如三叉神经周围受压、三叉神经血液供应障碍、三叉神经节退行性变、中间神经元变性等;继发性三叉神经痛因三叉神经及其通路附近的炎症、血管病变、骨质压迫、外伤瘢痕、肿瘤等刺激或压迫三叉神经而引起。

　　本病属于中医学"面痛""面颊痛"等范畴。本病病位在头面部,病机与外感邪气、脏腑经络气血痹阻不通有关,三阳经受邪,经脉阻滞而发病。《证治准绳》曰:"面痛……暴痛多实,久痛多虚。"常见病因主要包括外感与内伤,风寒之邪侵袭面部阳明经、太阳经经脉,寒性收引,凝滞经脉,气血痹阻而发为面痛;或因风热毒邪侵淫面部,经脉气血壅滞,面部经脉不通而痛;或外伤、情志不调,或久病入络,使气滞血瘀,经脉不通,面部经脉经气不畅而产生面痛。

【辨证】

1. 风寒　面部有受寒史,疼痛遇寒加重,得温痛减,舌淡苔白,脉浮紧。

2. 风热　面痛伴灼热感,流涎,目赤流泪,苔薄黄,脉数。

3. 肝胃郁热　面痛剧烈,兼烦躁易怒,口渴便秘,舌红苔黄,脉数。

4. 阴虚阳亢　面痛兼形体消瘦,颧红,脉细数无力。

5. 气滞血瘀　多有外伤史,或病变日久,痛点固定,舌黯或有瘀斑,脉细涩。

【治疗原则】

风寒宜散寒止痛;风热宜清热息风止痛;肝胃郁热宜疏肝清热止痛;阴虚阳亢宜滋阴潜阳;气滞血瘀宜活血化瘀。

【耳穴疗法】

取穴(图 4-23)

主穴:面颊、神门、皮质下、脑干、口、眼、肝。

配穴:风寒证加肺;风热证加耳尖;肝胃郁热证加耳尖、胃;阴虚阳亢证加肾;气滞血瘀证加耳尖放血。

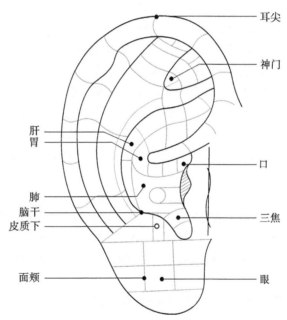

图 4-23　三叉神经痛的耳穴治疗

方义:神门、皮质下、脑干镇静止痛;面颊、口、眼均属三叉神经的分支,具有镇痛作用;肝穴可祛风化痰,通络止痛。

方法

1. 毫针针刺法　用毫针针刺以强刺激,留针 30 分钟至 1 小时,10 次为一个疗程。

2. 埋针法　常规消毒,将图钉型揿针埋入。冬季留针 4~7 日,夏季留针 2~3 日,注意观察,防止感染,留针期间每日按压 3~5 次,以增强刺激。

3. 耳尖放血法　按揉耳郭,使其充血,然后常规消毒,三棱针点刺耳尖放血,放血量约 1~3ml,隔日治疗 1 次。

4. 药物注射法　取 1ml 无菌注射器抽吸维生素 B_1 注射液与维生素 B_{12} 混合备用。耳郭用碘伏消毒后,左手固定耳郭并将注射部位皮肤绷紧,右手将针头刺入耳穴的皮内或皮下与软骨之间,针头斜面向下缓慢地推注药液,按组织松弛情况酌量注入每穴 0.1~0.3ml,局部呈丘疹或黄豆大隆起,耳郭可产生胀痛、红热反应。双侧耳郭交替注射,隔日 1 次,7~10 次为一个疗程。

【按语】

三叉神经痛在针灸临床中属于疑难病症之一,单纯用一种方法治疗,往往难以取得较好的疗效。研究证实,耳穴贴压结合针刺疗法是综合疗法中治疗原发性三叉神经痛疗效较好的方法之一,其疗效优于单纯针刺法,为临床上原发性三叉神经痛的治疗提供了一个很好的思路。耳穴疗法对于原发性三叉神经痛疗效较好,继发性三叉神经痛一旦明确病因及诊断,应采取相应手术治疗。

二十一、面瘫

【概述】

面瘫相当于西医学的面神经炎,又称周围性面神经麻痹,多为面神经管内的面神经非特异性炎症引起的周围性面肌瘫痪。症状为口眼歪斜。

面瘫在中医学中称为"口僻",多由人体正气不足,经脉空虚,风邪夹寒、热、痰、瘀等乘虚而入,邪中面部阳明与少阳经脉,致使气血痹阻,筋脉失养,经筋纵缓不收,而发为口眼歪斜。因此,本病的病机为筋脉失养,正气虚为病之本,风、痰、瘀为标。常见的病因为素体气血不足,或劳累过度,复感风邪,或夹寒或夹热,脉络无以充养,迫使气血逆乱,面部筋脉失养,发为本病;或发病较久,耗伤气血,气血亏虚,面部筋脉失养;或因平素饮食不节,嗜食肥甘厚味,脾失健运,痰湿内生,阻滞经气,气血不行,瘀血内生,痰瘀互结,面部经脉不通,发为面瘫,病情迁延难愈。

【辨证】

1. 风寒　常见于发病初期,兼有面部受凉史,舌淡,苔薄白,脉浮紧。

2. 风热　常见于发病初期,兼发热,咽干,舌红,苔薄黄,脉浮数。

3. 气血不足　常见于恢复期,或病程较长的患者,兼见倦怠无力,面色淡白,头晕,舌淡,苔白,脉细弱。

4. 痰瘀互结　口眼歪斜,头痛,肢体麻木,头晕,神疲乏力,纳呆,舌质黯,苔薄腻,脉细滑或细涩。

【治疗原则】

风寒证宜疏风散邪,活血通络;风热证宜清热祛风通络;气血不足证宜补益气血,濡养筋脉;痰瘀互结证宜活血化瘀,化痰通络。

【耳穴疗法】

取穴(图 4-24)

主穴:眼、口、面颊、肝、内分泌、肾上腺、风溪。

配穴:风寒证加肺;风热证加耳尖;气血不足证加脾、胃;痰瘀互结证加耳尖、脾、三焦。

方义:眼、口、面颊针对面神经损伤的部位对症治疗;肝穴可祛风通络;内分泌、肾上腺、风溪三穴结合具有抗病毒、消炎的作用。

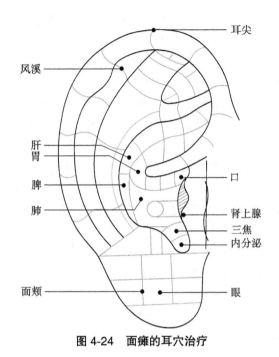

图 4-24　面瘫的耳穴治疗

方法

1. 毫针针刺法　用毫针刺入相应耳穴,留针 30 分钟,急性期每日 1 次,恢复期隔日 1 次,10 次为一个疗程。

2. 药籽贴耳法　用王不留行籽贴压上述耳穴,并轻轻揉按 2 分钟,每日按压 5 次,隔 3 日更换 1 次,28 日为一个疗程。

3. 埋针法　常规消毒,将图钉型揿针埋入,留针期间每日按压 3~5 次,以增强刺激。

4. 耳穴放血法　操作前半小时,嘱患者饮水 500~1 000ml,轻揉耳部使其充血,暴露静脉血管。耳背用碘伏常规消毒,取 11 号手术刀片纵行挑破耳背静脉血管使其自然流血,出血量 20~40ml,需多次放血者,自耳背静脉远心端开始,按由外及内、由上至下的顺序,每 15 日放血 1 次。

【按语】

周围性面瘫是针灸临床的常见病,本病属于风邪中经络,邪在表浅,容易治疗。发病后若能及时治疗,方法正确,一般经 3~4 周,治愈率达 70% 左右。耳穴疗法可以配合体针、电针、艾灸及穴位注射等方法,可对本病产生显著的治疗作用。此外,临床上有部分面瘫患者出现面部僵硬、面肌痉挛等难治的后遗症,有研究发现耳穴疗法可改善面瘫后遗症面部僵硬的症状,提高患者的生活质量。治疗早期应避免过强、过多刺激,必要时可戴口罩、眼罩,注意保暖,避免劳累。

二十二、面肌痉挛

【概述】

面肌痉挛亦称为面肌抽搐,是指一侧面部肌肉间断性不自主阵挛性抽动或无痛性强直。本病病因未明。发病机制推测为面神经异位兴奋或伪突触传导。抽搐常从下眼睑开始,逐渐加重和扩大,以致半侧面部肌肉抽搐,每因工作疲劳、精神紧张、过度刺激而诱发。中老年人易患本病,尤以女性多见。面肌痉挛的病理存在"短路"和"核性"两种学说。前者认为由于面神经受到压迫而导致局部神经纤维脱髓鞘,暴露的轴突互相接触,神经元因短路致异常传导兴奋而出现面部肌肉抽搐。后者认为面神经受到血管压迫,逆向产生兴奋冲动,传导到面神经核团,使面神经运动核团兴奋性异常增高,从而引起面肌痉挛。

面肌痉挛属于中医学"筋惕肉瞤""胞轮跳动""瘛疭"等范畴。病位在面部,基本病机为面部筋脉失养。病因不外外感与内伤两种,《灵枢·经筋》指出:"颊筋有寒,则急,引颊移口",《备急千金要方》指出:"夫眼瞤动,口唇动,偏㖞,皆风邪入络",因此,感受风寒邪气为外感常见病因,寒性收引,寒凝经络,气血运行不畅,经气痹阻,筋脉不利而拘急。除外感风寒之邪,内伤者多因脾脏亏虚,气血生化不足,肝血亏损,经脉空虚,血虚生风,肝阴不足,筋脉失养所致。

【辨证】

1. 外感风寒　怕风畏寒,头痛面痛,颜面肌肉抽搐,吹风受凉则加剧,舌质淡,苔薄白,脉浮弦。

2. 肝血亏损　面色苍白,头晕目眩,神疲困倦,气短懒言,颜面肌肉抽搐,烦劳思虑则加剧,舌淡红,苔薄白,脉弦细。

【治疗原则】

外感风寒应疏散风寒,活血通络;肝血亏损宜滋阴养肝,活血息风。

【耳穴疗法】

取穴(图4-25)

主穴:三焦、皮质下、面颊、眼、肝、风溪、神门。

配穴:外感风寒证加肺;肝血亏损证加脾、胃。

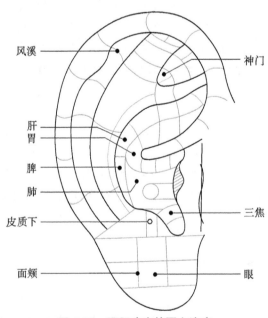

图4-25　面肌痉挛的耳穴治疗

方义:三焦为面肌痉挛经验要穴,其为舌咽神经、面神经、迷走神经三对脑神经混合分支通过之处,能调控脑干网状结构,对皮质起抑制作用,达到止痉的作用;肝"主筋"以养肝血,有舒筋活络之效;皮质下可镇静解痉;面颊、眼为局部取穴;风溪可疏散风寒,活血通络。

方法

1. 毫针针刺法　用毫针刺入穴位,留针 0.5~1 小时,每日或隔日 1 次,10 次为一个疗程。

2. 药籽贴耳法　用王不留行籽贴压上述耳穴,每日自行按压 3 次,自觉耳郭发热为宜,双耳交替。1 个月为一个疗程。

3. 药物注射法　用 1ml 注射器抽取维生素 B_1、维生素 B_{12} 注射液,缓缓推注 0.1ml 至耳穴皮内或皮下与软组织之间。局部出现皮丘,耳郭可产生胀痛、红热等反应。双耳轮换进行,7~10 次为一个疗程。

4. 埋针法　常规消毒,将图钉型揿针埋入。每次选取 4~5 穴,每穴每日按压 1~2 分钟,2 日更换 1 次,两耳交替进行,10 日为一个疗程,疗程间休息 2~3 日。

5. 耳尖放血法　主要用于治疗顽固性面肌痉挛。按揉耳郭,使其充血,然后常规消毒,三棱针点刺病变对侧耳尖放血,放血量约 1~3ml,隔日治疗 1 次。

【按语】

耳穴疗法治疗本病有较多优势。由于本病的发生与神经异常放电有关,故用针灸、电针直接刺激面部,若手法不当或刺激过于频繁反而会加重肌肉痉挛。耳穴疗法避免了局部刺激,同时对针灸间歇期进行弥补,经耳—脑的中枢反射途径,纠正神经异常放电,缓解面部血管痉挛,抑制面神经异位兴奋,促进周围神经的修复、再生和激活。患者还应调畅情志,减轻压力,避免过度疲劳。

二十三、失眠

【概述】

失眠通常指患者对睡眠时间和 / 或质量不满足并影响日间社会功能的一种主观体验。失眠表现为入睡困难(入睡时间超过 30 分钟)、睡眠维持障碍(整夜觉醒次数≥2 次)、早醒、睡眠质量下降和总睡眠时间减少(通常少于 6 小时),同时伴有日间功能障碍。随着社会经济发展,生活节奏加快,失眠的发病率逐年攀升,且趋向年轻化。失眠有家族聚集性,但环境因素对失眠的发病也有重要作用,是生物、心理、社会等多种因素作用的结果。西医学认为失眠与大脑皮质过度觉醒、错误的信念与态度、人格特征、状态焦虑和特质焦虑、精神紧张、负性生活事件等密切相关。

失眠在中医学称为"不寐",其病位在心,但与肝、胆、脾、胃、肾关系密切。基本病机为气、血、痰、火、瘀等因素导致心神不安为主。病因多为情志、饮食或气血亏虚等内伤病因,引起阴阳失调。常因情志不遂,肝气郁结,肝郁化火,热扰心神而不寐;或因思虑过度,损伤心脾,心神失养而发不寐;或禀赋不足,心虚胆怯,心神不安发为不寐;或素体阴虚,兼房劳过度,肾阴耗伤,不能上济于心,水火不济,心肾失交,发为不寐;或久病体虚,饮食不节,脾胃虚损,胃失和降,胃不和则卧不安,发为不寐。

【辨证】

1. 心脾两虚　多梦易醒,心悸健忘,倦怠乏力,面色无华,舌淡苔白,脉细弱。

2. 心胆气虚　多梦易醒,心悸胆怯,善惊多恐,舌淡苔白,脉弦细。

3. 心肾不交　心烦不寐,或稍寐即醒,头晕头痛,腰膝酸软,舌红少苔,脉细数。

4. 肝火扰心　不能入寐,心烦,急躁易怒,胸胁胀满,舌红,苔黄,脉弦数。

5. 脾胃不和　睡眠不安,脘痞嗳气,心烦,舌红,苔厚腻,脉滑数。

【治疗原则】

心脾两虚证宜益气补血,养心安神;心胆气虚证宜安神定志,镇惊安神;心肾不交证宜交通心肾,宁心安神;肝火扰心证宜清泻肝火,清心安神;脾胃不和证宜和中健脾,养心安神。

【耳穴疗法】

取穴(图 4-26)

主穴:皮质下、神门、枕、心。

配穴:心脾两虚证加脾;心胆气虚证加肝、胆;心肾不交证加肾;肝火扰心证加肝、耳尖;脾胃不和证加脾、胃。

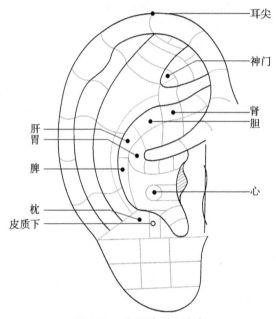

图 4-26　失眠的耳穴治疗

方义:失眠是大脑皮质兴奋和抑制过程平衡失调,高级神经活动的正常规律遭到破坏所致,故选取皮质下穴,具有调节大脑皮质兴奋和抑制的功能;心、神门、枕具有镇静、安神、利眠作用。

方法

1. 毫针针刺法　用毫针刺入穴位,留针 0.5~1 小时,每日或隔日 1 次,10 次为一个疗程。

2. 药籽贴耳法　用王不留行籽贴压上述耳穴,每日自行按压 3~5 次,每穴 3 分钟,双耳交替,3 日换贴一次,疗程间隔 3 日。

3. 埋针法　常规消毒,将图钉型揿针埋入。每日 3 次,每次 2 分钟,至有胀、轻痛感即停止。

4. 按摩法　每次取 4~5 个穴位进行按压,至有胀、热感为宜。经常按摩可起到持续治疗作用。

5. 耳穴放血法　观察耳部异常反应区,并确定相应的穴位,轻揉耳部使其充血。耳背用碘伏常规消毒,取 11 号手术刀片在穴位皮肤表面轻轻割治,每个穴位割治约 10 次,刀口长度约 2mm,深度以少量渗血为宜,出血 1~3 滴,隔 2 日一次,每周 2 次,治疗 4 周共 8 次为一个疗程。

【按语】

耳者宗脉之所聚也,人体经络均上循聚集于耳部,采用耳穴疗法治疗失眠,具有调整脏腑、平衡阴阳的作用。现代研究认为,耳穴刺激可调节迷走神经活性,从而对睡眠产生良好的调节作用。据相关研究报道,耳穴疗法特别适用于机体免疫力低、脏腑功能减退的老年失眠患者。在耳穴疗法的基础上,配合其他中医疗法,如中药药枕、中药足浴等,能更好地发挥耳穴疗法的功效,从而改善睡眠,延长夜间睡眠时间,消除烦恼和白天倦怠等症状。

二十四、甲状腺功能亢进症

【概述】

甲状腺功能亢进症(简称甲亢)是临床常见的内分泌疾病,是多种原因引起的甲状腺腺体本身产生甲状腺激素分泌过多而引起的甲状腺毒症。临床主要表现为甲状腺毒症、弥漫性甲状腺肿、眼征与胫前黏液性水肿。甲状腺毒症表现为高代谢综合征及多系统损害。临床上常有疲乏无力、怕热多汗、多食善饥、体重显著下降、心慌、情绪急躁、紧张焦虑、排便次数增加,以及伴有甲状腺肿大、眼球突出等征象。本病的诱发与自身免疫、遗传和环境等因素有密切关系,其中以自身免疫因素最为重要。本病的发病年龄无界限,发病高峰在 30~40 岁期间,女性多于男性,偶有家族性。

本病属于中医学"瘿病""瘿瘤"范畴。病位在甲状腺,同时涉及心、肝、脾、肾等脏腑。明代陈实功在《外科正宗·瘿瘤论》中记载:"夫人生瘿瘤之证,非阴阳正气结肿,乃五脏瘀血浊气痰滞而成。"表明本病的形成与气滞、痰凝、血瘀关系密切。本病的发病与体质、情志因素有关,基本病机为气滞、痰凝、血瘀等。常因情志不畅,肝气郁结,津液不化,气郁化火,灼津为痰,发为本病;或素体阴虚,虚劳伤肾,肝肾阴虚,阴虚火旺,炼液为痰而发病;或饮食失节,脾失健运,痰湿内生,气痰交结于颈而发为本病。

【辨证】

1. 肝郁痰凝　烦躁易怒,失眠多梦,眼干目胀,胸胁胀满,眼球突出,颈部肿大,舌质红,苔黄腻,脉弦滑。

2. 心肝阴虚　心悸不安,五心烦热,少寐多梦,咽干口燥,舌红少苔,脉细数或结代。

3. 肝火胃热　多食善饥,烦渴多饮,形体消瘦,怕热多汗,口苦咽干,头晕目眩,舌质红,苔少而黄,脉弦数。

【治疗原则】

肝郁痰凝证宜疏肝解郁,化痰散结;心肝阴虚证宜滋阴泻火,化痰消结;肝火胃热证宜清热泻火,化痰散结。

【耳穴疗法】

取穴(图 4-27)

主穴:甲状腺、内分泌、皮质下、交感、缘中。

配穴:心动过速加心;食欲旺盛加脾、口;突眼加眼。肝郁痰凝证加肝、脾;心肝阴虚证加心、肝;肝火胃热证加耳尖、肝、胃。

（说明:"甲状腺"非标准耳穴,在"颈"与"脑干"之间。）

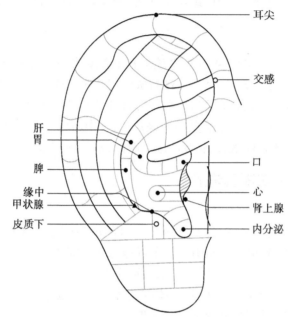

图 4-27　甲状腺功能亢进症的耳穴治疗

方义:甲状腺为按病位取穴;内分泌、皮质下、交感、缘中相配具有调节内分泌及自主神经功能的作用。

方法

1. 毫针针刺法　运用短细毫针针刺耳穴,每次取 2~3 穴,每日针 1 次。

2. 药籽贴耳法　用王不留行籽贴压相应穴位,每日自行按压数次,2~3 日后更换。

3. 埋针法　常规消毒,将图钉型揿针埋入,每次取 2~3 穴。留针期间每日按压 3~5 次,以增强刺激。

【按语】

耳穴疗法可以在调节内分泌的基础上,同时改善甲状腺功能亢进症的不适症状,如心慌、食欲旺盛、突眼、失眠等,有利于提高患者的生活质量。有研究表明,在西药治疗的基础上加用耳穴疗法,不仅能改善患者的临床症状,还能降低药物不良反应的发生风险。耳穴疗法与体针配合对甲状腺激素水平产生良性调节作用,使内分泌水平恢复正常。

二十五、甲状腺功能减退症

【概述】

甲状腺功能减退症(简称甲减)是临床常见的内分泌疾病,是由多种原因导致甲状腺激素合成、分泌或生物效应不足而引起的一组临床综合征,以基础代谢率和神经系统兴奋性下降为主要表现,包括四肢乏力、畏寒、内分泌功能减退、低血压、眩晕、水肿、嗜睡、食欲减退、性欲下降、不孕 / 不育、月经紊乱等。甲减的病因较为复杂,主要包括自身免疫损伤(如自身免疫性甲状腺炎)、甲状腺破坏(如甲状腺次全切除术、垂体或下丘脑肿瘤手术等)、抗甲状腺药物(如咪唑类、硫脲类或含碘药物等)。对不同年龄甲减患者的临床症状各异,本部分重点讨论成年型甲状腺功能减退。

根据症状表现,本病属于中医学"虚劳""水肿"等范畴。病位在甲状腺,同时与心、脾、肾相关。《证治汇补·虚损》指出:"虚者,血气之空虚也;损者,脏腑之损坏也。"发病主要与先天禀赋不足,劳倦过度,饮食不节,用药不当,失治误治有关。本病的基本病机为阳气亏虚。病因常见先天禀赋不足,后天脾胃失养,饥饱失常,损伤脾胃,气血生化不足,脏腑阴阳气血亏虚;或因劳倦过度,耗伤心脾,早产多育,房劳过度,心肾亏虚;或久病失治、误治,用药不当,损伤脾胃,耗伤阳气等,致心、脾、肾阳气亏虚发为本病。

【辨证】

1. 脾肾阳虚　神疲乏力,少气懒言,反应迟钝,纳呆腹胀,腰膝酸软,形寒肢冷,便秘或便溏,四肢不温,面色萎黄,男子阳痿,女子月经不调,舌质淡有齿印,苔白,脉沉细或沉迟。

2. 心肾阳虚　心悸心慌,胸闷憋痛,形寒怯冷,精神萎靡,表情淡漠,反应迟钝,面色苍白,毛发稀疏,性欲减退,男子阳痿,女子月经不调,舌淡胖,脉沉迟。

【治疗原则】

脾肾阳虚证宜温脾助阳,益肾固元;心肾阳虚证宜温通心阳,补益肾气。

【耳穴疗法】

取穴(图4-28)

主穴:甲状腺、内分泌、皮质下、三焦、肾上腺。女性取卵巢。

配穴:脾肾阳虚证加脾、肾;心肾阳虚证加心、肾。

(说明:"甲状腺"非标准耳穴,在"颈"与"脑干"之间;"卵巢"非标准耳穴,在屏间切迹外缘与对耳屏内侧缘之间。)

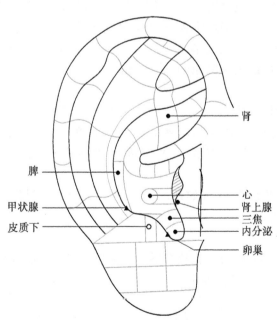

图4-28　甲状腺功能减退症的耳穴治疗

方义:甲状腺、内分泌、皮质下可调节甲状腺和自主神经功能;三焦通调水道,减轻黏液性水肿;肾上腺、卵巢可平衡调节内分泌功能。

方法

1. 毫针针刺法　运用短细毫针针刺耳穴,每次取 2~3 穴,隔日针 1 次。

2. 药籽贴耳法　用王不留行籽贴压相应穴位,每日自行按压数次,2~3 日后更换。

3. 埋针法　常规消毒,将图钉型揿针埋入,每次取 2~3 穴。留针期间每日按压 3~5 次,以增强刺激。

【按语】

通过刺激耳穴,对神经 - 免疫 - 内分泌网络起双向良性调节作用,调节下丘脑 - 垂体 - 甲状腺的功能,使脏腑阴阳趋于平衡,纠正失衡的甲状腺激素水平,达到防治甲状腺功能减退的目的。临床研究表明,耳穴揿针配合膏方可有效改善亚临床甲减的症状。揿针疗法具有应用简便、作用持久的优点,患者易于接受。

二十六、糖尿病

【概述】

糖尿病是因胰岛素分泌不足和 / 或作用缺陷引起的糖、脂肪和蛋白质代谢紊乱的疾病。其主要特点是高血糖及尿糖,持续的高血糖诱导和加重糖尿病,并引起并发症。按病因可分为 1 型糖尿病、2 型糖尿病、妊娠糖尿病和其他特殊类型。1 型糖尿病为自身免疫性疾病,由遗传和环境因素共同选择性引起胰岛 B 细胞破坏和功能衰竭,导致胰岛素绝对缺乏,起病较急。2 型糖尿病主要由于胰岛素抵抗伴随胰岛素相对不足,或胰岛素分泌缺陷伴有或不伴有胰岛素抵抗,一般起病缓慢,轻症早期无明显症状。

糖尿病属中医学"消渴"范畴。病位在肺、胃、肾,尤其以肾为关键。基本病机是阴虚为本,燥热为标。常因饮食不节,过食肥甘厚味,损伤脾胃,脾失健运,湿热内蕴,消谷耗津,发为消渴;或因情志不调,郁而化火,消烁津液,发为消渴;或因房事不节,肾精亏耗,固摄无权,发为消渴。上焦肺热津伤则多饮,为上消;中焦胃热偏盛则多食,为中消;下焦肾元虚衰则多尿,为下消。本病病久迁延,阴虚燥热,损津耗阳,阴阳两虚。

【辨证】

1. 肺热津伤(上消)　烦渴多饮,口干舌燥,小便频多,舌边尖红,苔薄黄,脉洪数。

2. 胃热炽盛(中消)　多食善饥,口渴尿多,形体消瘦,大便干燥,苔黄而燥,脉滑实有力。

3. 肾阴亏虚(下消)　尿频尿多,浑浊如脂膏,腰酸腿软,头晕耳鸣,皮肤干燥,全身瘙痒,舌红苔少,脉细数。

4. 阴阳两虚　小便频数,浑浊如膏,面色发黑,耳轮焦干,畏寒肢冷,性欲减退,舌质淡黯,苔白而干,脉沉细无力。

【治疗原则】

肺热津伤证宜清热生津止渴;胃热炽盛证宜清胃健脾,益气生津;肾阴亏虚证宜益肾固本,养阴生津;阴阳两虚证宜滋阴益阳。

【耳穴疗法】

取穴(图 4-29)

主穴:胰腺点、胰胆、神门、内分泌、皮质下、交感、缘中。

配穴:肺热津伤证加肺、渴点;胃热炽盛证加胃、耳尖、饥点;肾阴亏虚证加肾;阴阳两虚证加肾、三焦、膀胱。

（说明："胰腺点"非标准耳穴,在耳甲 11 区 "胰" "胆" 的下方；"渴点"非标准耳穴,在耳屏 1 区上屏内,"外鼻"与屏间连线中点；"饥点"非标准耳穴,在耳屏 2 区下屏内,"外鼻"与"肾上腺"连线中点。）

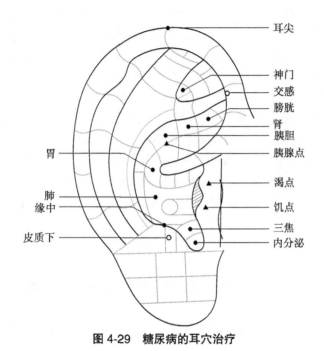

图 4-29　糖尿病的耳穴治疗

方义：胰腺点、胰胆可增强胰岛素分泌；内分泌、缘中可调节内分泌功能；皮质下、交感可调整机体消化、内分泌等功能；饥点、渴点可抑制饮、食的欲望,控制摄入量。

方法

1. 经皮电刺激法　耳部电极分别置于耳甲艇与耳甲腔,用连续波,输出电流强度 1mA,频率 20Hz,脉冲宽度 1ms,强度以患者能耐受为度,每次 30 分钟,每周治疗 3 次,连续治疗 4 周为一个疗程。

2. 毫针针刺法　每次取 2~3 穴,用细短毫针针刺,留针 30 分钟,隔日 1 次。

3. 药籽贴耳法　取 5~6 穴,将王不留行籽或磁珠置于小方块胶布中央,贴压相应穴位。1 周后更换,每日自行按压数次。

【按语】

耳穴疗法治疗糖尿病主要通过疏通经络、行气活血,改变体内胰岛素分泌不足或胰岛素抵抗状态,降低血糖、缓解症状。现代研究认为,低频率（20Hz）的耳穴电刺激具有较好的降糖作用,耳穴刺激信号可能主要通过中枢的孤束核区发放信号至胰岛,从而调节胰岛腺泡及导管释放与分泌胰岛素,起到调节血糖的作用,其改善餐后血糖的效果更加显著。耳穴疗法能控制失眠、焦虑、便秘等引起血糖波动的因素,对于糖尿病并发症,如胃肠功能紊乱、周围神经病变等也具有较好的临床疗效。

二十七、单纯性肥胖

【概述】

单纯性肥胖是指由于热量的摄入远大于消耗与利用,导致体内脂肪贮积过多,体重超出正常水平,但不伴有器质性疾病的均匀性肥胖。目前用于评估肥胖的常用标准是体重指数(BMI),BMI= 体重(kg)/[身高(m)]^2。体重超过理想体重20% 以上或成人 BMI>28,检查排除显著神经、内分泌形态功能变化,即可诊断为单纯性肥胖。儿童期起病,青春期加重,称体质性肥胖;成年起病,为获得性肥胖。单纯性肥胖有一定的遗传倾向,过食是肥胖的物质基础,久坐、少动是危险因素,饮食习惯、食品的质和量与单纯性肥胖密切相关。

中医学中并无肥胖病名,《素问》有"肥贵人"的描述,《灵枢》根据人之皮肉气血的多少将肥胖分为"有肥、有膏、有肉"。本病病位在脾胃,可累及心、肝、肾等脏腑。基本病机为本虚标实,脏腑功能虚损为本,痰浊、瘀血为标。常因饮食不节,过食肥甘,脾胃虚弱,运化失司,酿生痰湿,胃肠蕴热,形成肥胖;或因七情内伤,肝气郁结,气机阻滞,痰湿瘀血内生,发为肥胖;或因先天禀赋不足,劳作过少,气血运行不畅,久之脏腑气血虚损,真元不足,发为肥胖。

【辨证】

1. 胃肠腑热　肥胖,消谷善饥,口干欲饮,怕热多汗,腹胀便秘,小便短黄,舌质红,苔黄腻,脉滑有力。

2. 脾胃虚弱　肥胖而浮肿,神疲乏力,嗜睡懒言,面唇少华,大便薄溏,尿少,舌淡,苔薄白,脉细缓无力。

3. 气滞血瘀　形体肥胖,烦躁易怒,胸胁胀痛,食欲亢进,女子月经稀发或闭经,舌紫黯或有瘀斑,脉弦细涩。

4. 真元不足　形体肥胖浮肿,畏寒怕冷,腰膝酸软,头晕耳鸣,神疲乏力,月经不调或阳痿早泄,面色㿠白,舌嫩,苔薄白,脉沉细迟缓。

【治疗原则】

胃肠腑热证宜清热通腑消脂;脾胃虚弱证宜健脾养胃,利湿消脂;气滞血瘀证宜理气消浊,活血化瘀;真元不足证宜固本培元,化痰消浊。

【耳穴疗法】

取穴(图 4-30)

主穴:饥点、口、食道、胃、内分泌、胰胆。

配穴:胃肠腑热证加耳尖、大肠;脾胃虚弱证加脾、三焦;气滞血瘀证加肝、交感;真元不足证加肾、三焦、膀胱。

(说明:"饥点"非标准耳穴,在耳屏 2 区下屏内,"外鼻"与"肾上腺"连线中点。)

方义:饥点、口、食道为局部取穴,降低食欲;脾、胃可调整胃肠功能,平衡阴阳;内分泌、胰胆具有调整内分泌的作用,使脂质代谢正常。

方法

1. 毫针针刺法　探找敏感点,然后进行针刺。用 0.5 寸毫针快速刺入,留针 30 分钟,隔日 1 次,10~12 次为一个疗程。

2. 埋针法　常规消毒后,将图钉型揿针埋入相应耳穴。嘱患者每日在饥饿时、食前、睡前自行按压 3 次,每次每穴按压 2~3 分钟,双耳交替,2~3 日更换 1 次,埋贴时间不宜过长,以免感染。

3. 药籽贴耳法 用王不留行籽贴压耳穴，每次选 5~6 穴，每日自行按压（同埋针法）。3~5 日更换 1 次，1 个月为一个疗程。

4. 经皮电刺激法 探测耳穴阳性反应点，将数字化耳穴脉冲治疗仪的电极片粘贴并固定在相应耳穴上，调整至患者能耐受的强度，以治疗部位有酸麻感及耳部微微抖动为宜，每次治疗 15 分钟，每日 1 次，每周连续治疗 5 日为一个疗程，共治疗 8 个疗程。

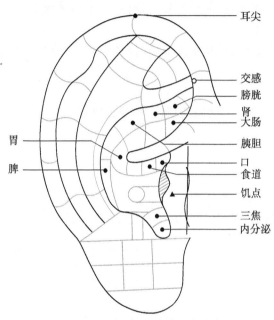

图 4-30 单纯性肥胖的耳穴治疗

【按语】

耳郭有较多的神经、血管分布，尤以三角窝、耳甲腔处最为丰富。其中，耳甲区是迷走神经耳支的主要分布区域，该区域是体表激活内脏副交感神经系统的敏感部位之一。通过耳穴贴压刺激，可反馈调节耳穴与十二经脉、五脏六腑及神经 - 内分泌系统之间的平衡，达到体脂平衡。刺激该处迷走神经，可影响胰岛素分泌水平，抑制食欲，减少摄入。此外，耳穴刺激还能通过对中枢神经的调控，维持交感神经和迷走神经的平衡，促进新陈代谢，加强脂质分解，达到减重的目的。

二十八、遗尿

【概述】

成人遗尿是指成人睡眠中小便自遗，醒后方觉的一种病症。临床根据病因可分为原发性和继发性两类，成人遗尿多为继发性。原发性遗尿无明显尿路或神经系统器质性病变，继发性遗尿由泌尿系统疾病或神经系统病变引起，如腰骶椎隐裂、泌尿道畸形和感染，一般在纠正原发疾病后症状消失。

中医学认为遗尿的病位在肾、膀胱，与肺、脾、三焦相关。基本病机为肾气不固，膀胱气化失司。遗尿的病因可由虚、实两大因素导致。虚者多见先天禀赋不足，元气失充，肾阳不足，下元虚冷,不能温煦膀胱,导致膀胱气化失司而为遗尿;或因素体虚弱,或久病,肺脾两虚,水道不通,三焦失渎,膀胱气化失司发为遗尿。实者多见平素性情急躁,肝经湿热,郁而化火,下注膀胱,膀胱失约而发为遗尿。

【辨证】

1. 肾气不足　睡眠中小便自遗,小便清长而频数,神疲乏力,面色苍白,腰膝酸软,舌淡,脉沉迟无力。

2. 肺脾气虚　睡中遗尿,白天小便频而量少,劳累后遗尿加重,面白无华,少气懒言,大便易溏,舌淡苔白,脉细无力。

3. 肝胆火旺　睡中遗尿,平素小便色黄,性情较急躁,或有手足心灼热,夜间啮齿梦语,唇红,苔黄,脉弦数。

【治疗原则】

肺脾气虚证宜益气升陷,培元固涩;肾气不足证宜温补肾气,固涩小便;肝胆火旺证宜泻肝清热。

【耳穴疗法】

取穴(图 4-31)

主穴:膀胱、肾、三焦、心、缘中、神门。

配穴:肺脾气虚证加肺、脾;肾气不足证加肾、膀胱、皮质下;肝胆火旺证加耳尖、肝、胆。

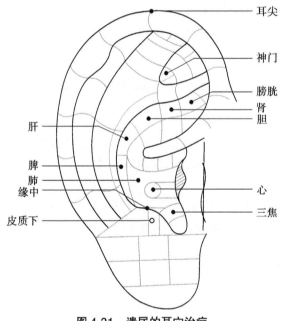

图 4-31　遗尿的耳穴治疗

方义:膀胱、肾相配调补肾气,使膀胱约束有力;三焦通调水道;脾、心相配益气升陷,使膀胱固摄有力;缘中、神门调整排尿中枢与膀胱间的协调关系,使其得到改善。

方法

1. 药籽贴耳法　将贴有王不留行籽的胶布固定于耳穴,每次选 5~6 穴,每日按压 3 次,每次 5 分钟,睡前加按 1 次,两耳交替贴压。10 次为一个疗程。

2. 经皮电刺激法 将经皮电刺激电极片分别置于穴区,采用断续波,频率50Hz,刺激10秒,间歇3秒,刺激量10~20mA,以患者能耐受而不痛为度,每次治疗30分钟,每日1次,15日为一个疗程。

【按语】

耳穴疗法可避免服药对胃肠道的刺激,操作简便,疗效显著,经济实用,且无明显的毒副作用,是一种安全、有效的疗法。由于本病需要长期治疗,采用耳穴贴压可弥补其他方法的不足。耳穴贴压还可在临睡前进行刺激,提高疗效。

二十九、尿道炎

【概述】

尿道炎是指由尿道损伤、尿路梗阻、性生活不洁、邻近器官病变等因素引起的一种尿路感染,一般指非特异性尿道炎,病原体以细菌、支原体、衣原体最为常见。由于女性生理结构的特殊性,尿道炎患者以女性为多,临床常见尿频、尿急、尿痛或排尿困难。本病临床分为急性期和慢性期,急性发作期主要症状为排尿时疼痛,男性患者常有较多尿道脓性分泌物;慢性期症状较轻,分泌物较少,但常反复发生尿路感染,引起尿道狭窄。支原体感染、细菌感染、尿路梗阻、尿道损伤、尿道口及周围炎症是本病的主要致病和诱发因素。

尿道炎属中医学"淋证"范畴。本病病位在肾、膀胱。基本病机以肾虚为本,以膀胱湿热为标,同时有虚实之分,初病多实,久病多虚,初病体弱及久病患者,亦可虚实并见。常因多食辛热肥甘之品,脾胃运化失常,酿生湿热,下注膀胱;或情志不遂,肝气郁结,气血不行,气滞血瘀于膀胱,膀胱气化失司,导致淋证;或因劳伤久病或禀赋不足,脾肾气虚,则膀胱易感外邪,而致本病。

【辨证】

1. 湿热下注 发病较急,会阴、睾丸及小腹部胀痛或刺痛,可伴有尿频、尿急、尿道灼热疼痛症状,小便黄赤,口渴喜冷饮,甚者全身可伴有发热、寒战,舌红,苔黄腻,脉弦滑或数。

2. 气滞血瘀 腰腹隐痛、钝痛,或尿时小便突然中断,或疼痛剧烈,上连腰腹,或腰痛如绞,下引少腹,频频发作,甚则尿血,苔薄或舌有瘀斑,脉弦紧。

3. 肾阴不足 尿频、尿急,疼痛不甚,腰膝酸软,五心烦热,失眠多梦,遗精早泄,尿后余沥,茎中作痛,舌质红,苔薄白,脉细微数。

4. 肾阳虚衰 小便频数,淋沥不尽,少腹拘急,腰酸乏力,萎靡不振,手足不温,甚则阳事不兴,勃起不坚,舌质淡胖有齿痕,苔薄白,脉细或弱。

【治疗原则】

湿热下注证宜清热利湿通淋;气滞血瘀证宜行气通淋,活血化瘀;肾阴不足证宜益肾养阴,清热通淋;肾阳虚衰证宜温肾固阳,利尿通淋。

【耳穴疗法】

取穴(图4-32)

主穴:肾、膀胱、尿道、皮质下、交感、缘中、神门、外生殖器。

配穴:湿热下注证加耳尖;气滞血瘀证加肝、耳尖;肾阴不足证加肝、肾;肾阳虚衰证加三焦。

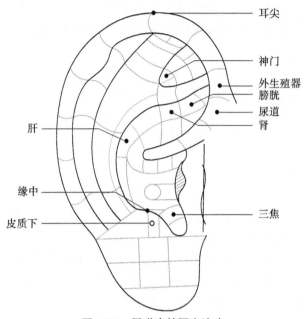

图 4-32　尿道炎的耳穴治疗

　　方义:膀胱、尿道、外生殖器为相应部位取穴,增加利尿作用;皮质下、交感、缘中、神门配合具有调节大脑皮质功能、缓解尿路刺激症状的作用;肝肾同源,取肝穴可补肾培元以利尿。

　　方法

　　1. 毫针针刺法　每次选取 3~4 穴,常规消毒后,毫针刺以中或较重刺激,留针 30 分钟。实证每日针刺 1~2 次,虚证每日针刺 1 次或隔日 1 次。10 次为一个疗程。

　　2. 药籽贴耳法　每次选 3~4 穴,将王不留行籽置于胶布中央,敷贴于耳穴上,给予适当按压,以局部有发热、胀痛感为宜。

　　【按语】

　　耳穴疗法治疗尿道炎主要用于缓解尿痛、尿频的症状,如检查发现有支原体、细菌感染,应积极使用西药配合治疗。多数患者初始症状不明显,或受传统观念影响未给予重视,错过最佳治疗时机,导致病情难以得到有效控制,反复发作。因此,在治疗时应注意缓解患者的焦虑情绪,使其放松心态,增强治疗疾病的信心。耳穴对缓解紧张情绪有较好的作用,在治疗过程中应积极运用。同时,应嘱患者多饮水以增加尿量,饮食清淡,保持良好的个人卫生习惯。

三十、膀胱炎

　　【概述】

　　膀胱炎是指细菌入侵,感染膀胱所致的膀胱炎症,是泌尿系统的常见疾病,临床上将膀胱炎称为下尿路感染。主要表现为尿频、尿急、尿痛、耻骨弓上膀胱区不适等,一般无明显全身感染症状,实验室检查常发现白细胞尿、镜下血尿,少数患者可有肉眼血尿。老年人发病率较高,尤其好发于女性中老年人。根据病程可分为急性膀胱炎和慢性膀胱炎。急性膀胱炎发病急骤,一般在感染后出现尿频、尿急、尿痛、终末血尿甚至全程肉眼血尿,严重者膀胱由于炎症刺激出现痉挛无法贮存尿液,出现类似尿失禁的现象。慢性膀胱炎尿路刺激症状较轻,但病程缠绵,反复发作。

本病属于中医学"淋证"范畴。病位在肾、膀胱。基本病机以肾虚为本,以膀胱湿热为标,同时有虚实之分,初病多实,久病多虚,初病体弱及久病患者,亦可虚实并见。常因多食辛热肥甘之品,脾胃运化失常,酿生湿热,下注膀胱;或情志不遂,肝郁化火,气火郁于膀胱,膀胱气化失司,导致淋证;或因劳伤久病或禀赋不足,脾肾气虚,则膀胱易感外邪,而致本病。

【辨证】

1. 湿热下注　发病较急,会阴、睾丸及小腹部胀痛或刺痛,可伴有尿频、尿急、尿道灼热疼痛症状,小便黄赤,口渴喜冷饮,甚者全身可伴有发热、寒战,舌红,苔黄腻,脉弦滑或数。

2. 气滞血瘀　腰腹隐痛、钝痛,或尿时小便突然中断,或疼痛剧烈,上连腰腹,或腰痛如绞,下引少腹,频频发作,甚则尿血,苔薄或舌有瘀斑,脉弦紧。

3. 肾阴不足　尿频、尿急,疼痛不甚,腰膝酸软,五心烦热,失眠多梦,遗精早泄,尿后余沥,茎中作痛,舌质红,苔薄白,脉细微数。

4. 肾阳虚衰　小便频数,淋沥不尽,少腹拘急,腰酸乏力,萎靡不振,手足不温,甚则阳事不兴,勃起不坚,舌质淡胖有齿痕,苔薄白,脉细或弱。

【治疗原则】

湿热下注证宜清热利湿通淋;气滞血瘀证宜行气通淋,活血化瘀;肾阴不足证宜益肾养阴,清热通淋;肾阳虚衰证宜温肾固阳,利尿通淋。

【耳穴疗法】

取穴(图4-33)

主穴:肾、膀胱、尿道、小肠、皮质下、交感、神门。

配穴:湿热下注证加耳尖;气滞血瘀证加肝、耳尖;肾阴不足证加心、肝、肾;肾阳虚衰证加三焦。

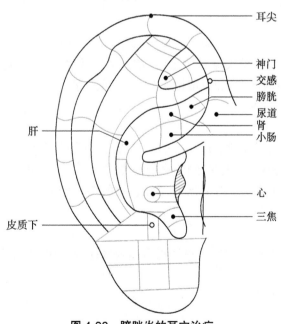

图4-33　膀胱炎的耳穴治疗

方义:膀胱、尿道为相应部位取穴,可助膀胱气化、小肠分清别浊,增加利尿作用;皮质下、交感、神门配合能够调节大脑皮质功能、改善泌尿系统功能,缓解尿路刺激症状;肝、肾有补肾培元以利尿之功。

方法

1. 毫针针刺法 常规消毒后,每次选 3~4 穴,以毫针快速刺入,予中或较重刺激,留针 30 分钟,可加电针。急性期和症状较重者可每日针刺 2 次,虚证者每日 1 次或隔日 1 次,10 次为一个疗程。

2. 药籽贴耳法 将王不留行籽贴压于耳穴,每日自行按压数次,以有发热感和胀痛为宜。压丸每 3 日更换一次,注意保持局部清洁、干燥。

【按语】

膀胱炎与尿道炎均属中医学"淋证"范畴,因此,两者的耳穴疗法治疗思路基本一致,但需要注意的是,膀胱炎感染的部位较尿道炎靠上,因此,治疗膀胱炎时更应注意预防感染进一步向上逆行,引起肾盂肾炎。应积极配合针灸疗法、中药、西药等进行综合治疗,在祛邪的同时注意扶正,以防病情迁延。嘱患者注意局部卫生,多饮水,勤排尿,以辅助治疗。

三十一、肾小球肾炎

【概述】

肾小球肾炎是一种免疫介导的炎性反应,是不同的抗原微生物感染人体后,产生不同的抗体,结合成不同的免疫复合物,沉积在肾脏的不同部位造成的病理损伤,形成不同的肾炎类型。急性肾小球肾炎是由于感染后变态反应引起的,以两侧肾脏弥漫性肾小球损害为主,起病较急,在感染后 1~3 周出现血尿、蛋白尿、管型尿、水肿、少尿、高血压等系列临床表现。慢性肾小球肾炎是多种原发性肾小球疾病导致的,病程较长(可达数十年),以蛋白尿、血尿、水肿、高血压为临床表现。青壮年男性发病率较高,治疗困难,大多渐进为慢性肾衰竭,预后较差。

肾小球肾炎属中医"水肿""虚劳""腰痛""眩晕"等范畴,本病以正虚和标实相兼多见,常虚实夹杂,与肺、脾、肾三脏关系最为密切。或因风邪外袭,肺气不能通调水道下输于膀胱,以致风水相搏,溢于肌肤而发水肿;或因劳倦伤脾,久病伤肾,脾虚不能运化水液,肾与膀胱气化失司,水液停积,泛滥横溢。

【辨证】

1. 风水泛溢 眼睑浮肿,肢节酸重,小便不利,恶寒发热,舌红,脉浮滑数。

2. 湿毒内蕴 皮肤疮毒,发热浮肿,小便短赤或血尿,舌红,苔黄,脉数。

3. 脾肾两虚 面色㿠白,神疲乏力,食欲不振,腰膝酸软,面部浮肿,舌淡,苔薄白,脉细濡。

【治疗原则】

风水泛溢证当宣肺利水;湿毒内蕴证当清热利水;脾肾两虚证当补肾健脾,益气行水。

【耳穴疗法】

取穴(图 4-34、图 4-35)

主穴:肺、脾、肾。

配穴:风水泛滥证配耳背肺;湿毒内蕴证配膀胱、三焦;脾肾两虚证配耳背脾、耳背肾。

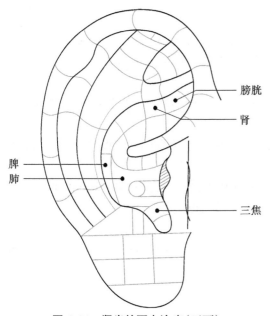

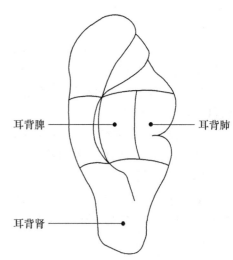

图 4-34 肾炎的耳穴治疗（正面）   图 4-35 肾炎的耳穴治疗（背面）

方义：肺、脾、肾三脏主全身水液代谢，辨证选穴，协调三脏以消除水肿之症状。

方法

1. 毫针针刺法　用短细毫针针刺耳穴，以穿透软骨而不透过对侧皮肤为度，可留针半小时以上。

2. 药籽贴耳法　用王不留行籽贴压上述耳穴，每日自行按压 3 次，每穴每次按压 1~2 分钟，双耳交替。

3. 埋针法　常规消毒，将图钉型撳针埋入。冬季留针 4~7 日，夏季留针 2~3 日，注意观察，防止感染，留针期间每日按压 3~5 次，以增强刺激。

【按语】

耳穴疗法治疗本病着重调补肺、脾、肾三脏，对改善水肿症状、加速急性肾炎的康复、改善预后有一定效果。对于慢性肾炎患者，耳穴疗法为辅助疗法。尚需要严格控制血压，优质低蛋白饮食，必要时应用糖皮质激素治疗，病情加重时考虑透析治疗。

患者平素需注意休息，保暖，防止受凉引起感冒。中西药使用需注意肾脏毒性。水肿时需忌盐限水。除耳穴疗法外，需综合其他疗法同用，以提高临床疗效。

三十二、痔疮

【概述】

痔是直肠末端黏膜下和肛管皮下的静脉丛发生扩大、曲张或移位所形成的柔软静脉团，或肛管皮下血栓形成和增生的结缔组织。根据发生部位的不同，可分为内痔、外痔和混合痔。内痔是肛垫（肛管血管垫）的支持结构、血管丛及动静脉吻合支发生的病理性改变或移位，外痔是齿线以下皮下血管丛的病理性扩张或血栓形成，混合痔是内痔和外痔混合体。

内痔的常见临床症状是间歇性便后出鲜血，部分患者可伴发排便困难，当合并血栓、嵌顿、感染时则出现疼痛。外痔发生于肛门外部，如厕时有痛感，有时伴瘙痒。混合痔是临床上最主要的发病形式,表现为便血、肛门疼痛及坠胀、肛门瘙痒等。

中医认为,痔疮病位在大肠,与肺、脾相关。饮食不节、醉饱无时、嗜食辛辣厚味,或不避寒暑、久坐湿地、久忍大便,导致阴阳不和、气机壅塞、风热下冲,而生痔疾。

【辨证】

1. 湿热下注　便时出血如射如滴,血色污浊,或肛门剧烈疼痛,触之更甚,大便燥结或黏滞不爽,小便黄赤,口渴,舌红,苔黄或黄腻,脉滑数。

2. 气滞血瘀　便血鲜红,或便前便后出血,量或多或少,或肛门骤然剧疼,触之益甚,舌淡红或紫黯,脉细涩。

3. 气血亏虚　痔核脱出不纳,肛门有下坠感,或痔核脱出,便血量多色清,或晦而不鲜,伴气短懒言,食少乏力,头晕目眩,面色白,心悸,舌淡,脉细弱。

【治疗原则】

通络止痛为总原则。湿热下注证宜清利湿热,凉血止血;气滞血瘀证宜活血化瘀,通络止痛;气血亏虚证宜健脾补气养血为主。

【耳穴疗法】

取穴(图 4-36)

主穴:直肠、大肠、交感。

配穴:湿热下注证加三焦、膀胱;气滞血瘀证加耳尖放血、皮质下;气血亏虚证加脾、肾。

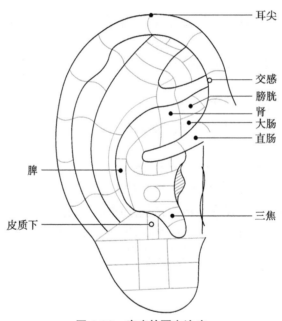

图 4-36　痔疮的耳穴治疗

方义:直肠、大肠为相应部位取穴;交感可以缓解局部疼痛,调节经气,改善供血。

方法

1. 毫针针刺法　运用短细毫针针刺耳穴,留针半小时。

2. 药籽贴耳法　用王不留行籽贴压上述耳穴,每日自行按压 3 次,每穴每次按压 1~2 分钟,双耳交替。

3. 埋针法　常规消毒,将图钉型揿针埋入。冬季留针 4~7 日,夏季留针 2~3 日,注意观察,防止感染,留针期间每日按压 3~5 次,以增强刺激。

【按语】

耳穴疗法缓解疼痛效果较好。患者需注意多食蔬菜,避免辛辣刺激,保持排便通畅。此外,应常做提肛运动,深吸气的同时提肛,反复做 15~20 分钟,每日早晚各 1 次,对于改善肛周局部血液循环有一定疗效。

耳针治疗主要适用于痔疮的早期轻症,如止血、止痛等。对于发作严重者,需要外科手术治疗,针灸只能作为辅助手段。

第三节　妇 科 疾 病

一、月经不调

【概述】

月经不调是指月经的周期、经色、经量、经质等发生异常的病证。本病包括月经先期、月经后期、月经先后无定期。月经是受垂体前叶及卵巢内分泌激素的调节而形成的规律性、周期性子宫内膜脱落及出血,若垂体前叶及卵巢功能异常,就会形成月经不调。功能失调性子宫出血、生殖系统炎症及肿瘤等导致月经周期不规律属本病范畴。

中医学认为本病病因主要有感受寒邪、饮食伤脾、情志不畅等。病位主要在胞宫,与冲任二脉及肝、脾、肾关系密切。月经不调的基本病机是脏腑失常,气血失和,冲任损伤。月经先期多由气虚或血热所致;月经后期多由血虚、血寒和气滞所致;月经先后无定期多由肝郁或肾虚所致。

【辨证】

1. 辨经期　月经周期提前 7 日以上,甚至 10 日行经一次,连续 2 个月经周期以上者为月经先期;月经周期推迟 7 日以上,甚至 40~50 日行经一次,连续 2 个月经周期以上者为月经后期;月经周期提前或延后 7 日以上,连续 3 个月经周期以上者为月经先后无定期。

2. 辨虚实　经色深红或色暗,质稠或有血块者为实证;月经量少,色淡质稀者为虚证。

【治疗原则】

月经先期治宜调理冲任,清热调经;月经后期治宜温经散寒,行血通经;月经先后无定期治宜调补肝肾,理血调经。虚证当益气养血,调补肝肾;实证当行气活血,通络化痰。

【耳穴疗法】

取穴(图 4-37)

主穴:内生殖器、皮质下、内分泌。

配穴:月经先期加脾,耳尖;月经后期加肝、交感;月经先后无定期加心、肝、肾。

方义:内生殖器为相应部位取穴,可调和胞宫气血;皮质下、内分泌可调节内分泌功能。月经病与五脏有密切关系,善调五脏也是治疗月经病的必辨思路。

方法

1. 毫针针刺法　耳郭常规消毒,在穴区周围确定敏感点,运用短细毫针针刺耳穴,可留针半小时以上。

2. 药籽贴耳法 用王不留行籽贴压上述耳穴,每日自行按压 3 次,每穴每次按压 1~2 分钟,双耳交替。

3. 埋针法 常规消毒,将图钉型揿针垂直埋入。冬季留针 4~7 日,夏季留针 2~3 日,注意观察,防止感染,留针期间每日按压 3~5 次,以增强刺激。

4. 药物注射法 取内分泌、内生殖器。耳郭常规消毒后,按操作常规,取维生素 B$_1$ 100mg/2ml 或 3%~5% 红花注射液 2ml,每穴注射 0.2ml,每日或隔日 1 次。

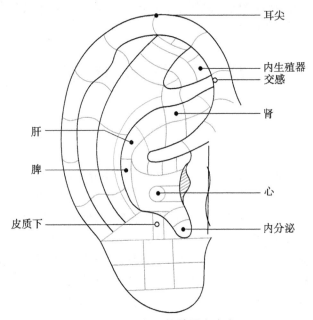

图 4-37 月经不调的耳穴治疗

【按语】

早期应用耳针治疗功能失调性子宫出血,见效快,预后良好;若因生殖系统器质性病变引起的月经不调,应采取综合措施治疗。本病多在经前 1 周开始治疗,至月经来潮停止,连续治疗 3 个月经周期。耳尖穴采用点刺放血法。治疗过程中注意调畅情志,经期注意防寒。

二、闭经

【概述】

闭经可分为原发性和继发性两类。原发性闭经指年逾 16 岁,虽有第二性征发育但无月经来潮。继发性闭经指经行复又中断 3 个周期或 6 个月以上者(妊娠期或哺乳期除外)。闭经是许多妇科疾病所共有的一个症状,是由"下丘脑 - 垂体 - 卵巢轴"中的某一环节发生功能或器质性病变引起,或因甲状腺、肾上腺等内分泌疾病及某些消耗性疾病引发。

中医称本病为"女子不月""月事不来""血枯""血隔"。本病的发生与禀赋不足、七情所伤、感受寒邪、饮食劳倦、久病大病有关。病位在胞宫,与肝、脾、肾有关。基本病机为气血不足,冲任血海空虚,血枯经闭;或邪客胞络,冲任血海受阻,血滞经闭。

【辨证】

1. 气血虚弱 经期延后量少,渐至停经,面色苍白或萎黄,神疲肢软,气短懒言,唇舌淡,苔薄白,脉沉弱。

2. 肝肾不足 年逾 18 岁而月经未潮,或初潮较迟而量少色淡,渐至闭经,或有头晕耳鸣,腰膝酸软,舌质淡红,苔少,脉沉弱或细涩。

3. 气滞血瘀 月经停闭,小腹及两胁胀痛,精神抑郁或易怒,舌质黯,或有瘀点,脉沉弦。

4. 痰湿阻滞 月经停闭,形体肥胖,胸胁满闷,呕恶痰多,或面浮足肿,或带下量多色白,苔白腻,脉滑。

【治疗原则】

气血虚弱证治宜益气养血;肝肾不足证治宜调补肝肾;气滞血瘀证治宜行气活血;痰湿阻滞证治宜通络化痰。

【耳穴疗法】

取穴(图 4-38)

主穴:内分泌、内生殖器、缘中。

配穴:气血虚弱证加心、脾、肾;肝肾不足证加肝、肾;气滞血瘀证加肝、脾、心;痰湿阻滞证加脾、三焦。

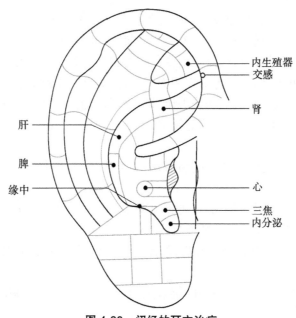

图 4-38 闭经的耳穴治疗

方义:内生殖器为相应部位取穴,可调和胞宫气血;内分泌可调节内分泌功能;缘中可调节垂体功能。

方法

1. 毫针针刺法 耳郭常规消毒,在穴区周围确定敏感点,运用短细毫针针刺耳穴,可留针半小时以上。

2. 药籽贴耳法 用王不留行籽贴压上述耳穴,每日自行按压 3 次,每穴每次按压 1~2 分钟,双耳交替。

3. 埋针法 常规消毒,将图钉型揿针垂直埋入。冬季留针 4~7 日,夏季留针 2~3 日,注意观察,防止感染,留针期间每日按压 3~5 次,以增强刺激。

【按语】

耳针治疗精神因素导致的继发性闭经效果理想,但通常需经 2~3 个疗程,1 次治疗后来潮者尚需继续治疗,待疗效巩固,月经正常来潮方可停治。

治疗时根据闭经致病因素的不同予以调养。精神因素对本病的治疗有很大影响,在治疗时应予以心理安慰和疏导,以缓解患者的紧张情绪,对治疗本病有积极的作用。患者的生活起居要有规律,经期注意避免受凉或过食生冷,多进行体育锻炼,增强体质。

三、经前紧张征

【概述】

经前紧张征是指妇女在黄体期出现躯体、精神及行为方面的改变。临床症状出现于月经前 1~2 周,主要包括躯体症状(头痛、乳房胀痛、腹部饱满、肢体水肿、体重增加、运动协调功能减退)、精神症状(激怒、焦虑、抑郁、情绪不稳定、疲乏,以及饮食、睡眠、性欲改变)和行为改变(注意力不集中、工作效率低、意外事故倾向、易有犯罪行为或自杀企图),月经来潮后症状即自行消失。病因目前尚不清楚,可能由于卵巢激素、中枢神经传递和自主神经系统失调综合作用引起。本病发病率为 30%~40%,严重者(占 5%~10%)影响生活质量。

中医学有关本病的论述散见于"经行泄泻""经行水肿"等,统称月经前后诸证。其发病与体质禀赋及临经前、经期冲任气血盈虚变化密切相关。妇女由于经、孕、产、乳,数伤于血,常处于血不足、气偏盛的状态,至经前期阴血下注血海,全身阴血更显不足,加之禀赋不足或阴阳气血偏盛偏衰,导致脏腑气血功能失调,则出现月经前后诸证,经净阴血渐复,脏腑功能复常而诸证消失。临床常见于肝脾功能失常,久之累及心、肾或气血失调。

【辨证】

1. 肝郁气滞　经前乳胀,乳痛,胸胁胀痛,恶心呕逆,烦躁易怒,口苦,手胀,舌质暗红,苔薄,脉弦滑。

2. 肝阳上亢　经前头晕,偏头痛,心烦急躁,失眠,腰酸腰痛,耳鸣,口渴口干,手足心热,关节酸痛,大便燥结,舌质暗红,脉细弦。

3. 心肾不交　经前易哭,忧郁,健忘,注意力不集中,失眠,心动过速,口舌溃疡,口干舌燥,舌边尖红,脉细数。

4. 脾虚湿滞　经前面目下肢水肿,倦怠无力,嗜甜食,腹胀,胃脘满闷,大便溏薄,舌质淡嫩,苔薄白,脉沉缓。

【治疗原则】

肝郁气滞证治宜疏肝解郁;肝阳上亢证治宜平肝潜阳;心肾不交证治宜滋补心肾;脾虚湿滞证治宜补脾祛湿。

【耳穴疗法】

取穴(图 4-39)

主穴:肝、肾、心、脾、内分泌、内生殖器、交感、皮质下。

配穴:肝郁气滞证加肝、神门;肝阳上亢证加肝;心肾不交证加心、肾;脾虚湿滞证加脾。

方义:内生殖器为相应部位取穴;肝、肾、心、脾为辨证选穴,滋补肝肾,协调脏腑;皮质下、交感为按西医理论取穴。

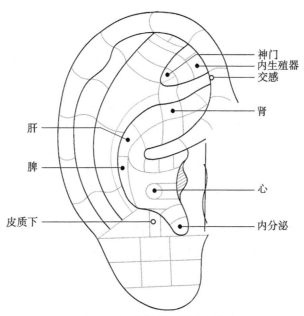

神门
内生殖器
交感
肾
肝
脾
心
皮质下
内分泌

图 4-39 经前紧张征的耳穴治疗

方法

1. 毫针针刺法 耳郭常规消毒,在穴区周围确定敏感点,运用短细毫针针刺耳穴,可留针半小时以上。

2. 药籽贴耳法 用王不留行籽贴压上述耳穴,每日自行按压 3 次,每穴每次按压 1~2 分钟,双耳交替。

3. 埋针法 常规消毒,将图钉型揿针垂直埋入。冬季留针 4~7 日,夏季留针 2~3 日,注意观察,防止感染,留针期间每日按压 3~5 次,以增强刺激。

【按语】

经前紧张征是一种短期症状,轻微者可不予治疗,症状较严重者在积极治疗的同时,应注重心理疏导,适应周围环境、掌握自身症状的规律性,一般预后良好。本病的发生与维生素 B_6 缺乏有相关性,补充维生素 B_6 可调节自主神经系统与"下丘脑 - 垂体 - 卵巢轴"的关系,还可抑制催乳素生成。耳针治疗本病疗效显著,可作为首选疗法,于经期前 1 周开始治疗,至月经来潮。

四、慢性盆腔炎

【概述】

慢性盆腔炎多为急性盆腔炎未彻底治愈而成,或输卵管结扎术前后存在亚临床型感染延续存在所致。慢性盆腔炎包括慢性子宫内膜炎、慢性输卵管卵巢炎、慢性盆腔结缔组织炎,是妇产科的常见病和多发病,也是引起异位妊娠、不孕、妇科盆腔疼痛及盆腔粘连性疾病的常见原因之一。

慢性盆腔炎属于中医学"带下""瘕聚"等范畴。多由急性盆腔炎迁延而成,由于胞络空虚,湿热乘虚侵入,蓄积盆腔,客于胞中,与气血相搏,气血运行不畅,冲任受损而成本病。病变部位主要在肝、脾、肾三脏,涉及冲任二脉。病变初期以实证为主,多见湿热壅盛、瘀热内结。病久,邪气滞留,损伤正气,则出现气滞血瘀、脾肾不足的虚实夹杂证。

【辨证】

1. 热毒炽盛 有流产或分娩感染史、手术史或经期性交史。突然发病,带下色黄,量多质秽,或如脓状,腹痛拒按,腰痛,高热恶寒,或上午潮热,舌红绛,苔黄厚腻,脉洪大或沉实。

2. 肝郁化火 常有急性盆腔炎病史。带下色黄,情志不舒,心胸烦闷,口苦口渴,烦热纳呆,头晕目眩,小便赤涩,或兼阴部瘙痒,舌红,苔黄腻,脉沉数。

【治疗原则】

热毒炽盛证治宜清热解毒;肝郁化火证治宜疏肝解郁。

【耳穴疗法】

取穴(图 4-40)

主穴:盆腔、内生殖器、神门、腹、肾上腺、皮质下、内分泌。

配穴:热毒炽盛证加三焦、脾;肝郁化火证加肝、交感。

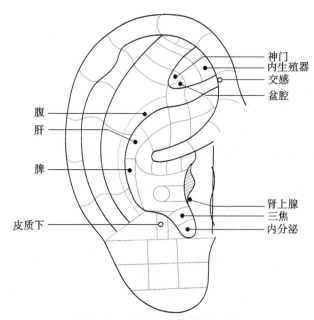

图 4-40 慢性盆腔炎的耳穴治疗

方义:盆腔、内生殖器、腹为相应部位取穴;神门安神止痛;肾上腺、皮质下可抗感染消炎;内分泌以调节内分泌功能。

方法

1. 毫针针刺法 耳郭常规消毒,在穴区周围确定敏感点,运用短细毫针针刺耳穴,可留针半小时以上。

2. 药籽贴耳法 用王不留行籽贴压上述耳穴,每日自行按压 3 次,每穴每次按压 1~2 分钟,双耳交替。

3. 埋针法 常规消毒,将图钉型揿针垂直埋入。冬季留针 4~7 日,夏季留针 2~3 日,注意观察,防止感染,留针期间每日按压 3~5 次,以增强刺激。

【按语】

本病初期因盆腔炎症较为局限,耳针治疗效果较好;病变后期因出现子宫肥大、输卵管积水等并发症,耳针疗效较差。本病应以预防为主,同时嘱患者注意个人卫生,保持外阴清洁。还应加强体育锻炼,增强抵抗力。

五、原发性痛经

【概述】

凡在行经期间或经期前后发生周期性下腹部疼痛,以致影响正常的生活及工作者,称为痛经,分为原发性和继发性两种。原发性痛经指患者无生殖器官器质性改变,常发生于月经初潮后不久的未婚或未孕的青年女性,主要表现为下腹部绞痛,也可出现胀痛或坠痛,有时疼痛放射到腰骶部、股内侧、阴道甚至肛门等处。多在月经来潮第 1~2 日出现,一般于月经来潮前数小时即已感到疼痛,月经开始时疼痛逐渐或迅速加剧,疼痛历时数小时,有时甚至2~3 日。继发性痛经多见于育龄期妇女,除有痛经症状外,还有明确的生殖器官器质性病变,如盆腔炎、子宫内膜异位症、内生殖器肿瘤等。

中医称本病为"痛经""经来腹痛""行经腹痛"。认为本病是由于情志不畅,肝气郁结,气滞血瘀导致经行不畅;或由于经期感寒、过食寒凉等因素,使寒邪蕴于胞宫,寒凝血滞则经行不畅而腹痛;也可由于先天不足、气血两虚所致,或风寒之气外袭,伤及冲任所致。本病基本病机是气血滞于胞宫,冲任瘀阻,"不通则痛";或冲任虚损,胞脉失于濡养,"不荣则痛"。

【辨证】

1. 气滞血瘀　经行之先,或经行当中小腹胀痛,拒按,甚则牵及腰骶,酸胀难忍,当经血畅行或下血块后,疼痛可减轻。常伴有经前乳房胁肋胀痛,烦躁不安,急躁易怒等肝郁表现。舌黯有瘀斑,苔白或微黄,脉沉弦。

2. 寒湿凝滞　经期或经前小腹冷痛,拒按,喜热,得热痛可稍减,经迟量少、色黯而不畅。常伴面色晦暗,食欲不振,口淡无味。舌边紫黯,苔白微腻,脉沉紧或沉迟。

3. 气血虚弱　经期或经后小腹隐痛,喜揉喜按,月经量少,色淡质稀,或腰骶酸痛,肢体乏力,舌淡,苔薄白,脉沉细弱。

4. 肝肾亏损　经期或经后小腹隐痛,喜揉喜按,经迟量少,色淡质稀,腰酸,伴耳鸣,头昏,视物不清,舌淡,苔薄白,脉沉细弱。

【治疗原则】

气滞血瘀证治宜理气活血;寒湿凝滞证治宜温经通络;气血虚弱证治宜补益气血;肝肾亏虚证治宜调补肝肾。

【耳穴疗法】

取穴(图 4-41)

主穴:内分泌、内生殖器、神门、腹。

配穴:气滞血瘀证加肝、脾、三焦;寒湿凝滞证加肝、皮质下;气血虚弱证加脾、胃;肝肾亏损证加肝、肾。

方义:腹、内生殖器为相应部位取穴,以调理气血,滋养胞宫,使经脉气血运行正常;内分泌以调节内分泌功能;神门穴镇静、安神止痛。

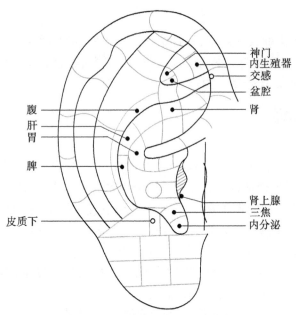

神门
内生殖器
交感
盆腔
肾

腹
肝
胃
脾

肾上腺
三焦
内分泌

皮质下

图 4-41 原发性痛经的耳穴治疗

方法

1. 毫针针刺法 耳郭常规消毒,在穴区周围确定敏感点,运用短细毫针针刺耳穴,可留针半小时以上。

2. 药籽贴耳法 用王不留行籽贴压上述耳穴,每日自行按压 3 次,每穴每次按压 1~2 分钟,双耳交替。

3. 埋针法 常规消毒,将图钉型揿针垂直埋入。冬季留针 4~7 日,夏季留针 2~3 日,注意观察,防止感染,留针期间每日按压 3~5 次,以增强刺激。

【按语】

耳针治疗本病有很好的止痛效果,但要嘱患者坚持治疗,于经前 1 周开始治疗,一般需经 6 个月经周期方可治愈。另有程爵棠在《耳穴疗法治百病》中介绍的耳刺激法:用 75% 乙醇溶液先后灌满两耳的外耳道,然后用药棉塞住外耳道口,待疼痛消失,即可去除药棉。

由于原发性痛经多发生于青春期少女,因此,对其进行生理卫生宣教是十分重要的,以消除对月经的焦虑、恐惧等精神负担,加强身体锻炼,多可缓解痛经症状,进而达到治愈的目的。注意营养和经期卫生,经期宜保暖。忌食生冷及冒雨涉水,并注意避免过度劳累。寒湿凝滞者可服生姜赤砂糖水,局部热敷及温水淋浴亦可暂时缓解疼痛。

六、产后腹痛

【概述】

产妇在产褥期内,发生与分娩或产褥有关的下腹疼痛,称产后腹痛,又称为"儿枕痛""产后腹中痛"。本病多见于新产后,好发于经产妇。孕妇分娩后,由于子宫缩复作用,小腹阵阵作痛,于产后 1~2 日出现,持续 2~3 日自然消失,西医学称"宫缩痛""产后痛",属于生理现象,一般不需要治疗。当腹痛剧烈,难以忍受,或腹痛绵绵,疼痛不已,则为病态,应给予治疗。需与产褥期感染引起的小腹疼痛、产后伤食腹痛相鉴别。

中医学认为产后腹痛发病机制有不荣而痛与不通而痛两证。不荣而痛为血虚,由于产后伤血,冲任空虚,胞脉失养,或因血少气弱,运行无力,以致血流不畅,迟滞而痛;不通而痛为血瘀,产后正气虚弱,起居不慎,寒邪乘虚侵入胞脉,血为寒凝,或情志不畅,肝气郁结,疏泄失常,气机不利,瘀血内停,恶露当下不下,以致腹痛。

【辨证】

1. 血虚　产前素体本虚,气血不足,或复因产时失血过多,冲任、胞宫失于濡养,不荣则痛。

2. 血瘀　产后气虚,运血无力,血行不畅,或产后起居不慎,风寒之邪乘虚而入,血为寒凝,或产后抑郁恼怒,肝郁气滞,瘀血阻滞冲任、胞宫,不通则痛。

【治疗原则】

血虚证治宜补养气血;血瘀证治宜活血化瘀。

【耳穴疗法】

取穴(图 4-42)

主穴:腹、神门、内分泌。

配穴:血虚证加脾、胃;血瘀证加肝、肾。

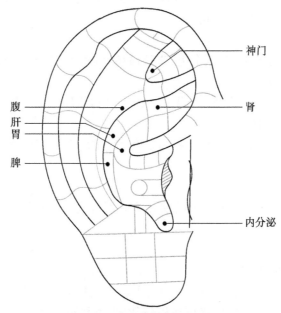

图 4-42　产后腹痛的耳穴治疗

方义:腹为相应部位取穴;神门与内分泌相配通经活血,通则不痛;神门有镇静安神、止痛作用。

方法

1. 毫针针刺法　耳郭常规消毒,在穴区周围确定敏感点,用毫针以中刺激针刺耳穴,留针 30 分钟,10 分钟行针 1 次。每日 1 次,中病即止。

2. 药籽贴耳法　用王不留行籽贴压上述耳穴,每日自行按压 3 次,每次每穴按压 1~2 分钟,双耳交替。

3. 埋针法　常规消毒,将图钉型揿针垂直埋入。冬季留针 4~7 日,夏季留针 2~3 日,注意观察,防止感染,留针期间每日按压 3~5 次,以增强刺激。

【按语】

耳穴疗法治疗本病安全可靠,对经产妇产后腹痛的治疗效果肯定,可采取单侧耳针或药籽贴耳法,左右交替,一般治疗 1~2 次即可取效,必要时可配合体穴针灸治疗。

七、缺乳

【概述】

产后哺乳期内乳汁甚少,或逐渐减少,或全无,不能满足哺乳的需要,称为缺乳。缺乳多发生在产后数日至半个月内,也可发生在整个哺乳期。西医学认为,垂体功能低下,或孕期胎盘功能不全,造成促性腺激素、促肾上腺皮质激素、生长激素,以及雌激素、孕激素分泌不足,阻碍乳腺的发育,影响产后乳汁分泌。此外,乳汁开始分泌后,如发生营养不良、精神恐惧或抑郁,均可直接影响丘脑下部,致使垂体前叶催乳素分泌减少而缺乳。哺乳不当,如哺乳次数太少,或乳汁不能排空,造成乳汁淤积,也可造成缺乳。

中医学称本病为"乳汁不行""乳汁不足"等。认为因气血不足,不能生乳,或肝郁气滞,乳脉壅塞,导致哺乳期乳汁甚少或全无。本病病位在乳房,胃经经过乳房,肝经至乳下,脾经行乳外,故本病与胃、肝、脾关系密切。

【辨证】

1. 气血亏虚　产后乳少,甚或全无,乳汁清稀,乳房柔软,无胀感,伴面色少华,倦怠乏力,舌淡,苔薄白,脉虚细。

2. 肝气郁滞　产后乳汁甚少或全无,乳汁稠,乳房胀硬而痛,情志抑郁,胸胁胀痛,食欲减退,舌红,苔薄黄,脉弦细或弦数。

3. 痰浊阻滞　乳汁少,乳房松软,躯体肥盛,胸闷痰多,纳呆呕恶,腹胀便溏,舌淡胖,苔厚腻,脉滑。

【治疗原则】

气血亏虚证治宜补益气血;肝气郁滞证治宜疏肝理气;痰浊阻滞证治宜疏通乳络。

【耳穴疗法】

取穴(图 4-43)

主穴:内分泌、交感、胸。

配穴:气血亏虚证加脾、胃;肝气郁结证加肝、神门;痰浊阻滞证加脾、肝。

方义:胸为相应部位取穴;交感与脾相配,以改善乳腺泌乳功能;内分泌是西医功能取穴。诸穴合用,共奏通乳之功。

方法

1. 毫针针刺法　耳郭常规消毒,在穴区周围确定敏感点,运用短细毫针针刺耳穴,可留针半小时以上。

2. 药籽贴耳法　用王不留行籽贴压上述耳穴,每日自行按压 3 次,每穴每次按压 1~2 分钟,双耳交替,一般哺乳前半小时按压。

3. 埋针法　常规消毒,将图钉型揿针垂直埋入。冬季留针 4~7 日,夏季留针 2~3 日,注意观察,防止感染,留针期间每日按压 3~5 次,以增强刺激。

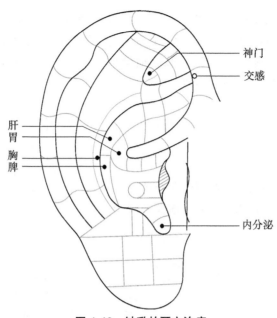

神门
交感
肝
胃
胸
脾
内分泌

图 4-43　缺乳的耳穴治疗

【按语】

产后缺乳应早期治疗,给予高蛋白流质饮食,可多食猪蹄汤、鲫鱼汤等增加营养,同时掌握正确的哺乳方法;患者应保持心情舒畅,切忌暴怒或忧思,保证睡眠充足,劳逸结合。通过治疗调养,多能取得满意的效果,预后良好。若身体虚弱,虽经治疗,乳汁仍无明显增加或先天乳腺发育不良,则预后较差;若乳汁壅滞,经治疗乳汁仍然排出不畅可转化为乳腺炎,宜配合体穴针灸或中药治疗。

八、更年期综合征

【概述】

绝经期是妇女卵巢功能逐渐衰退到完全丧失的一个过渡时期,从 40 岁以后至 60 岁,可长达 20 年左右,在这一阶段妇女所出现的一系列以自主神经系统功能紊乱为主的症状如潮热、汗出、烦躁易怒、眩晕耳鸣、心悸失眠、腰膝酸软及情绪不宁等,统称为更年期综合征。西医学认为卵巢功能衰退、雌激素分泌减少是形成本病的主要原因。在此期间卵巢功能逐渐衰退,卵泡发育不全,丧失排卵功能,致生育力低下、月经紊乱以至绝经。雌激素水平低下,对垂体的负反馈作用降低,出现下丘脑和垂体功能亢进,导致内分泌失调、代谢障碍及自主神经功能紊乱等一系列症状。

中医学称本病为"绝经前后诸证",散见于"年老血崩""脏躁""百合病"等病症。妇女绝经前后,肾气渐衰,任脉虚,太冲脉衰少,天癸将竭,渐至经水断绝,属生理现象。但由于体质、产育、疾病、营养、劳逸、社会环境、精神状况等差异,部分妇女不能适应生理变化,体内阴阳失调,脏腑气血紊乱,则易生此病。本病以肾虚为本,与肝、脾、心关系密切,基本病机是肾气不足,冲任气血失调。

【辨证】

1. 肝肾阴虚　经行先期,量多色红或淋漓不绝,烘热汗出,五心烦热,口干便秘,腰膝酸软,头晕耳鸣,舌红少苔,脉细数。兼肝旺者多见烦躁易怒;心火旺者可见心悸失眠。

2. 肾阳亏虚　月经后期或闭阻不行,行则量多,色淡质稀或淋漓不止,神萎肢冷,面色晦暗,头目晕眩,腰酸尿频,舌淡,苔薄,脉沉细无力。兼脾阳虚者可见纳少便溏,面浮肢肿;兼心脾两虚者可见心悸善忘,少寐多梦。

【治疗原则】

肝肾阴虚证治宜滋补肝肾;肾阳亏虚证治宜补肾阳,调冲任。

【耳穴疗法】

取穴(图 4-44)

主穴:内生殖器、内分泌、盆腔、神门、交感。

配穴:肝肾阴虚证加肝、肾;肾阳亏虚证加肾、心、脾。

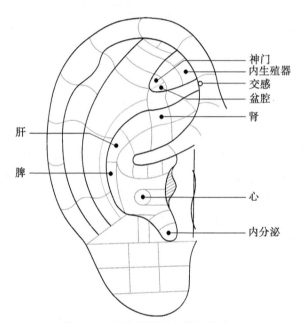

图 4-44　更年期综合征的耳穴治疗

方义:内生殖器为相应部位取穴;内分泌可缓解因卵巢功能衰退所引起的不适症状;神门、交感以镇静安神。

方法

1. 毫针针刺法　耳郭常规消毒,在穴区周围确定敏感点,运用短细毫针针刺耳穴,可留针半小时以上。

2. 药籽贴耳法　用王不留行籽贴压上述耳穴,每日自行按压 3 次,每穴每次按压 1~2 分钟,双耳交替。1 个月为一个疗程。

3. 埋针法　常规消毒,将图钉型揿针垂直埋入。冬季留针 4~7 日,夏季留针 2~3 日,注意观察,防止感染,留针期间每日按压 3~5 次,以增强刺激。

【按语】

耳针治疗更年期综合征可收较好疗效,但疗程宜长,远期效果为佳。本病一般随着绝经时间延续,可逐步减轻,预后良好。

病程中的一些神志改变,如精神不佳、情绪不稳、喜悲伤欲哭诸症,应予以安慰、解释,说明绝经期是正常的生理阶段,勿过度紧张或恐惧,以消除顾虑。医护及患者家属对患者正确耐心的精神调护,对更年期综合征的治疗是十分有利的。

饮食以清淡为宜,多进食蔬菜水果,少进膏粱厚味。肾虚者尤要避免辛辣刺激食物。还需鼓励患者多进行户外活动,减轻体重,以增强体质。

九、急性乳腺炎

【概述】

急性乳腺炎即乳腺的急性化脓性炎症,以乳房红肿疼痛为主要特征,多因葡萄球菌或链球菌通过破裂的乳头感染所致。产后乳汁淤积,如不及时处理,易致感染。细菌侵入乳腺管后,继续向实质部侵犯,则可形成各种类型的化脓性乳腺炎。本病好发于产后3~4周内的初产妇。

急性乳腺炎属于中医学“产后乳痈”的范畴。多因气滞热壅、热毒炽盛,厥阴、阳明经脉受阻而成。恣食厚味,胃腑积热;或忧思恼怒,肝气郁结;或乳头破裂,外邪火毒袭入;或胎气旺盛,阳明蕴热,致使脉络阻塞,营气不和,排乳不畅,火毒与积乳互凝,结肿成痈。病位在乳房,与肝、胃关系密切。乳房属足阳明胃经,阳明乃多气多血之经,邪热蕴蒸阳明,乳汁淤积不通,久积化热化火,热毒炽盛,肉腐成脓。久病不愈,渐致脓肿溃烂,脓汁清稀;久病气血虚衰,难以祛腐生肌,导致愈合缓慢或形成乳漏。

【辨证】

1. 气滞热壅　乳房皮色不变或微红,肿胀疼痛,伴恶寒发热、头痛、周身酸楚、口渴、便秘,苔黄,脉数。

2. 热毒炽盛　壮热,乳房肿痛,皮肤焮红灼热,肿块变软,有应指感;或切开排脓后引流不畅,红肿热痛不消,有“传囊”现象;舌质红,苔黄腻,脉洪数。

3. 正虚毒恋　溃脓后乳房肿痛虽轻,但疮口脓水不断,脓汁清稀,愈合缓慢或形成乳漏,全身乏力,面色少华,或低热不退,饮食减少,舌质淡,苔薄,脉弱无力。

【治疗原则】

气滞热壅证治宜理气散结;热毒炽盛证治宜清热解毒;正虚毒恋证治宜调补正气。

【耳穴疗法】

取穴(图4-45)

主穴:乳腺、胸。

配穴:气滞热壅证加肝、三焦;热毒炽盛证加神门、耳尖;正虚毒恋证加胃、皮质下。

(说明:“乳腺”非标准耳穴,在“胸”与“胸椎”连线的中点。)

方义:乳腺、胸为相应部位取穴;肝、胃为辨证选穴,协调脏腑,消肿散结;神门、皮质下解毒止痛。

方法

1. 毫针针刺法　耳郭常规消毒,在穴区周围确定敏感点,运用短细毫针针刺耳穴,可留针半小时以上。

2. 药籽贴耳法　用王不留行籽贴压上述耳穴,每日自行按压3次,每穴每次按压1~2分钟,双耳交替。

3. 埋针法　常规消毒,将图钉型揿针垂直埋入。冬季留针 4~7 日,夏季留针 2~3 日,注意观察,防止感染,留针期间每日按压 3~5 次,以增强刺激。

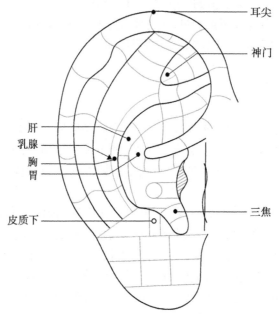

图 4-45　急性乳腺炎的耳穴治疗

【按语】

耳针治疗急性乳腺炎初期未化脓者效果良好,若结合体穴、艾灸、按摩、热敷,则疗效更佳。溃疡期要及时切开排脓。本病要积极预防,关键在于避免乳汁淤积,同时防止乳头损伤,妊娠后期应常用温水或肥皂水清洗乳头,或用75% 乙醇棉球涂擦乳头、乳晕部。乳头内陷者,洗后轻柔、按摩、牵拉。尽量避免穿过紧或化纤内衣。产后要定时哺乳,每次要吸尽或挤尽乳汁。乳头擦伤、破裂要及时治疗。应注意婴儿的口腔卫生,避免含乳睡觉。治疗期间,患者应保持心情舒畅,避免心情急躁,积极配合治疗。

十、乳腺增生

【概述】

乳腺增生是乳腺导管和小叶在结构上的退行性和进行性病变,以乳房胀痛、肿块为主要特点。本病的发生是由于女性激素代谢障碍,尤其是雌激素与孕激素比例失调,使乳腺实质增生过度和复旧不全;或部分乳腺实质成分中女性激素受体的质和量异常,使乳房各部分的增生程度参差不齐所致。本病从病理上可分为囊性增生和小叶实质增生,前者是乳腺间质的良性增生,可发生于腺管周围并伴有大小不等的囊肿形成,也可发生在腺管内表现为乳头样增生,伴乳管囊性扩张。

乳腺增生属中医学"乳癖""乳核"范畴,多因情志内伤,冲任失调,痰瘀凝结而成。乳房为肝、胃二经所司,足太阴脾经循其腋侧;情志不舒,肝失条达,气机阻滞,气血为之逆乱;肝郁抑脾,水湿失运,痰湿阻滞乳络而成肿块。冲任二经,上为乳汁,下为月水,冲任二脉隶属肝肾,久病、多产、堕胎或房事不节,损及肝肾,冲任失调,则经络失养而成痼疾,下则经水逆乱,上则痰凝乳络,遂成乳癖。

【辨证】

1. 肝郁气滞　多见于青壮年妇女,乳房肿块随喜怒消长,伴急躁易怒,经行不畅,舌红,苔黄,脉弦。

2. 痰浊凝结　乳房肿块,兼有胸闷胁胀,恶心呕吐,苔腻,脉滑。

3. 冲任失调　多见于中年妇女,月经前乳房肿块加重,经后缓减,伴腰酸乏力,神疲倦怠,月经失调,量少色淡,或经闭,舌淡,苔白,脉沉细。

【治疗原则】

肝郁气滞证治宜疏肝理气;痰浊凝结证治宜消瘀散结;冲任失调证治宜调补冲任。

【耳穴疗法】

取穴(图4-46)

主穴:胸、胸椎、内分泌、神门、乳腺。

配穴:肝郁气滞证加肝;痰浊凝结证加胃;冲任失调证加肝、肾。

(说明:"乳腺"非标准耳穴,在"胸"与"胸椎"连线的中点。)

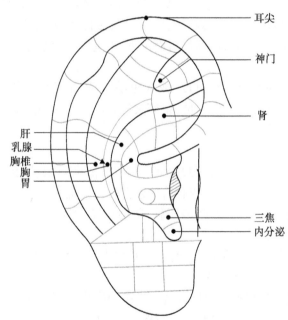

图4-46　乳腺增生的耳穴治疗

方义:胸、胸椎、乳腺为相应部位取穴;内分泌、神门可调节内分泌。

方法

1. 毫针针刺法　耳郭常规消毒,在穴区周围确定敏感点,运用短细毫针针刺耳穴,可留针半小时以上。

2. 药籽贴耳法　用王不留行籽贴压上述耳穴,每日自行按压3次,每穴每次按压1~2分钟,双耳交替。

3. 埋针法　常规消毒,将图钉型撳针垂直埋入。冬季留针4~7日,夏季留针2~3日,注意观察,防止感染,留针期间每日按压3~5次,以增强刺激。

【按语】

耳针对本病具有较好的治疗效果,如配合体针等可提高疗效。乳腺增生从病理形态上可分为囊性增生和小叶增生,耳针治疗小叶增生的疗效优于囊性增生,这是因为小叶增生是乳腺腺泡增生,而囊性增生是间质或腺管增生,腺泡增生的消退易于腺管及间质增生。如果患者疼痛等不适感与月经周期呈现明显的相关性,则耳针治疗效果较好;反之则疗效较差。本病有恶变的可能性,尤其是单侧性病变更应重视,排除癌变可能。注意日常生活规律,劳逸结合,消除自身紧张及烦躁心理。

第四节　男 科 疾 病

一、阳痿

【概述】

阳痿是男科常见的性功能障碍之一,是指男性虽有正常的性冲动,受到有效性刺激,但阴茎不能勃起,或硬度不足以插入阴道,或勃起不能持续足够时间以维持正常性交,病程在3个月以上。本病以痿而不举,举而不坚,坚而不久为特征,好发于中年。本病除去器质性病变因素外,多与焦虑、压力、心理障碍、负面情感、不健康的生活方式、内分泌紊乱及药物等因素相关。

中医认为,本病多因房劳纵欲过度,或久犯手淫,以致精气虚损,命门火衰;或思虑忧郁,伤及心脾;或惊恐伤肾,使气血不足,宗筋失养,痿软不举,或举而不坚,或坚而不久,发为此病。

【辨证】

1. 脾肾两虚　阴茎不能勃起,腰腹冷痛,久泻久痢,畏冷肢凉,纳差食少,面色淡白,性欲淡漠,大便溏薄,小便清长,舌淡胖或有齿痕,苔薄白,脉沉弱。

2. 肝郁肾虚　阴茎勃起障碍,腰膝酸软,胁肋胀满,遗精早泄,多疑善虑,善太息,神疲乏力,舌红,苔薄白,脉弦细。

3. 心脾两虚　阴茎勃起不坚或不能勃起,心悸头晕,食少便溏,失眠多梦,纳差腹胀,神疲健忘,面色少华,舌淡苔白,脉细无力。

4. 湿热瘀滞　阴茎勃起不坚,时间短暂,少腹灼热疼痛,阴囊潮湿瘙痒,阴囊坠胀,时时作痛,口苦咽干,小便灼热浑浊,大便干结,舌黯,苔黄腻,脉滑数或弦数。

【治疗原则】

脾肾两虚证治宜健脾补肾;肝郁肾虚证治宜疏肝解郁,补肾健脾;心脾两虚证治宜益气宁心补脾;湿热瘀滞证治宜清热利湿,活血化瘀。

【耳穴疗法】

取穴(图4-47)

主穴:肾、内生殖器、外生殖器、睾丸、内分泌、缘中。

配穴:脾肾两虚证加脾、胃、神门;肝郁肾虚证加肝、脾、神门、交感;心脾两虚证加心、脾、胃;湿热瘀滞证加神门、交感、脾、耳尖。

(说明:"睾丸"非标准耳穴,在对耳屏内侧面皮质下区,距离对屏尖内下0.2cm处。)

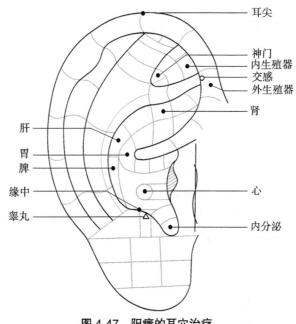

图 4-47 阳痿的耳穴治疗

方义:肾、肝可补肾疏肝,以养先天之精,调畅气机,改善松弛状态;睾丸、内生殖器、外生殖器、缘中为相应部位取穴,激发相应部位敏感性;内分泌调节内分泌功能;心、脾、神门可益气宁心健脾,减轻压力,缓解焦虑。

方法

1. 毫针针刺法 耳郭常规消毒后,运用毫针针刺耳穴,轻刺激,留针 20~30 分钟,每 5~10 分钟行针一次,耳尖宜放血,每日 1 次,10 次为一个疗程。

2. 药籽贴耳法 取一侧主穴及 2~3 个配穴,常规消毒后用王不留行籽按压耳穴。其中,湿热瘀滞证予强刺激泻法(重压),余证型予轻刺激补法(轻压)。每日自行按压 3 次,每穴每次按压 1~2 分钟,2~3 日更换一次,10 次为一个疗程。

3. 埋针法 常规消毒,将图钉型揿针埋入。冬季留针 4~7 日,夏季留针 2~3 日,注意观察,防止感染,留针期间每日按压 3~5 次,以增强刺激。

4. 耳穴激光法 应用低能量耳穴激光仪,接通电源后调节电压,待红色激光束稳定输出时,顺序照射所选穴位,每穴照射 2~3 分钟,每日 1 次,双耳交替,10 次为一个疗程。

5. 药物注射法 根据病情选取主穴,每次取一侧 2~3 个主穴、1~2 个配穴,两耳交替。药物选用绒促性素,此药偶有过敏反应,注射前必须做过敏测试,一般用 500U 粉针剂溶于 1ml 注射用水备用。

【按语】

本病以功能性阳痿多见,坚持治疗配合心理疏导,大部分效果良好,但对中年以后体质渐虚、性欲逐减者,疗效较差。器质性阳痿者要重视原发病的治疗,严重者预后不良。本病除耳针治疗外需配合药物、体针等,以增强临床疗效。

本病在治疗的同时,需注意保持积极乐观的精神状态,重视心理干预,减轻生活及工作压力,改善焦虑状态,戒除手淫等不良习惯。性伴侣的理解和支持有助于男性的性心理和生理健康,女性伴侣应充分理解、主动参与、积极配合,才会取得较好的治疗效果。改善生活方式,增加体育运动、合理营养、控制体重等以增强体质。

二、遗精

【概述】

遗精是指不因性生活而精液频繁遗泄的病症。有梦而遗精者,名为"梦遗";无梦而遗精,甚至清醒时精液流出者,名为"滑精"。西医学认为,遗精是无性交活动时的射精,是青少年常见的生理现象,约80%的未婚青年都有过遗精。如每周甚至一夜数次,或仅有性欲观念即出现遗精或滑精,则多属病态。心理因素是引起遗精的主要原因,如经常处于性刺激环境中;或有长期手淫的不良习惯。上述因素长期刺激性活动中枢,引起皮质、脊髓中枢的功能紊乱,性中枢持久异常兴奋,导致频繁遗精。另外,生殖器官局部病变刺激、物理因素(被褥沉重压迫等)刺激生殖器也可导致遗精。

中医学认为,劳心太过则心肾不交,水亏火旺,或欲念不遂,心动神摇,君相火旺,或饮食不节,湿热内生,均可引起热邪扰动精室;早婚、房劳过度,或频繁手淫,或纵欲无度,日久肾虚精脱,或相火扰动精宫,或肾不固精等均可导致遗精。无梦而遗精多由肾不藏精,精关不固所成;有梦而遗精多系思虑欲念,心火亢盛,心肾不交或湿热下注,扰动精室引起,一般认为滑精比遗精严重。

【辨证】

1. 肾气不固　多无梦而遗,甚则滑泄不禁,精液清稀而冷,形寒肢冷,面色㿠白,头晕目眩,腰膝酸软,阳痿早泄,夜尿清长,舌淡胖,苔白腻,脉沉细。肾阴虚者可见颧红盗汗,舌红少苔;肾阳虚者可见阳痿,阴部有冷感。

2. 劳伤心脾　所欲不遂,思虑过多,情欲妄动,失眠多梦,梦遗或滑精,伴心悸、健忘、四肢倦怠,食少便溏,舌淡,苔薄,脉细弱。

3. 君相火旺　夜寐不实,阳事易举,多梦遗精,头晕目眩,口苦胁痛,小溲短赤,心中烦热,舌质红,苔薄黄,脉弦数。

4. 湿热下注　梦遗频作,尿后有精液外流,小便短黄混浊且热涩不爽,口苦烦渴,舌红,苔黄腻,脉滑数。

【治疗原则】

肾气不固证治宜补肾固摄;劳伤心脾证治宜养心安神;君相火旺证治宜清心平肝;湿热下注证治宜清热利湿。

【耳穴疗法】

取穴(图4-48)

主穴:内生殖器、肾、内分泌、神门、肝。

配穴:肾气不固证加外生殖器、输尿管;劳伤心脾证加心、脾;君相火旺证加心、皮质下;湿热下注证加三焦、膀胱。

方义:内生殖器为按病位取穴;遗精主要为肾精不固所致,取肾以振肾气,固精关;肝藏魂,相火妄动,上扰于心,君相火旺,热扰精室,也可出现遗精,所以取肝与神门两穴相配,既可治疗因频繁遗精所致的失眠、健忘等神经衰弱症状,又可条畅情志,清心安神,防止遗精的发生。

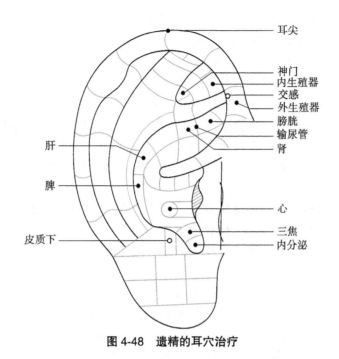

图 4-48 遗精的耳穴治疗

方法

1. 毫针针刺法 耳穴常规消毒后,取毫针针刺上述耳穴,平补平泻,每次留针 30 分钟,每 10 分钟行针一次,每日 1 次,双耳穴交替轮用,10 次为一个疗程。

2. 药籽贴耳法 耳穴常规消毒后,选用王不留行籽或磁珠边贴边按压所选耳穴。其中,湿热下注证予强刺激泻法(重压),余证型用轻刺激补法(轻压)。嘱患者每日自行按压 3 次,每穴每次按压 1~2 分钟,双耳穴交替轮用,10 次为一个疗程。

3. 埋针法 常规消毒,将图钉型揿针埋入。冬季留针 4~7 日,夏季留针 2~3 日,注意观察,防止感染,留针期间每日按压 3~5 次,以增强刺激。

4. 耳穴激光法 应用低能量耳穴激光仪,接通电源后调节电压,待红色激光束稳定输出时,顺序照射所选穴位,每穴照射 2~3 分钟,每日 1 次,双耳交替,10 次为一个疗程。

【按语】

耳针治疗功能性遗精疗效更为满意,对器质性疾病引起的遗精,应积极治疗原发病,在药物治疗原发病的基础上配合体针、耳穴治疗。耳穴的选择除上述穴位外,还可加用神经衰弱区、神经衰弱点、睡眠深沉点等。在治疗初期即可配合耳穴疗法,可长时间刺激穴位,增加及延长治疗效果。对于耳针及疼痛畏惧者,可改用耳穴激光法治疗。

在生活习惯上,应节制性欲,避免处于性刺激环境。睡眠养成侧卧习惯,被褥不宜过厚,衬裤不宜过紧。心理因素对本病的影响很大,故在治疗的同时应积极消除患者的思想顾虑。

三、早泄

【概述】

早泄是男性常见的射精功能障碍,本病以未交先泄,或乍交即泄为特征。主要表现为射精总是或几乎总是发生在阴茎插入阴道 1 分钟以内;能在阴茎全部或者几乎全部进入阴道后延迟射精。早泄的病因至今不清,近年来学者的研究多倾向于多种因素共同致病,包括阴茎头敏感度高、射精中枢兴奋性增高、不良性经历、甲状腺功能失调、前列腺炎、遗传倾向等,以及消极的个人精神心理因素,如苦恼、忧虑、挫折感或逃避性活动等。

中医对于早泄的认识,不同时代医家有不同见解,如明代部分医家的"心火妄动致病说",认为早泄责之情志,由于心理紧张、焦虑或所愿不遂妄动心火而导致;也有部分医家认为"其本在肾虚之论",如明代俞桥在《广嗣要语》把一交即泄、梦遗自遗都归结为肾气虚不能固摄肾精,认为"既交易泄"皆因"肾精不固"。目前认为,本病发病乃五脏功能失常所致,肾失所固,肝失疏泄,心失所主,脾失统摄,肺失宣降,皆可导致早泄。

【辨证】

1. 湿热下注　行房早泄,伴见尿频尿急,会阴不适,小腹胀痛,肢体困重,口苦口干,阴部湿痒,大便黏滞,舌质红,苔黄腻,脉滑数。

2. 阴虚火旺　易举易泄,伴见性欲亢进,遗精滑精,五心烦热,潮热盗汗,头晕耳鸣,腰膝酸软,舌质红,苔少,脉细数。

3. 心脾两虚　行房早泄,伴见神疲乏力,夜寐不安,心悸怔忡,面色无华,头晕健忘,食少纳呆,腹胀便溏,或形体肥胖,舌质淡,舌体胖大或边有齿痕,苔薄白,脉细弱。

4. 脾肾两虚　早泄滑精,射精无力,性欲低下,伴见腰膝冷痛,气短懒言,口涎外溢,食少便溏,小溲清长,或四肢不温,腹痛喜按,舌质淡白,舌体胖大,苔薄白,脉沉细弱。

【治疗原则】

湿热下注证治宜清热利湿;阴虚火旺证治宜滋肾阴,平相火;心脾两虚证治宜益气健脾宁心;脾肾两虚证治宜健脾补肾,益气收涩。

【耳穴疗法】

取穴(图4-49)

主穴:肾、心、内生殖器、外生殖器、睾丸、内分泌、神门。

配穴:湿热下注证加肝、胆、耳尖;阴虚火旺证加耳尖、皮质下、交感;心脾两虚证加脾、胃、皮质下;脾肾两虚证加脾、肾、交感。

方义:肾为相火,心为君火,心肾相交则阴阳交合,肾主二阴,主藏精,精藏则泄控,故取心、肾穴;睾丸、内生殖器、外生殖器为相应部位取穴;皮质下、内分泌调节内分泌功能;肝主疏泄,条达气机;脾、神门、交感可益气宁心健脾,减轻压力,缓解焦虑。

(说明:"睾丸"非标准耳穴,在对耳屏内侧面皮质下区,距离对屏尖内下0.2cm处。)

方法

1. 毫针针刺法　耳郭常规消毒后,毫针针刺,用轻刺激,留针20~30分钟,每5~10分钟行针一次,耳尖宜放血,每日1次,10次为一个疗程。

2. 药籽贴耳法　取一侧主穴及2~3个配穴,耳穴常规消毒后用王不留行籽或磁珠按压,每日自行按压3次,每穴每次按压1~2分钟,2~3日更换一次,10次为一个疗程。

3. 埋针法　常规消毒,将图钉型揿针埋入。冬季留针4~7日,夏季留针2~3日,注意观察,防止感染,留针期间每日按压3~5次,以增强刺激。

4. 耳穴激光法　应用低能量耳穴激光仪,接通电源后调节电压,待红色激光束稳定输出时,顺序照射所选穴位,每穴照射2~3分钟,每日1次,双耳交替,10次为一个疗程。

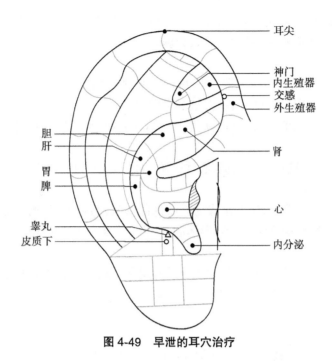

耳尖
神门
内生殖器
交感
外生殖器
胆
肝
肾
胃
脾
心
睾丸
皮质下
内分泌

图4-49 早泄的耳穴治疗

【按语】

本病临床可分为原发性早泄和继发性早泄两大类。原发性早泄患者首先推荐心理/行为治疗,有必要接受正确的性健康教育,长期服用药物者应定期复查。近年来,有学者提出与原发性早泄和继发性早泄不同的两种早泄,即自然变异早泄和早泄样射精功能障碍。自然变异早泄和早泄样射精功能障碍首先推荐心理治疗,提供性健康教育和心理咨询,心理咨询的目的是帮助患者正确认识性生活,学会控制和延迟射精,消除对性生活的紧张和焦虑情绪,增进与性伴侣的沟通和交流。对器质性疾病引起的早泄应积极治疗原发病,耳针可作为主要及辅助治疗方式。本病除耳针治疗外应配合药物、体针等不同疗法,促进康复。

四、性欲减退

【概述】

性欲减退是指成年人持续(至少3个月)或反复发作的性活动欲望低下,致本人或性伴侣痛苦,影响家庭幸福感的病症。主要表现为缺少性活动意识,性兴趣缺乏,主动性行为要求减少,对配偶性爱反应淡漠,性活动频率低下等。其患病率男性约为15%,女性约为30%,总患病率为20%。本部分仅讨论男性性欲减退。原发性性欲减退是指一直缺乏性欲,较为少见,多伴有性腺功能低下;继发性性欲减退指原来有性欲和性行为,后受多种因素影响致性欲减退,包括社会心理、神经系统、内分泌、药物及身体疾病等因素。临床上需排除以下两种情况:一种是性交之后正常的性欲消失时期;另一种是当性欲被更紧迫的事情所取代时性欲受到抑制。

根据本病的主要症状,中医学对其的描述出现在"阴冷""缩阳""虚损""阳气萎弱"等疾病中。《诸病源候论·虚劳阴萎候》载:"肾开窍于阴,若劳伤于肾,肾虚不能荣于阴器,故萎弱也。"中医学认为精、气、神三者调和可致性欲的产生,本病主要与肝、脾、肾三脏有关,病因不外乎先后天不足、情志内伤、房劳过度、久病体虚、饮食不节等,病理性质有虚实之分,临床以虚证多见,基本病机有火衰、精亏、气郁、脾虚、痰阻等。

【辨证】

1. 肾阳虚衰　性活动欲望低下,少腹虚冷喜暖,腰膝酸软,男子精冷,小便清长频数,余沥不尽,大便溏薄,舌质淡,苔薄白,脉沉细或虚弱。

2. 肾阴亏损　性欲低下,性反应淡漠,头昏耳鸣,两目干涩,腰酸膝软,健忘心烦,舌质红,苔少,脉细数。

3. 心脾两虚　性反应淡漠、迟钝,心悸失眠,面色无华,口唇淡白,神疲乏力,饮食不馨,大便软,舌质淡,脉细弱。

4. 肝气郁结　性欲低下,情绪烦躁易怒或郁郁寡欢,两胁胀满,善太息,脉弦细。

5. 痰湿壅滞　性反应淡漠、迟钝,形体肥胖,男子阴器细小,舌质淡胖,苔厚腻,脉弦滑。

【治疗原则】

肾阳虚衰证治宜温肾助阳;肾阴亏损证治宜滋阴填髓;心脾两虚证治宜健脾养心;肝气郁结证治宜疏肝理气;痰湿壅滞证治以行气化痰。

【耳穴疗法】

取穴(图4-50)

主穴:内生殖器、外生殖器、内分泌、兴奋点、肾上腺、睾丸。

配穴:肾阳虚衰证加肾;肾阴亏损证加肾、缘中;心脾两虚证加心、脾;肝气郁结证加肝、神门;痰湿壅滞证加脾、三焦。

(说明:"兴奋点"非标准耳穴,在对耳屏内侧面,皮质下区内,对屏尖内下0.5cm处;"睾丸"非标准耳穴,在对耳屏内侧面皮质下区,距离对屏尖内下0.2cm处。)

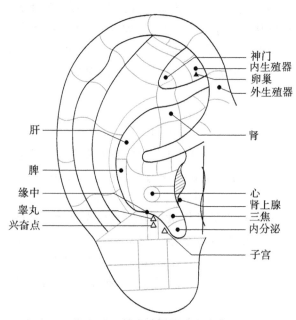

图4-50　性欲减退的耳穴治疗

方义:睾丸、内生殖器、外生殖器为相应部位取穴,可起到局部刺激作用,提高相应部位敏感性;内分泌可调节内分泌功能,改善机体功能状态;兴奋点、肾上腺可改善大脑皮质的抑制状态,提高机体兴奋性;心、肾、肝、脾可交通心肾、健脾疏肝、调理冲任。

方法

1. 毫针针刺法　耳穴常规消毒后,运用短细毫针,实证采用重刺激泻法,虚证采用轻刺激补法,留针30分钟,每日或隔日1次,10次为一个疗程,疗程间休息5日。

2. 药籽贴耳法　用王不留行籽或磁珠贴压于相应穴位,每日自行按压3次,每穴每次按压5分钟左右,双耳交替,10次为一个疗程,疗程间休息3日。

3. 埋针法　耳穴常规消毒后,将图钉型揿针埋入耳穴皮下。冬季留针4~7日,夏季留针2~3日,注意观察,防止感染,留针期间每日按压3次以增强刺激,10次为一个疗程,疗程间休息5日。

4. 耳穴激光法　应用低能量耳穴激光仪,接通电源后调节电压,待红色激光束稳定输出时,顺序照射所选穴位,每穴照射2~3分钟,每日1次,双耳交替,10次为一个疗程。

【按语】

对于继发性性欲减退患者应综合评价性活动能力(如勃起和高潮能力)、夫妻关系、药物影响、内分泌水平及精神疾病等因素。性欲减退多数由心理因素引起,因此应以心理治疗为主,通过辨证论治,配合体针、药物综合治疗,可取得较为满意的疗效。对于畏惧耳针疼痛者,可改用耳穴激光法治疗,易被患者接受且操作方便。同时需注意克服认识和行为上的一些误区,不过分强调性高潮、生殖器性交及性活动由男性发起。

五、性欲亢进

【概述】

性欲亢进是指患者性欲旺盛,对性行为迫切要求、性交频数增加、时间延长,超过正常性交欲望,出现频繁性兴奋的现象。其原因可分为体因性和心因性两类。前者包括颞叶病变、脑梅毒、大量使用睾酮、大麻叶或可卡因过量、肾上腺肿瘤或卵巢肿瘤等;后者则多见于某些强迫症、躁狂症、精神分裂症等,也可见于并无精神疾病但具有潜意识心理变态者。

根据本病症状,中医称之为"花癫""花痴""花心风""淫威"。阳强多由阴虚火旺、肝郁化火造成,与"阳气太盛"无关。如朱丹溪在《格致余论》中说:"人之情欲无涯……主闭藏者肾也,司疏泄者肝也。"肾阴亏损,心肾不交,君火偏亢,引动相火,或肝经热盛,相火妄动则致性欲旺盛。

【辨证】

1. 阴虚火旺　阳强易举,性欲亢进,头晕目眩,五心烦热,腰膝酸软,时有遗精早泄,舌红,苔薄,脉细数。

2. 肝经热盛　阳强易举,性欲旺盛,阴囊瘙痒坠胀,口苦咽干,胸胁胀痛,小便赤涩,舌红,苔黄,脉弦数。

【治疗原则】

阴虚火旺证宜滋阴降火;肝经热盛证宜清降肝火。

【耳穴疗法】

取穴(图4-51、图4-52)

主穴:肾、心、睾丸、内生殖器、外生殖器、内分泌、皮质下、对屏尖。

配穴:阴虚火旺证加交感、缘中;肝经热盛证加肝、耳背沟。

(说明:"睾丸"非标准耳穴,在对耳屏内侧面皮质下区,距离对屏尖内下 0.2cm 处。)

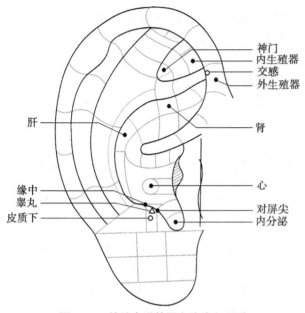 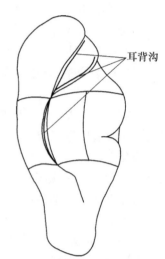

图 4-51　性欲亢进的耳穴治疗(正面)　　　图 4-52　性欲亢进的耳穴治疗(背面)

方义:睾丸、内生殖器、外生殖器为相应部位取穴;皮质下、内分泌、对屏尖调节内分泌功能;肾、心穴改善君相火旺。

方法

1. 毫针针刺法　运用短细毫针针刺耳穴,可留针半小时以上,耳尖宜放血。

2. 药籽贴耳法　用王不留行籽贴压上述耳穴,每日自行按压 3 次,每穴每次按压 1~2 分钟,双耳交替。

3. 埋针法　常规消毒,将图钉型揿针埋入。冬季留针 4~7 日,夏季留针 2~3 日,注意观察,防止感染,留针期间每日按压 3~5 次,以增强刺激。

4. 耳穴激光法　应用低能量耳穴激光仪,接通电源后调节电压,待红色激光束稳定输出时,顺序照射所选穴位,每穴照射 2~3 分钟,每日 1 次,双耳交替,10 次为一个疗程。

【按语】

耳穴疗法对于无器质性病变的性欲亢进,配合体针、局部激光、心理安慰等治疗,效果更佳。同时建议夫妻适当分别一段时间以减少性刺激,并进行心理治疗和性教育,多参加文娱体育活动,将精力应用于工作学习中去。当性兴奋出现得过频、过快、过剧,则需要专业治疗。

六、前列腺炎

【概述】

前列腺炎是男性泌尿系统常见疾病,多发于中壮年及老年人,有急、慢性之分。前者以膀胱刺激症状和终末血尿、会阴部疼痛为主症;后者以排尿延迟,尿后滴尿,或滴出白色前列腺液,或引起遗精、早泄、阳痿等为主症。急、慢性前列腺炎分为细菌性和非细菌性两种,急性前列腺炎主要以革兰氏阴性菌感染为主;慢性前列腺炎中约半数由细菌感染所致,多为金黄色葡萄球菌、支原体、衣原体等,另一半为无菌性炎症,多因饮酒、嗜食辛辣刺激性食物,或感受寒湿、房事不当等多种因素造成前列腺反复过度充血而致。

前列腺炎属中医学"白浊"范畴。其基本病机为本虚标实,虚实夹杂。急性者多为湿热蕴结,以标实为主;慢性者常因肾精亏虚,以本虚或虚实夹杂为主。病位在膀胱,与肝、脾、肾密切相关。初起以热毒为主者,起病急,病程短;若久治不愈,湿热之邪伤及肝肾之阴,可转化为肝肾阴虚。初起以秽浊湿毒为主者,起病较缓,久郁不解,伤及脾肾之阳则转化为脾肾阳虚。肝肾阴虚和脾肾阳虚日久,湿热之邪又可阻滞脉络转化为气滞血瘀之证。

【辨证】

1. 急性前列腺炎

湿热蕴结:寒战高热,全身酸痛,食欲不振,头痛,神倦乏力,大便秘结,尿频尿急,终末血尿,会阴部坠胀疼痛,并向腰骶部或大腿部放射,舌苔黄腻,脉滑数。

2. 慢性前列腺炎

(1)肝肾阴虚:腰膝酸软乏力,手足心热,夜间盗汗,遗精,头晕目眩,会阴部隐痛,有时尿道灼热,舌质红,苔薄黄,脉细数。

(2)肾阳不足:小便滴沥不爽,排尿无力,面色㿠白,神气怯弱,腰以下冷,腰膝酸软乏力,舌质淡,苔白,脉沉细。

(3)气滞血瘀:病程较长,血尿,血精,小腹胀满疼痛,尿细如丝或点滴而下,舌暗红或见瘀点,脉弦或涩。

【治疗原则】

急性前列腺炎治宜清热利湿排浊;慢性证属肝肾阴虚者治宜滋阴降火排浊,肾阳不足者治宜温肾助阳排浊,气滞血瘀者治宜化瘀排浊、行气止痛。

【耳穴疗法】

取穴(图 4-53)

主穴:艇角、膀胱、肾、内分泌、肾上腺。

配穴:湿热蕴结证加三焦;肝肾阴虚证加肝;肾阳不足证加外生殖器、交感;气滞血瘀证加心、肝。

方义:艇角、膀胱、肾为按病位取穴,刺激上述耳穴,直达病所,激发抗病能力;内分泌、肾上腺穴可激发肾上腺皮质激素的分泌,改善局部血管的通透性,减轻炎症反应,从而使病得康复。

方法

1. 毫针针刺法　每次选取 3~5 穴,常规消毒后毫针针刺,急性者予强刺激泻法(并可加耳尖点刺放血),久留针(45~60 分钟),间歇行针 3 次;慢性者予中等刺激,留针 20 分钟,每日 1 次,10 次为一个疗程。每次取一侧耳穴,双耳交替。

2. 药籽贴耳法　耳穴常规消毒后,将王不留行籽或磁珠贴压于所选耳穴,按压力度由轻到重,至局部胀痛,每次仅贴一侧耳穴,嘱患者每日自行按压 3 次,每穴 1~2 分钟,隔日更换,双耳交替,10 次为一个疗程。

3. 埋针法　常规消毒后,选取 3~5 穴,将揿针埋入。冬季留针 4~5 日,夏季留针 2~3 日,双耳交替,注意观察,防止感染。

4. 耳穴激光法　应用低能量耳穴激光仪,接通电源后调节电压,待红色激光束稳定输出时,顺序照射所选穴位,每穴照射 2~3 分钟,每日 1 次,双耳交替,10 次为一个疗程。

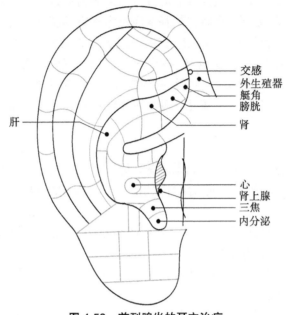

图 4-53　前列腺炎的耳穴治疗

【按语】

前列腺炎是临床难治性疾病,由于药物难以透过前列腺包膜,故药物治疗本病疗效较差。针灸治疗本病疗效确切,但首先应分辨病因,针对性治疗。对由细菌感染引起者应注意中西医结合治疗,内外同治,耳针作为针灸治疗的一种方法,常配合体针共同使用,尤其是慢性前列腺炎患者,病程较长,疗程也较长,耳穴可以长时间刺激穴位,增加治疗效果;畏惧耳针及疼痛的患者,可改用耳穴激光疗法,此法操作方便且易被患者接受;对无菌性前列腺炎患者,以针灸治疗为主,在治疗初期即可配合耳穴疗法,并嘱患者饮食有节,起居有常,劳逸适度。此外,急性前列腺炎应卧床休息,禁止前列腺按摩和尿道器械检查。慢性前列腺炎应配合前列腺按摩术,每周 1~2 次,有助于促进局部血液循环,排出炎性物。

七、前列腺增生

【概述】

前列腺增生是指以排尿困难,滴沥不尽,夜尿多,或尿闭为主要表现的一种常见于老年男性的泌尿生殖系统疾病。可发生在 40 岁以后,大多数发生在 50 岁以上年龄段,发病率随年龄增长,到 60 岁时发病率大于 50%,80 岁时发病率高达 83%。

本病属中医学"癃闭"范畴,一般在癃的阶段表现为小便不利,排尿滴沥不尽,或排尿无力,或尿流变细,或尿流突然中断,全日总尿量明显减少;在闭的阶段表现为小便不通,全日总尿量极少,甚至点滴全无,或小便欲解不出,小腹满胀,状如覆碗。尿闭可突然发生,亦可由癃逐渐发展而来。病情严重时,尚可出现头晕,胸闷气促,恶心呕吐,口气秽浊,水肿,甚至烦躁,神昏等症。由于肾和膀胱气化失司导致。

【辨证】

1. 脾肾两虚　小便不通或点滴不爽,排出无力,面色㿠白,气短,畏寒怕冷,精神疲乏,腰膝酸软无力,舌淡苔白,脉沉细而弱。

2. 气滞血瘀　小便不通或通而不爽,胁腹胀满,多烦易怒,舌紫红,苔薄黄,脉弦。

3. 湿热蕴结　小便点滴不通或量少而短赤灼热,小腹胀满,口苦口黏或口渴不欲饮,或大便不畅,舌质红,苔根黄腻,脉数。

4. 肺热气壅　小便不畅或点滴不通,咽干,烦渴欲饮,呼吸急促或咳嗽,舌红,苔薄黄,脉数。

【治疗原则】

脾肾两虚证治以补脾益肾;气滞血瘀证治以疏肝、理气、活血;湿热蕴结证治以清热利癃;肺热气壅证酌情使用开肺气或通大便之法可提高疗效。

【耳穴疗法】

取穴(图 4-54)

主穴:肾、交感、膀胱、外生殖器、皮质下、尿道、神门。

配穴:脾肾两虚证加脾、胃;气滞血瘀证加肝;湿热蕴结证加肝、胆、耳尖;肺热气壅证加肺、耳尖。

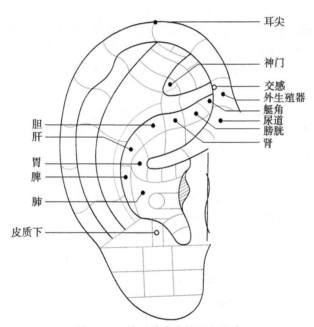

图 4-54　前列腺增生的耳穴治疗

方义:肾、膀胱、尿道等为辨证及对应病变部位选穴,补肾以通利;神门和外生殖器为止痛要穴,可泻火解毒;皮质下又名“兴奋点”,是大脑皮质的代表区,有兴奋或抑制大脑皮质的作用,有一定的消炎、消肿功效。

方法

1. 毫针针刺法　运用短细毫针针刺耳穴,可留针半小时以上。

2. 药籽贴耳法　用王不留行籽贴压上述耳穴,每日自行按压 3 次,每穴每次按压 1~2

分钟,双耳交替。1个月为一个疗程。

3. 埋针法 常规消毒,将图钉型揿针埋入。冬季留针4~7日,夏季留针2~3日,注意观察,防止感染,留针期间每日按压3~5次,以增强刺激。

4. 耳穴激光法 应用低能量耳穴激光仪,接通电源后调节电压,待红色激光束稳定输出时,顺序照射所选穴位,每穴照射2~3分钟,每日1次,双耳交替,10次为一个疗程。

【按语】

耳穴疗法对中老年男性前列腺增生的治疗效果较为肯定,可采取单侧耳针或药籽贴耳法,左右交替,长期坚持治疗。必要时可配合体针、皮肤针、指针法、灸法、穴位注射法等,则效果更佳。若膀胱充盈过度,可在关元局部揉按并逐渐加压,经针灸治疗1小时后仍不能排尿者,应及时采取导尿措施。癃闭患者往往伴有精神紧张,在耳穴治疗的同时,给予患者心理暗示和消除患者的紧张情绪有利于自主排尿,也可反复做腹肌收缩、松弛的交替锻炼。

八、急性睾丸炎

【概述】

急性睾丸炎是泌尿外科常见疾病,临床最常见的是急性化脓性睾丸炎和急性腮腺炎性睾丸炎。急性化脓性睾丸炎多为单侧发病,主要表现为寒战高热,阴囊红肿,疼痛下坠,并向患侧腹股沟和下腹部放射,部分患者可伴有排尿困难、疲乏、恶心、呕吐、血尿等;急性腮腺炎性睾丸炎继发于腮腺炎,症状较化脓性睾丸炎轻。本病病情重、发病急,若不能及时治疗或治疗不当,则会致使转变为慢性睾丸炎,且本病易复发、迁延不愈,可造成性功能减退,是引起男性不育的主要原因之一。根据临床表现,需与急性附睾炎、睾丸扭转、嵌顿性斜疝相鉴别。本病属中医学"子痈"范畴,《外科证治全书》曰:"肾子作痛,下坠不能升上,外现红色者,子痈也。或右或左,故俗名偏坠,迟则溃烂莫治。"肝脉循会阴,络阴器,肾子属肾,故本病与肝、肾密切相关。多因情志不遂、饮食不节或感受外邪,导致肝经郁热,湿热火毒下注于厥阴之络,气血壅滞,经络阻隔,湿热与气血相搏结所致。

【辨证】

1. 湿热下注 阴囊红肿、疼痛,有下坠感,阴痒,阴囊潮湿,尿频急,尿道口见浊液流出,口苦而黏,身热黏滞,舌质红,苔黄腻,脉滑数。

2. 气滞痰凝 睾丸红肿疼痛,头痛目眩,面色晦暗,烦躁易怒,纳差,舌质暗红,苔白腻,脉滑或弦。

3. 火毒壅盛 起病急,睾丸红肿热痛,尿道灼热而痛,壮热烦躁,心烦口苦,恶心呕吐,神昏谵语,舌质紫黯,苔黄燥,脉洪数。

【治疗原则】

湿热下注证治宜清热利湿;气滞痰凝证治宜理气化痰;火毒壅盛证治宜清火解毒。

【耳穴疗法】

取穴(图4-55)

主穴:睾丸、肾上腺、内分泌、神门、外生殖器。

配穴:湿热下注证加尿道、盆腔;气滞痰凝证加肝、内生殖器;火毒壅盛证加耳尖、三焦。

(说明:"睾丸"非标准耳穴,在对耳屏内侧面皮质下区,距离对屏尖内下0.2cm处。)

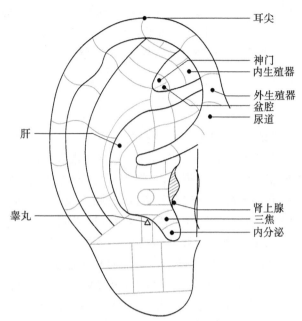

耳尖

神门
内生殖器

外生殖器
盆腔
尿道

肝

肾上腺
三焦
内分泌

睾丸

图 4-55　急性睾丸炎的耳穴治疗

方义：睾丸、外生殖器、内生殖器为局部取穴，使刺激直达病所而激发局部抗炎反应；肾上腺、内分泌可促进肾上腺皮质功能，调节自身免疫功能，抑制炎症渗出；耳尖放血具有清热、消炎、止痛作用；神门具有镇静、消炎、止痛作用；尿道、盆腔可清利下焦湿热，泻火解毒；肝经行少腹走阴器，取肝穴可清泻湿热、舒筋通脉。

方法

1. 毫针针刺法　耳穴常规消毒后，取短细毫针深刺（以刺透软骨、不刺透对侧皮肤为度），采用强刺激泻法，留针 30 分钟，每 5~10 分钟行针一次，配合耳尖放血，每日 1~2 次，5 日为一个疗程。病程初期使用效果明显。

2. 药籽贴耳法　用耳穴探测笔寻找主穴附近低电阻点，用王不留行籽贴压相应敏感点，每日自行按压 3 次，每穴每次按压 5 分钟左右，隔日换贴 1 次，7 日为一个疗程。可用于整个病程。

3. 埋针法　耳穴常规消毒后，选取上述 3~5 穴，将图钉型揿针埋入。冬季留针 4~5 日，夏季留针 2~3 日，双耳交替，注意观察，防止感染。

4. 耳穴激光法　应用低能量耳穴激光仪，接通电源后调节电压，待红色激光束稳定输出时，顺序照射所选穴位，每穴照射 2~3 分钟，每日 1 次，双耳交替，10 次为一个疗程。

5. 药物注射法　耳郭常规消毒后，取肝、外生殖器、神门、尿道，用注射器将中药制剂鱼腥草注射液或西药制剂青霉素注射液注入软骨与皮下之间，每次每穴注射 0.2ml，双耳交替，注射完毕用无菌棉签轻压以防出血，每日 1 次，5 日为一个疗程，适用于病程急性早期。

【按语】

急性睾丸炎急性期在相应穴位会出现阳性反应点，刺激相应敏感点可达到疏经通络、行气活血、清热利湿、解毒消炎作用。

本病的西医治疗方法包括卧床休息、抬高阴囊、局部热敷、应用抗生素控制感染等，在急性期时应积极治疗,中西医结合治疗较单一手段能够标本兼治,疗效满意。注意生活起居与治疗相结合,急性期禁房事,避免过度劳累和感受寒凉;饮食应清淡而富有营养,多吃新鲜蔬菜、水果,多饮水,禁烟酒,禁食辛辣油荤之物,保持大便通畅。

九、附睾炎

【概述】

附睾炎是青壮年男性的常见疾病,当身体抵抗力低下时,大肠杆菌、葡萄球菌、链球菌等致病菌便会进入输精管,逆行侵入附睾,引发炎症。本病多继发后尿道炎、前列腺炎、精囊炎。临床上分为急性附睾炎和慢性附睾炎两类,急性附睾炎表现为突然高热,白细胞计数升高,患侧阴囊胀痛、沉坠感,下腹部及腹股沟部有牵扯痛,站立或行走时加剧,患侧附睾肿大,有明显压痛;慢性附睾炎临床上较多见,部分患者因急性期未能彻底治愈而转为慢性,但多数患者并无明确的急性期,炎症多继发于慢性前列腺炎或损伤。

中医学称本病为"子痈",多因坐卧湿地,郁化湿热;或过食辛辣炙煿,湿热内生,下注肝肾之络,结于肾子;或因不洁房事,外染湿热秽毒,郁滞化火成脓,脓腐肉溃,经精道逆传肾子,浊毒壅结而成。亦有跌仆挫打,肾子受损,络伤血瘀,瘀久化热,腐化血肉,终致酿脓,发为本病。又可因情志不畅,郁怒伤肝,肝失疏泄,肝郁气结,气滞血瘀痰凝阻滞,经脉不利,发于肾子,延成硬块,则为慢性子痈。

【辨证】

1. 湿热下注　多见于成人。附睾肿大疼痛,阴囊皮肤红肿,褶皱消失,灼热疼痛,少腹抽痛,局部压痛明显,脓肿形成时,按之应指,伴恶寒发热,苔黄腻,脉滑数。

2. 气滞痰凝　见于慢性子痈。附睾结节,子系粗肿,轻微触痛,或牵引少腹不适,多无全身症状,苔薄腻,脉弦滑。

【治疗原则】

急性期多见湿热下注证,治以清肝经实火与湿热;慢性期多见气滞痰凝证,宜疏肝行气、活血化瘀散结。

【耳穴疗法】

取穴(图4-56)

主穴:睾丸、内分泌、神门、肾上腺、外生殖器。

配穴:湿热下注证加肝、胆、耳尖;气滞血瘀证加肝、神门。

(说明:"睾丸"非标准耳穴,在对屏内侧面皮质下区,距离对屏尖内下0.2cm处。)

方义:睾丸、外生殖器为相应部位取穴;肾上腺具有消炎、消肿的作用;神门可泻火解毒,对炎性疾病有效;肝、肾辨证选用,协调脏腑。

方法

1. 毫针针刺法　运用短细毫针针刺耳穴,可留针半小时以上,予强刺激泻法,每5~10分钟行针一次,每日或隔日针1次,7日为一个疗程。

2. 药籽贴耳法　用王不留行籽贴压上述耳穴,每日自行按压3次,每穴每次按压1~2分钟,双耳交替,1个月为一个疗程。

3. 埋针法　常规消毒,将图钉型揿针埋入。冬季留针4~7日,夏季留针2~3日,注意观察,防止感染,留针期间每日按压3~5次,以增强刺激。

4. 耳穴激光法 应用低能量耳穴激光仪,接通电源后调节电压,待红色激光束稳定输出时,顺序照射所选穴位,每穴照射 2~3 分钟,每日 1 次,双耳交替,10 次为一个疗程。

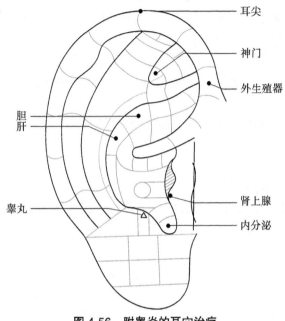

图 4-56 附睾炎的耳穴治疗

【按语】

耳穴疗法对急性附睾炎的治疗效果较为肯定,可采取单侧耳针或药籽贴耳法,左右交替,长期坚持治疗,如配合体针则效果更佳。

第五节 儿 科 疾 病

一、小儿呕吐

【概述】

小儿呕吐是由于胃气上逆,胃或肠道呈逆行蠕动所致的以乳后呕吐乳食,甚至形体消瘦为主要临床表现的一种病症。本病为新生儿时期的常见症状,可见于多种疾病中。如因喂养不当、吸入过多空气而出现乳后有少许乳汁倒流口腔,从口角溢出,称为溢乳,不属病态。

呕吐作为临床常见症状,可见于胃神经官能症、急慢性胃炎、胃扩张、贲门痉挛、幽门痉挛等疾病中,本病处理得当,一般预后良好。此外,呕吐又是某些急腹症的先兆症状,消化道畸形也可发生呕吐,这些不属本病论述的范围。

中医学认为本病病因主要为喂养不当、感受外邪等,若乳母过食寒凉生冷之物,致乳汁寒薄;或小儿过食瓜果冷饮,凝滞胃脘;或小儿过食辛热之品、感受温热暑湿之邪,蕴结于胃脘;或乳食不节,过食肥甘,积滞于中脘;或因跌仆惊恐,气机逆乱,致使脾胃功能受损,运化失司,胃失和降,气逆于上而发生呕吐。本病病位在脾胃,病机为胃失和降,胃气上逆。

【辨证】

1. 寒吐　饮食稍多即吐,吐物酸臭不甚,时作时止,四肢不温,腹痛喜暖,面色苍白,伴大便溏薄,小便清长,舌质淡,舌苔薄白,脉迟或沉细。

2. 热吐　食入即吐,呕吐物酸臭,身热口渴,烦躁不安,大便秘结或臭秽,小便短赤,唇干少津,舌质红,舌苔黄腻,脉滑数。

3. 伤食吐　吐物酸馊,腹胀腹痛,厌食胸闷,嗳气,口气臭秽,大便酸臭,舌苔厚腻,脉滑。

4. 惊恐吐　受惊后呕吐暴作,或频吐清涎,神态紧张,昼则惊惕,夜卧不宁,脉乍来乍数。

【治疗原则】

寒吐治宜散寒和中;热吐治宜清热化湿;伤食吐治宜消积导滞;惊恐吐治宜安神理气。

【耳穴疗法】

取穴(图 4-57)

主穴:胃、脾、贲门、幽门、十二指肠。

配穴:寒吐、热吐加神门、交感;伤食吐加食道、皮质下;惊恐吐加胆、肝。

(说明:"幽门"非标准耳穴,在"胃"与"十二指肠"之间。)

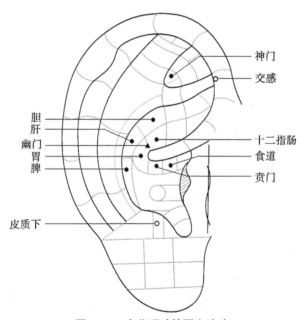

图 4-57　小儿呕吐的耳穴治疗

方义:胃、脾可调理脾胃运化功能,降逆止呕;贲门、幽门、十二指肠属局部取穴。热吐、寒吐配以神门、交感调节内脏功能;伤食吐配以食道、皮质下降逆和胃,调整消化系统功能;惊恐吐配以肝、胆疏肝理气,降逆止呕。

方法

1. 毫针针刺法　选取 2~3 穴,用短细毫针针刺,予捻转强刺激,留针 30 分钟。

2. 药籽贴耳法　用王不留行籽贴压上述耳穴,每日自行按压 3 次,每穴每次按压 1~2 分钟,双耳交替,1 个月为一个疗程。

3. 埋针法　常规消毒,将图钉型揿针埋入以上耳穴。冬季留针 4~7 日,夏季留针 2~3 日,注意观察,防止感染,留针期间每日按压 3~5 次,以增强刺激。

【按语】

耳穴疗法治疗小儿呕吐效果良好,一般可用王不留行籽贴耳,患儿和家长都易于接受。在日常哺乳时不宜过急,以防吞入空气;哺乳后将小儿竖抱,轻拍背部,使吸入的空气排出,然后再让其平卧。喂养应遵循“乳贵有时,食贵有节”的原则,不可一次喂得过多。人工喂养儿还需特别注意奶瓶等物品的消毒。小儿呕吐时应抱患儿取坐位,头向前倾,用手托前额,使呕吐物吐出畅通,避免误吸。呕吐较重者应暂停进食,宜先用生姜水或大米汤内服,必要时可同时静脉补液。

二、小儿消化不良

【概述】

小儿消化不良以不思乳食、腹部胀满、食而不化、嗳腐呕吐、大便酸臭或便秘为主要症状,日久可导致小儿呈现热量缺乏和 / 或蛋白质不足。本病可见于各年龄段,尤其常见于 3 岁以下的婴幼儿。本病一年四季皆可发生,但以夏秋季节发病率略高,临床主要表现为体重下降、渐进性消瘦或水肿、皮下脂肪减少等,并常伴多器官不同程度的功能紊乱及多种营养缺乏。

西医学对该病的治疗原则主要是去除病因,调整饮食,改进喂养方法。病情严重者需禁食,吸收不良时可以根据病情给予全素饮食或胃肠道全营养输入,以便使消化道得到充分休息,利于其恢复正常功能。

本病属于中医学“疳证”“积滞”范畴。病因主要是母乳不足或人工喂养调配不当或以谷物为主食等,病机在于内伤于乳,或因多种疾病迁延不愈,气液耗伤,进而脾胃功能受损,以致食停中焦,积而不化,气滞不行。年龄较大儿童的消化不良还与长期偏食、食量不足等因素有关。本病性质多属虚证,或虚中夹实证。一般预后良好,但少数患儿若积久不化,迁延失治,脾胃功能严重受损,可影响小儿营养及生长发育,形体日渐羸瘦,可转化为疳证。

【辨证】

1. 脾胃虚弱　形体消瘦,肌肉松弛,肌肤甲错,精神萎靡不振,面色萎黄无光泽,甚则青筋暴露,兼见大便溏泄,完谷不化,食欲减退,睡眠不沉,睡时露睛,舌质淡,脉细无力。

2. 感染虫疾　形体消瘦,肌肉松弛,肌肤甲错,精神萎靡不振,面色萎黄无光泽,甚则青筋暴露,兼见嗜食异物,时而腹痛,睡中咬牙,面部及唇部有虫斑,舌质淡,脉弦细。

【治疗原则】

脾胃虚弱证治宜健脾助运;感染虫疾证治宜驱虫消积。

【耳穴疗法】

取穴(图 4-58)

主穴:脾、胃。

配穴:脾胃虚弱证加肝、腹;感染虫疾证加小肠、内分泌。

方义:脾、胃以健脾助运。脾胃虚弱证加肝、腹以疏肝和胃;感染虫疾证加小肠、内分泌以驱虫消积。

方法

1. 毫针针刺法　运用短细毫针针刺上述耳穴,予中等量刺激,可留针 30 分钟。

2. 药籽贴耳法 用王不留行籽贴压上述耳穴,每日自行按压 3 次,每穴每次按压 1~2 分钟,双耳交替,1 个月为一个疗程。

3. 埋针法 常规消毒,将图钉型揿针埋入以上耳穴。冬季留针 4~7 日,夏季留针 2~3 日,注意观察,防止感染,留针期间每日按压 3~5 次,以增强刺激。

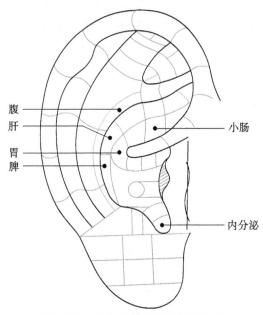

图 4-58 小儿消化不良的耳穴治疗

【按语】

耳穴疗法治疗小儿消化不良有一定的疗效,但因本病是慢性疾患,不可能立竿见影,故需长期坚持治疗,切不可半途而废。一般可用王不留行籽贴耳,患儿和家长都易于接受。除耳穴治疗外,家长还可自行帮助患儿捏脊、摩腹以提高效果。在本病的预防上,提倡母乳喂养,乳食宜定时定量,不宜过饥过饱。一旦出现厌食症状,应及时查找原因进行治疗,久则会导致营养不良、抵抗力下降,甚至影响智力和体格发育,应予以重视。

三、小儿厌食

【概述】

小儿厌食以小儿长期食欲减退或食欲缺乏为主要症状,多发生于 1~6 岁的儿童,病程长,药物治疗效果欠佳,发病率为 5%~7%。小儿患病后,可出现面黄肌瘦、头发干枯,甚则营养不良、反复呼吸道感染、贫血等并发症,威胁患儿的身心健康。小儿厌食的病因及发病机理尚不完全清楚,近年来大多数学者研究认为,小儿厌食的发生是不合理的饮食制度、幽门螺杆菌感染、不良喂养习惯、肠道微生态平衡紊乱、微量元素缺乏、胃肠道功能紊乱等多种因素共同作用的结果。

中医学认为厌食是指小儿较长时间不思进食、厌恶摄食的一种病症,若在其他外感、内伤疾病中出现厌食症状,则不属于此病。本病多由于饮食不节、喂养不当而致病,他病失调、脾胃受损,先天不足、后天失养,暑湿熏蒸、脾阳失于舒展,情志不畅、思虑伤脾等均可以形成此病。

病变脏腑在脾胃,病机总属脾运胃纳功能失常。《幼幼集成·食积证治》言:"脾虚不运则气不流行,气不流行则停滞而为积,或作泻痢,或成症瘕,以致饮食减少。"《小儿药证直诀·脉证治法》言:"脾胃冷,故不能消化。当补脾,益黄散主之。"古代医家治疗小儿厌食大多主张补脾。

【辨证】

1. 脾运失健　厌恶进食,饮食乏味,食量减少,或有胸脘痞闷、嗳气犯恶,偶尔多食后脘腹饱胀,大便不调,精神如常,舌苔淡白或白腻。

2. 脾胃气虚　不思进食,食不知味,食量减少,形体偏瘦,面色少华,精神欠振,或有大便溏薄夹有不消化物,舌质淡,苔薄白。

3. 脾胃阴虚　不思进食,食少饮多,口舌干燥,大便偏干,小便色黄,面黄少华,皮肤失润,舌红少津,苔少或花剥,脉细数。

【治疗原则】

脾运失健证治宜运脾开胃;脾胃气虚证治宜健脾益气;脾胃阴虚证治宜益阴养胃。

【耳穴疗法】

取穴:脾、胃、肝、神门、大肠、小肠、三焦、皮质下、交感(图 4-59)。

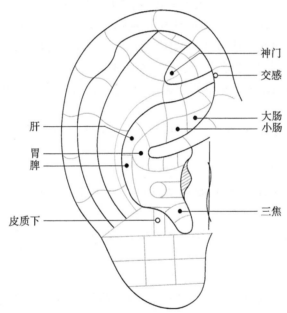

图 4-59　小儿厌食的耳穴治疗

方义:脾、胃、肝、大肠、小肠可刺激相关脏腑、经络,配三焦可通调全身气血;神门可安神;交感、皮质下可调整自主神经功能。

方法

1. 毫针针刺法　运用短细毫针针刺上述耳穴,予中等量刺激,可留针 30 分钟。

2. 药籽贴耳法　用王不留行籽贴压上述耳穴,每日自行按压 3 次,每穴每次按压 1~2 分钟,双耳交替,1 个月为一个疗程。

3. 埋针法　常规消毒,将图钉型揿针埋入以上耳穴。冬季留针 4~7 日,夏季留针 2~3 日,注意观察,防止感染,留针期间每日按压 3~5 次,以增强刺激。

【按语】

耳穴疗法治疗小儿厌食效果良好,能显著改善症状,一般可用王不留行籽贴耳,患儿和家长都易于接受。小儿厌食的主要病因为饮食不当,故除耳穴治疗之外,家庭饮食调理尤为重要。家长需尽量母乳喂养,按时添加辅食,纠正偏食;鼓励小儿多吃蔬菜、水果及粗粮;平时可增加食物品种,提高食欲,逐渐达到饮食全面平衡的正常状态。也可结合小儿推拿、针灸、捏脊等其他中医外治法调理患儿体质,促进脾胃运化。

四、小儿腹泻

【概述】

小儿腹泻是由多病原、多因素引起的,以大便次数增多,粪质稀薄或如水样、蛋花样为主要临床表现的一种胃肠道疾病,是小儿常见疾病之一。多发生于2岁以下的婴幼儿,尤多见于1岁以内的婴儿。发病率较高,一年四季均可发病,但夏秋季更为常见。

根据病因,可将小儿腹泻分为感染性和非感染性两大类。感染性包括霍乱、痢疾及其他感染性腹泻,非感染性包括食饵性(饮食性)腹泻、症状性腹泻、过敏性腹泻、非特异性溃疡性腹泻和糖原性腹泻。本病轻症一般预后良好,重症泄泻预后较差。

小儿腹泻属于中医学"泄泻"范畴,病位涉及脾、胃和大小肠。小儿脏腑娇嫩,脾胃虚弱,易受寒湿之邪侵袭,风寒侵入腹部,影响受纳运化而成泄泻;或因饮食不节,或饮食不洁之物,或饥饱失常,过食生冷,损伤脾胃,运化失职,饮食内停,清浊不分,并走大肠而成泄泻;或因先天禀赋不足,命门火衰,阴寒内盛,致脾胃运化功能失调,水谷不化,清浊不分,而成泄泻。

【辨证】

1. 伤食泻 脘腹胀痛,痛则泻,泻则痛减,大便酸臭,不欲饮食,或兼有呕吐,夜卧不安,舌苔厚腻,脉滑而实。

2. 风寒泻 大便清稀,多有泡沫,肠鸣腹痛,身寒喜暖,口不渴,舌质淡,苔薄白,脉多沉细。

3. 湿热泻 泻下稀薄,色黄而臭秽,腹痛时作,身热口渴,肛门灼热,小便短赤,舌苔黄腻,脉滑数。

4. 脾虚泻 时泻时止或久泻不愈,食入即泻,大便稀溏如水,面色萎黄,形体消瘦,神疲倦怠,舌淡苔白,脉微细。

【治疗原则】

伤食泻治宜消食导滞;风寒泻治宜祛风散寒;湿热泻治宜清热利湿;脾虚泻治宜健脾益气。

【耳穴疗法】

取穴:大肠、小肠、脾、神门、直肠(图4-60)。

方义:大肠、小肠、直肠为相应部位取穴,调整肠道功能;脾穴可健脾止泻;神门可抗感染,消除肠道炎症。

方法

1. 毫针针刺法 运用短细毫针针刺耳穴,可留针30分钟。

2. 药籽贴耳法 用王不留行籽贴压上述耳穴,每日自行按压3次,每穴每次按压20次,双耳交替。1个月为一个疗程。

3. 埋针法 常规消毒,将图钉型揿针埋入以上耳穴。冬季留针4~7日,夏季留针2~3日,注意观察,防止感染,留针期间每日按压 3~5 次,以增强刺激。

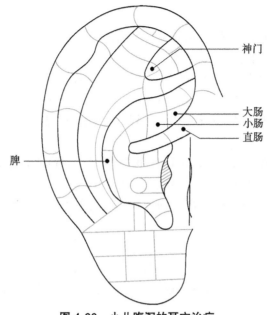

图 4-60　小儿腹泻的耳穴治疗

【按语】

药籽贴耳法治疗本病有显著疗效,可配合灸法、推拿,效甚佳。应用灸法时由于热感较强,小儿皮肤稚嫩,又不易配合,故应防止烫伤。施灸前最好在施灸部位垫一层细纱布,同时应注意腹部不宜暴露太多以防受凉。推拿治疗具有取效迅速、便于操作、患儿易于配合的特点。

提倡母乳喂养,避免在夏季断乳。添加辅食宜适时适量,合理喂养,勿令过饱,勿进难消化食物。讲究饮食卫生,饭前便后要洗手,餐具要消毒。注意气候变化,及时添减衣被,避免受寒或着凉。注意重证和变证的发生。

五、小儿便秘

【概述】

小儿便秘指大便秘结不通,排便次数减少或间隔时间延长,或周期不长但大便干结难下,或粪质不硬但大便艰涩难出。在临床中,小儿便秘多为功能性便秘,是多种原因导致的非器质性排便节律改变,主要表现为排便习惯及大便性状改变,即排便次数减少,或排便困难和粪便干燥硬结或黏滞难排等。

小儿便秘病因有多种,如饮食不规律,食物过于精细,膳食纤维和碳水化合物摄入少,钙和蛋白质摄入过多;饮水量较少,大肠津少干燥,吸收大便的水分;生活没有规律,没有形成定时排便的习惯;运动量小,肠蠕动慢等。

中医学对便秘的病因病机已有较深刻的认识,古代医家认为,水谷常并居于胃中,成糟粕而俱下于大肠。若脏腑有热,乘于大肠则出现大便不通。明代医家万全在钱乙“脏腑虚实辨证”的基础上提出小儿“肝常有余、脾常不足”的观点,肝旺易犯脾土,脾病容易为肝木所乘。肠腑气机不通亦可导致大肠传导失司,积滞停于大肠,便秘乃成。当代医家普遍认为食滞肠道、燥热伤津、气机郁滞、气虚传导无力、血虚肠道失养为小儿便秘的主要病因,病机关键为大肠传导功能失司,与肝、脾、肾三脏相关。

【辨证】

1. 乳食积滞 大便秘结,脘腹胀痛,不思饮食,手足心热,小便黄少或恶心呕吐,或有口臭,舌质红,苔黄厚,脉沉有力,指纹紫滞。

2. 燥热内结 大便干结,排便困难,甚至便秘不通,或如羊屎状,腹胀不适,或面赤身热,小便短黄,或口干口臭,或口舌生疮,舌质红,苔黄燥,脉数有力,指纹色紫。

3. 气机郁滞 大便秘结,欲便不得,甚或腹胀疼痛,胸胁痞满,嗳气频作,舌质红,苔薄白,脉弦,指纹滞。

4. 气虚不运 时有便意,大便不干燥,但努挣难下,挣时汗出短气,便后疲乏,神疲气怯,面色少华,舌淡苔薄,脉虚弱,指纹淡红。

5. 血虚肠燥 大便干燥,艰涩难下,面白无华,唇甲色淡,头晕心悸,舌质淡,苔薄白,脉细弱,指纹淡。

【治疗原则】

乳食积滞证治宜消积导滞,清热和中;燥热内结证治宜清脏腑泻热,润肠通便;气机郁滞证治宜疏肝理气,导滞通便;气虚不运证治宜健脾益气,润肠通便;血虚肠燥证治宜滋阴养血,润肠通便。

【耳穴疗法】

取穴(图 4-61)

主穴:大肠、直肠、小肠、皮质下。

配穴:虚证加肾、脾、胃;实证加肝、胆、肺、三焦。

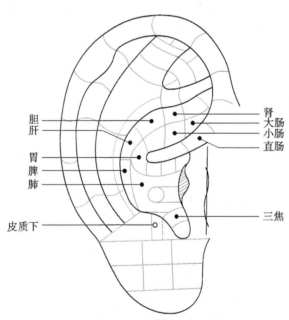

图 4-61 小儿便秘的耳穴治疗

方义:大肠穴通便,直肠穴有通腑作用,小肠、皮质下可调整胃肠功能。

方法

1. 毫针针刺法　运用短细毫针针刺耳穴,可留针 30 分钟。

2. 药籽贴耳法　用王不留行籽贴压上述耳穴,每日自行按压 3 次,每穴每次按压 1~2 分钟,双耳交替。1 个月为一个疗程。

3. 埋针法　常规消毒,将图钉型揿针埋入以上耳穴。冬季留针 4~7 日,夏季留针 2~3 日,注意观察,防止感染,留针期间每日按压 3~5 次,以增强刺激。

【按语】

耳穴疗法治疗便秘的临床应用十分广泛,对成人便秘的治疗效果较为肯定,目前在小儿便秘中应用逐渐增加。可采取单侧耳针或药籽贴耳法,左右交替,长期坚持治疗,如配合体针则效果更佳。家长应注意日常养护,可对患儿进行排便训练,如鼓励饭后 30 分钟内,坐于马桶或坐便器上,时间 5 分钟左右,每日不多于 3 次;合理饮食,建议高纤维饮食和多饮水;适当对患儿进行心理疏导,在日常生活中给予关心和鼓励;增加活动量,引导进行规律有效的有氧训练 30~60 分钟。

六、小儿夜啼

【概述】

小儿夜啼是指小儿白天能安静入睡,入夜则啼哭不安,时哭时止,或每夜定时啼哭,甚则通宵达旦,天明渐安,白天如常。本病多见于婴幼儿及新生儿。

西医学认为本病可能与小儿中枢神经系统发育尚未完善、肠道功能不成熟有关。本病若日久不愈,小儿长期睡眠不足,睡眠质量下降,则影响生长发育。需排除生理性及由其他疾病引起的夜间啼哭。

中医学将本病之因归结于“寒、热、虚、惊”四个方面。寒多属虚,孕母素体阳虚,或过食生冷,致胎儿先天禀赋不足,脾虚寒生;或小儿感受外寒之邪,气机失调。热多属实,孕母素体阴虚,或过食肥甘厚腻辛辣之品致胎儿郁热内生;或小儿外感热邪,热邪入心,入夜躁烦而啼。本病的发生亦与小儿的生理特点密切相关,小儿脏腑成而未全,全而未壮,易受惊吓,一旦受惊,心神不宁,肺魄不安,肝魂不稳,肾志不定,胆寒怯懦,发生夜寐惊啼。加之小儿稚阳未充,稚阴未长,阴阳失衡、不相顺接而发本病。

【辨证】

1. 脾寒　哭声低微,睡喜蜷卧,腹部喜温喜按,或脘腹胀满,四肢欠温,食少便溏或酸臭,小溲清长,面色青白,唇舌色淡,苔薄或厚,指纹淡红或紫。

2. 心热　哭声较响,见灯火啼哭更甚,哭时面赤唇红,烦躁不安,身热多汗,大便秘结,小溲短赤,舌尖红,苔黄,指纹紫红。

3. 惊恐　夜寐突然惊醒而啼哭,哭声尖厉,如见异物状,紧偎母怀,面色青灰,舌苔正常,指纹青紫。

【治疗原则】

脾寒证治宜温脾散寒;心热证治宜清心泻火;惊恐证治宜镇惊安神。

【耳穴疗法】

取穴(图 4-62)

主穴:神门、内分泌、交感。

配穴:脾寒证加脾;心热证加心;惊恐证加肝。

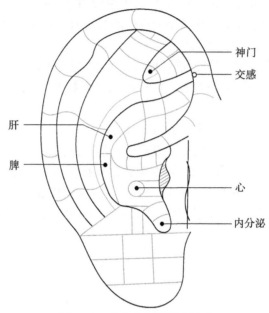

图 4-62 小儿夜啼的耳穴治疗

方义:神门为镇静安神要穴;内分泌、交感以调节五脏之功能;心、肝、脾为脏腑辨证取穴,能疏肝健脾、清心养神。

方法

1. 毫针针刺法 运用短细毫针浅刺耳穴,不留针,对于心热证可于耳尖放血。

2. 药籽贴耳法 耳穴局部消毒,用王不留行籽贴压,每日按压 3 次,每穴每次按压 1~2 分钟,双耳交替。1 个月为一个疗程。

3. 埋针法 常规消毒,将图钉型揿针埋入以上耳穴。冬季留针 4~7 日,夏季留针 2~3 日,注意观察,防止感染,留针期间每日按压 3~5 次,以增强刺激。

【按语】

耳穴疗法治疗婴幼儿及新生儿夜啼临床效果较好,可减少夜啼次数,提高睡眠质量,如配合推拿、穴位贴敷等其他疗法则效果更佳。小儿心气未充,肠胃脆弱,神气怯弱,抵抗力差,易受外邪侵犯。儿吮母乳,母亲的饮食起居对小儿也有直接影响,因此,对夜啼小儿的日常护理非常重要。小儿卧室要安静,室温要适宜,乳母注意调养,饮食忌寒凉、辛辣厚味之品。小儿生长发育快,还应注意补充钙剂。

七、小儿鼻炎

【概述】

小儿鼻炎是指小儿鼻腔黏膜和黏膜下组织的炎症,通常分为急性鼻炎、慢性鼻炎和过敏性鼻炎三种。过敏性鼻炎也称变应性鼻炎,是小儿常见病,该病不仅导致患儿呼吸通气困难,还会造成邻近器官损害,严重影响小儿的生活质量和生长发育。本部分重点论述过敏性鼻炎。

小儿过敏性鼻炎主要是由 IgE 介导的 I 型变态反应,其主要病理机制为抗原进入致敏个体内,引起相关炎症介质释放和炎症细胞聚集,进而引发一系列症状。大多数抗原为吸入性抗原,以尘螨和花粉最常见。根据症状、发作时间和严重程度,可进一步分型。目前我国儿童过敏性鼻炎患病率为 15.79%。

中医学称本病为"鼻鼽",其发生常与正气不足、外邪侵袭等因素有关。本病病位在鼻,与肺、脾、肾三脏关系密切。基本病机是脾肾亏虚,肺气不固,邪聚鼻窍。鼻鼽一般症状发作突然,先感鼻腔发痒、酸胀不适,继则喷嚏频作,鼻塞流清涕,质稀量多,嗅觉暂时减退。检查见鼻内黏膜肿胀湿润,色淡白或灰白。

【辨证】

1. 肺气虚寒 鼻窍奇痒,喷嚏连连,继则流大量清涕,鼻塞不通。患儿平素恶风怕冷,易感冒,每遇风冷则易发作,反复不愈。全身症见倦怠懒言,气短声低,或有自汗,面色发白,舌质淡红,苔薄白,脉细弱。

2. 肺脾气虚 鼻塞鼻胀症状较重,鼻涕清稀或黏白,淋漓而下,嗅觉迟钝,双下鼻甲黏膜肿胀较甚。患病日久,反复发作,平素常感头重头晕,神昏气短,四肢困倦,胃纳欠佳,大便或溏,舌质淡或淡胖,舌边或有齿痕,苔白,脉濡弱。

3. 肾阳亏虚 鼻痒不适,喷嚏连连,时间较长,清涕难敛,早晚较甚,鼻甲黏膜苍白水肿。患儿平素颇畏风冷,甚则枕后、颈项、肩背亦觉寒冷,四肢不温,面色淡白,精神不振,或见腰膝酸软,夜尿多等,舌质淡,脉沉细弱。

4. 肺经伏热 鼻痒,喷嚏频作,流清涕,鼻塞,常在闷热天气发作,口干烦热,舌质红,苔白或黄,脉数。

【治疗原则】

肺气虚寒证治宜补益肺气,温肺散寒;肺脾气虚证治宜补肺益气,健脾温中;肾阳亏虚证治宜温补肾阳,固肾纳气;肺经伏热证治宜清宣肺气,通利鼻窍。

【耳穴疗法】

取穴(图 4-63)

主穴:神门、肾上腺、内分泌、皮质下、气管、外鼻、内鼻、下屏。

配穴:肺气虚寒证加肺、屏尖;肺脾气虚证加肺、脾;肾阳亏虚证加肾;肺经伏热证加肺、耳中。

方义:神门、肾上腺祛风止痒、抗过敏作用显著;内分泌、皮质下可调节内分泌及神经功能,减轻过敏反应;气管、外鼻、内鼻是治疗鼻部疾病的要穴;下屏抗过敏作用显著。诸穴合用,共奏醒鼻通窍之功。

方法

1. 毫针针刺法 选取 2~3 穴,用短细毫针针刺,予捻转强刺激,留针 30 分钟。

2. 药籽贴耳法 用酒精棉签消毒耳郭,去除皮肤表面的油脂,用王不留行籽贴压上述耳穴,每日按压 3 次以上,每次每穴按压 10~30 秒,刺激强度以患儿能承受为度,出现过敏症状时及时追加按压 5 分钟,保留 3~5 日,自行取下。若出现耳贴部位瘙痒,应及时自行取下,以防过敏。1 周后进行第二次贴敷,两耳同时贴敷,3 个月为一个疗程。

3. 埋针法 耳部常规消毒,选用一次性无菌揿针,埋针固定后进行按压,每日 5~7 次,每次按压 1 分钟为宜,两耳交替。每隔 3 日轮换 1 次,连续埋针 6 次为一个疗程。

4. **埋针加刺络放血法** 在埋针法的基础上,常规消毒后在双侧迎香穴、双侧下鼻甲前端黏膜上用三棱针点刺放血,初次放血量为2~3ml,并用棉球压迫止血。每3日治疗一次,连续放血3次为一个疗程。

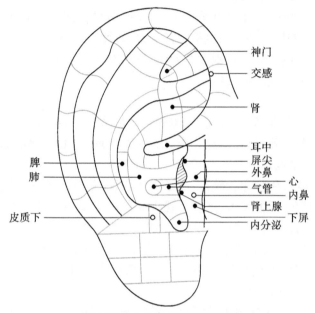

图 4-63 小儿鼻炎的耳穴治疗

【按语】

耳穴疗法治疗本病临床应用十分广泛,且疗效显著,易于被家长及患儿接受。如配合针灸、推拿或中药等辨证论治,则效果更佳。在治疗前要注意小儿腺样体的检查和过敏原的筛查,辨证施治,坚持治疗,往往效果显著。对于季节性变态反应性鼻炎,应在季节发病前调理,可延迟发病时间或减轻鼻炎发作时的症状。

八、小儿生长痛

【概述】

生长痛是儿童时期特有的一种现象,主要表现为反复发作的间歇性下肢疼痛,尤以膝关节周围和小腿前侧为重。局部组织无红肿压痛,活动正常,疼痛多发生在黄昏前后,过度运动、疲劳时加重。好发于2~12岁的健康儿童。一般认为,小儿骨骼生长迅速,而其周围的神经、肌腱、肌肉生长相对较慢,因而产生牵拉痛,另外,儿童白天活动量大,日久必然引起酸性代谢产物堆积,也会产生肌肉疲劳酸痛。

根据临床特点,本病属中医学"痹证"范畴。小儿脏腑娇嫩,五脏成而未全,生长发育期肾精不能满足生长需求,则骨失所养,出现下肢虚痛;小儿生长迅速,精血消耗甚多,如肝肾不足,筋脉失养,不荣则痛,下肢可拘挛疼痛;小儿形气未充,易为外邪所伤,寒又为阴邪,善趋下行,感受寒邪后,气血运行不畅,出现下肢寒痛,入夜尤甚。

【辨证】

1. 肾精亏虚 平时活动乏力,腰膝酸软,面色不华,舌淡苔白,脉弱。

2. 肝肾不足　手足心热,盗汗,便干,舌质红,少苔,脉细数。

3. 寒邪入络　下肢局部发凉,遇寒痛增,遇热痛减,舌淡红,苔薄白,脉紧。

4. 湿热闭阻　下肢沉重,烦躁,小便黄,口臭便干,舌红,苔黄腻,脉濡数。

【治疗原则】

肾精亏虚证治宜补肾益肾;肝肾不足证治宜滋补肝肾,通络止痛;寒邪入络证治宜散寒通络止痛;湿热闭阻证治宜清热除湿,通络止痛。

【耳穴疗法】

取穴:髋、肝、心、肾、脾、膝、神门、皮质下、交感(图4-64)。

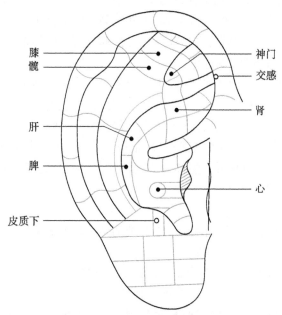

图4-64　小儿生长痛的耳穴治疗

方义:髋、膝穴能缓解下肢和膝关节疼痛;肝、心、脾、肾能调节脏腑阴阳气血平衡,补益肝肾,强壮骨骼;神门、皮质下为镇痛要穴;交感能调节循环系统,改善下肢局部血供。

方法

1. 毫针针刺法　运用短细毫针针刺耳穴,可留针30分钟。

2. 药籽贴耳法　消毒局部,用王不留行籽贴压上述耳穴,每日自行按压3次,每穴每次按压1~2分钟,双耳交替。1个月为一个疗程。

3. 埋针法　常规消毒,将图钉型揿针埋入以上耳穴。冬季留针4~7日,夏季留针2~3日,注意观察,防止感染,留针期间每日按压3~5次,以增强刺激。

【按语】

耳穴疗法治疗本病临床应用广泛,患儿易接受,治疗过程中可采取单侧耳针或药籽贴耳法,左右交替,长期坚持治疗效果显著。小儿平素运动量较大,耳穴疗法既能减轻肌肉、骨骼的运动负担量,又有助于肌肉和骨骼的生长。若配合体针如四渎穴(生长痛的经验效穴)、阴陵泉、阳陵泉、足三里等则疗效更佳。

生长痛是儿童生长发育过程中发生的暂时性疼痛,随着生长发育逐渐成熟,可自愈,不遗留后遗症。但在生长发育过程中有必要观察生长痛的程度及对生活、学习的影响等,以避免病情遗漏或忽略,影响儿童的健康成长。

九、急惊风

【概述】

急惊风又称惊厥,是儿科常见的急症之一,是由于大量脑神经元一过性同步化放电导致的受其支配的随意肌不可控的抽搐或肌张力改变,可以是部分肢体的(局灶性),也可以是全身性的(全面性)。根据不同病因和神经系统受累部位不同,其发作形式和严重程度不同。

本病病因包括感染性及非感染性两方面。若伴有发热,多为感染性疾病所致。颅内感染性疾病常见的有脑膜炎、脑脓肿、脑炎等;颅外感染性疾病常见的有呼吸道感染、急性胃肠炎、中毒性菌痢等。不伴有发热者,多为非感染性疾病,包括颅脑损伤与出血、先天发育畸形、颅内占位性病变、代谢性疾病、中毒等。

中医学认为急惊风是一种恶候,如《幼科释谜·惊风》载:"小儿之病,最重惟惊。"本病病因为外感时邪、内蕴湿热、暴受惊恐。小儿肌肤薄弱,易感受时邪,邪气郁而化热,热极生风;或湿热蕴蒸,化为痰浊;或热邪炽盛,化火传入心包,火极动风;或误食污秽毒物,湿热疫毒蕴结肠腑,内陷心肝,扰乱神明,而致高热昏厥,抽搐不止。此外,小儿神志怯弱、心神未充、心肝俱虚、暴受惊恐、神明扰动亦可产生抽搐昏迷诸症。本病常是痰、热、惊、风相互影响,互为因果。病位主要在心肝两经。

【辨证】

1. 风热动风 发热骤起,头痛咽痛,身痛,咳嗽流涕,烦躁不宁,四肢拘急,目睛上视,牙关紧闭,舌红,苔薄黄,脉浮数或弦数。

2. 气营两燔 起病急骤,高热烦躁,皮肤发疹发斑,神昏惊厥,或见持续昏迷,壮热无汗,呼吸不利,二便俱闭,舌质红或绛,苔黄,脉数有力。

3. 邪陷心肝 起病急骤,高热烦躁,手足躁动,反复抽搐,项背强直,四肢拘急,口眼相引,神识昏迷,舌质红绛,脉弦滑。

4. 湿热疫毒 起病急骤,突然壮热,烦躁谵妄,神志昏迷,反复惊厥,呕吐腹痛,大便黏滞或夹脓血,舌质红,苔黄腻,脉滑数。

5. 惊恐惊风 暴受惊恐后突然抽搐,惊跳惊叫,神志不清,四肢欠温,舌苔薄白,脉乱不齐。

【治疗原则】

风热动风证治宜疏风清热,息风止痉;气营两燔证治宜清气凉营,息风开窍;邪陷心肝证治宜清心开窍,平肝息风;湿热疫毒证治宜清化湿热,解毒息风;惊恐惊风证治宜镇惊安神,平肝息风。

【耳穴疗法】

取穴(图 4-65)

主穴:神门、心、皮质下、耳尖、脑干。

配穴:风热动风证加肺、肝;气血两燔证加心、脾、肺;邪陷心肝证加心、肝;湿热疫毒证加肝、胆、三焦;惊恐惊风证加肝、肾、枕。

方义:心主神明,取心穴有清心安神镇静之效;神门镇静安神;皮质下升清利窍,益心安神;耳尖穴放血可退热醒神;脑干穴能刺激脑神经,使其恢复调节功能,以达镇静退热之效。风热动风者,配伍肺穴,与耳尖协同清热疏风,肝主筋,取肝穴可疏肝养血,舒筋止痉;气血两燔者,取心、脾、肺,气血同调,消瘀滞之血;邪陷心肝者,取心、肝穴,以清心肝两经之热,镇静息风;湿热疫毒者,取肝、胆、三焦,清利湿热,通调三焦;惊恐惊风者,取枕穴可清心安神镇静,肝穴平肝息风,肾穴补肾填髓以充神。

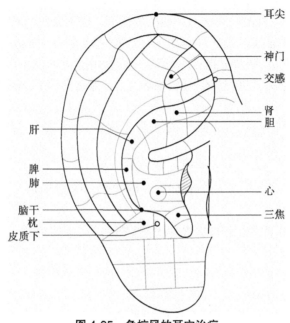

图 4-65 急惊风的耳穴治疗

方法

1. 毫针针刺法　用于急性期。皮肤常规消毒后,运用短细毫针针刺耳穴,刺入穴位 0.1~0.3mm。如外感高热惊厥,予耳尖针刺兼放血,或心、神门、皮质下强刺激。每次针刺单耳,病重者刺双耳。

2. 药籽贴耳法　用于缓解期或后遗症期。每次可选取 4~6 穴,常规消毒后,用王不留行籽贴压所选耳穴,每日自行按压 3 次,每穴每次按压 1~2 分钟,双耳交替。3 个月为一个疗程。

3. 埋针法　每次可选取 4~6 穴,常规消毒,将图钉型揿针埋入耳穴。冬季留针 4~7 日,夏季留针 2~3 日,注意观察,防止感染,留针期间每日按压 3~5 次,以增强刺激。

【按语】

本病是儿科常见急症,若不及时施治或延误病情,后果严重。在本病发病初期应用耳穴疗法有较好的治疗作用,可采取单侧耳针放血或强刺激,病情较重者可取双耳,亦可配合体针治疗。惊厥缓解后应尽快明确病因对症治疗。缓解期或后遗症期可采取药籽贴耳法或埋针法,配合体针坚持治疗效果更佳。对于有高热惊厥史的患儿,在发热初期,及时给予退热药物,必要时加服抗惊厥药物;抽搐发作时,切勿强行按压以防骨折,应将患儿平放,头侧位,保持呼吸道通畅;痰涎壅盛者,随时吸痰、给氧;随时观察患儿面色、呼吸及脉搏,防止突然发生病情变化。

十、小儿脑性瘫痪

【概述】

小儿脑性瘫痪是指由于各种原因造成的发育期胎儿或婴儿非进行性脑损伤,临床主要表现为运动发育和姿势异常,运动功能受限。患儿常伴有智力、感觉、行为异常。本病在发达国家患病率为 1‰~3.6‰,我国为 2‰左右。脑瘫的主要病因为早产、产伤、围产期窒息及核黄疸等,但近年来国内外的研究认为产前因素比围产期因素更为重要。

脑瘫属于中医学"五迟""五软""五硬"等范畴,病因为母体虚弱、感受邪毒,影响胎儿发育,致小儿先天禀赋不足、肝肾亏损;或难产、外伤等引起后天损伤、气血虚弱。主要病机为肝肾不足,元气不充,脉络不畅,肢体不用,脑髓空虚。病位涉及脑、肾、肝、脾、心。

【辨证】

1. 肝肾不足　肢体瘫痪,智力低下,生长发育迟缓,筋脉拘急,屈伸不利,急躁易怒或多动秽语,舌红,脉弦或弦细。

2. 脾胃虚弱　四肢痿弱,手不能举,足不能立,咀嚼乏力,口开不合,舌伸外出,流涎,面色萎黄,神情呆滞,反应迟钝,少气懒言,肌肉消瘦,四肢不温,舌淡,脉沉细。

【治疗原则】

肝肾不足证宜补肝肾,强筋骨;脾胃虚弱证宜健脾胃,益气血。

【耳穴疗法】

取穴(图 4-66)

主穴:皮质下、交感、神门、脑干、肾上腺。

配穴:肝肾不足证加肝、肾;脾胃虚弱证加脾、胃。

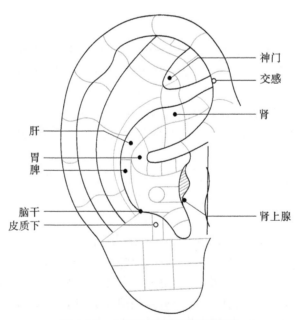

图 4-66　小儿脑性瘫痪的耳穴治疗

方义:皮质下、交感、肾上腺可调节大脑皮质功能,改善运动功能;神门、脑干协同安神健脑。肝肾不足证加肝、肾以补肝肾、强筋骨;脾胃虚弱证加脾、胃以健脾益胃、益气和血。

方法

1. 毫针针刺法　运用短细毫针针刺耳穴,可留针 30 分钟。

2. 药籽贴耳法　用王不留行籽贴压其中 4~6 穴,每日自行按压 3 次,每穴每次按压 1~2 分钟,双耳交替。3 个月为一个疗程。

3. 埋针法　常规消毒,将图钉型揿针埋入以上耳穴。冬季留针 4~7 日,夏季留针 2~3 日,注意观察,防止感染,留针期间每日按压 3 次,以增强刺激。

【按语】

耳针治疗本病有一定的疗效,但应配合针灸及康复训练。孕母做好产前检查、胎儿期及围产期保健是预防本病的前提。临床观察表明,早期发现、早期诊断、早期治疗是治疗小儿脑瘫的首要环节,接受治疗的年龄越小,效果越好;长期而不间断的治疗是治疗本病的重要条件,治疗时间长者效果好;综合疗法的运用及配合康复功能训练是提高疗效的关键;治疗的同时注意患儿的体质调理更能事半功倍。另外,家庭的参与非常重要,患儿家长必须对小儿脑性瘫痪有科学的认识,才能以积极的态度参与孩子的康复工作,在家庭中协助患儿加强肢体功能、语言及智能训练,以取得更好的疗效。

十一、小儿遗尿

【概述】

遗尿是指 5 岁以上的小儿不能自主控制排尿,经常睡中小便自遗,醒后方觉的一种病症。遗尿可分为原发性遗尿和继发性遗尿、单纯性遗尿和复杂性遗尿。原发性遗尿是指遗尿从婴儿期延续而来,从未有过 6 个月以上不尿床;继发性遗尿是指有过 6 个月以上不尿床之后又出现尿床。单纯性遗尿是指仅有夜间尿床,白天无症状,不伴有泌尿系统和神经系统解剖和功能异常;复杂性遗尿是指除夜间尿床外,白天伴有下尿路症状,常为继发于泌尿系统和神经系统的疾病。儿童最常见的是原发性遗尿。

中医学认为,小儿遗尿的病因病机主要为先天禀赋不足,后天发育迟缓,肺脾气虚,心肾不交,肝经湿热下注等。其中尤以肾气不固、下元虚寒所致的遗尿最为常见。遗尿的病位主要在膀胱,然与肺、脾、肾三脏皆有联系。病机为三焦气化失司,膀胱约束不利。

【辨证】

1. 肺脾气虚　夜间遗尿,日间尿频而量多,经常感冒,面色少华,神疲乏力,食欲不振,大便溏薄,舌质淡红,苔薄白,脉沉无力。

2. 肾气不足　寐中多遗,可达数次,小便清长,面白少华,神疲乏力,智力较同龄儿稍差,肢冷畏寒,舌质淡,苔白滑,脉沉无力。

3. 心肾不交　梦中遗尿,寐不安宁,烦躁叫扰,白天多动少静,难以自制,或五心烦热,形体较瘦,舌质红,苔薄少津,脉沉细而数。

4. 肝经湿热　寐中遗尿,小便量少色黄,性情急躁,夜梦纷纭,性情急躁,目睛红赤,舌质红,苔黄腻,脉滑数。

【治疗原则】

肺脾气虚证治宜补肺益脾,固涩膀胱;肾气不足证治宜温补肾阳,固涩膀胱;心肾不交证治宜清心滋肾,安神固脬;肝经湿热证治宜清热利湿,泻肝止遗。

【耳穴疗法】

取穴（图 4-67）

主穴：膀胱、肾、腰骶椎、皮质下、缘中、三焦、神门。

配穴：肺脾气虚证加肺、脾；肾气不足证加脾、胃；心肾不交证加肝；肝经湿热证加肝、胆、脾、胃。

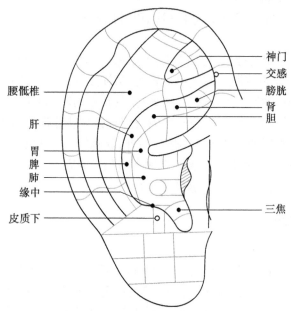

图 4-67 小儿遗尿的耳穴治疗

方义：肾、膀胱、腰骶椎为病变对应部位取穴，可补肾助膀胱贮存尿液；皮质下可调节大脑皮质功能，增强膀胱反射；缘中为脑垂体的代表区，有抗利尿作用；三焦通调水道；缘中、神门调整排尿中枢与膀胱间的协调关系；肺、脾可补益肺脾；脾、胃可培补后天以养先天；肝肾同源，补肝阴以养肾阴，取肝可疏肝理气，取脾、胃、胆可健脾化湿。

方法

1. 毫针针刺法 运用短细毫针针刺耳穴，可留针 30 分钟。

2. 药籽贴耳法 用王不留行籽贴压上述耳穴，每日自行按压 3 次，每穴每次按压 1~2 分钟，睡前加按 1 次，双耳交替。1 个月为一个疗程。

3. 埋针法 常规消毒，将图钉型揿针埋入以上耳穴。冬季留针 4~7 日，夏季留针 2~3 日，注意观察，防止感染，留针期间每日按压 3~5 次，以增强刺激。

【按语】

耳穴疗法治疗本病能取得一定的效果，尤其对原发性、单纯性遗尿疗效显著，但需持之以恒。根据研究资料显示，耳穴治疗满 1 个月左右有效率可达 90% 或以上，配合针刺、艾灸及推拿效果更佳。耳穴疗法对大脑发育不完善而致的遗尿有显著疗效，能增强大脑皮质兴奋性，有助于建立完善的排尿反射。对患有蛲虫病者，应配合使用驱虫药进行治疗。对继发性和复杂性遗尿，特别是因器质性病变如隐性脊柱裂和脊髓损伤的遗尿，耳穴疗法效果较差。本病家庭调护很重要，家长要自幼培养小儿按时、睡前排尿的良好习惯，建立合理的生活作息制度,排除遗尿对小儿情绪的影响,维护孩子的自尊心。

十二、注意缺陷多动障碍

【概述】

注意缺陷多动障碍又称儿童多动症,是一种较常见的儿童行为障碍性疾病,以注意力涣散,活动过多,情绪不稳,冲动任性,自我控制能力差,并有不同程度的学习困难,但智力正常或基本正常为主要临床特征。我国本病的患病率为 1.5%~10%,男女比例为(4~9)∶1。近半数患者在 4 岁以前起病,但很多患儿在进入小学以后,因注意力缺陷导致学习困难,或因表现出严重的行为问题而就诊。导致预后不良的因素有合并品行障碍、阅读困难、情绪障碍、智力低下及不良的家庭和社会心理因素。本病的病因和发病机制不清,目前认为是多种因素相互作用所致,与遗传因素、脑额叶发育异常、神经递质失衡、环境因素及产伤等有关。

本病属于中医学"脏躁""躁动""健忘"等范畴,病因主要有先天禀赋不足,或后天护养不当,产伤、病后情志失调。小儿形质柔脆,稚阴未长,加之生机蓬勃,对阴津物质所需甚多,若先天不足,更易形成阴虚阳亢的病理变化。小儿阳气未充,易因后天失调,或他病所伤而虚,则阳虚不能根于阴,阴虚不能潜阳,神无所归,心无所依,则见多动善忘,亢阳无制则性情执拗,动而不宁。本病病位在脑,涉及肾、肝、心、脾。以脏腑阴阳失调,阴失内守,阳躁于外,心神不宁为基本病机。

【辨证】

1. 肝肾阴虚　多动难静,急躁易怒,冲动任性,难以控制,神思涣散,或有记忆力欠佳、学习成绩下降,或有遗尿、腰酸乏力,或有五心烦热、盗汗、大便秘结,舌质红,苔薄,脉细弦。

2. 心脾两虚　神思涣散,神疲乏力,形体消瘦或虚胖,多动而不暴躁,言语冒失,做事有头无尾,睡眠不实,伴自汗盗汗,偏食纳少,面色无华,舌质淡,苔薄白。

3. 痰火内扰　多动多语,烦躁不宁,冲动任性,难以控制,兴趣多变,胸中烦热,懊恢不眠,纳少口苦,便秘尿赤,舌质红,苔黄腻,脉滑数。

【治疗原则】

肝肾阴虚证治宜滋阴益肾,补血养肝;心脾两虚证治宜健脾益气,补血养心;痰火内扰证治宜清热泻火,化痰宁心。

【耳穴疗法】

取穴(图 4-68、图 4-69)

主穴:神门、皮质下、脑干。

配穴:肝肾阴虚证加肝、肾;心脾两虚证加脾、心;痰火内扰证加中枢。

(说明:"中枢"非标准耳穴,位于耳郭背面耳舟后隆起的上段。)

方义:神门、脑干、皮质下为调节大脑皮质兴奋与抑制的要穴,可镇定安神;肝、肾为相应脏腑取穴,补肝益肾;心、脾为相应脏腑取穴,健脾养心;中枢可清热化痰。

方法

1. 毫针针刺法　运用短细毫针针刺上述穴位,予以中强刺激,留针 3~7 分钟或不留针,1~2 日一次,4~7 次为一个疗程,疗程间隔 3~5 日。

2. 药籽贴耳法　将王不留行籽贴压于耳穴上,每 3~5 日一次,双耳轮换。3 个月为一个疗程。

3. 埋针法 常规消毒,将图钉型揿针埋入以上耳穴。冬季留针 4~7 日,夏季留针 2~3 日,注意观察,防止感染,留针期间每日按压 3~5 次,以增强刺激。

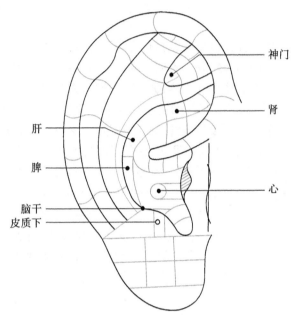

图 4-68 注意缺陷多动障碍的耳穴治疗(正面)

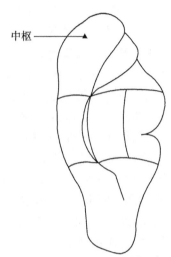

图 4-69 注意缺陷多动障碍的耳穴治疗(背面)

【按语】

耳穴疗法对本病有较好的治疗效果,但需较长时间坚持治疗。约 30% 的患者在青春期以后症状逐渐消失,但大部分患者的症状将持续进入青春期,成人期时 40%~50% 患者仍然存在临床症状,20%~30% 患者不仅有临床症状,而且合并反社会行为、物质依赖、酒精依赖等问题。因此,本病应积极治疗。在治疗期间,家长应帮助患儿培养良好的生活习惯,对不良行为要耐心教育,多加关怀和爱护,切忌打骂、歧视和不耐烦,以免患儿自暴自弃。对于学习困难者应予指导、帮助。做功课可分部逐一完成,成绩有进步就予以表扬、鼓励,使患儿不断增强信心。

附:抽动障碍

【概述】

抽动障碍是一种慢性神经精神障碍性疾病,临床主要表现为不自主的单一或多肌群收缩,如单侧或双侧眨眼、斜视、皱眉、吸鼻、努嘴、摇头、耸肩等动作,和 / 或表现为不自主地发出喉鸣声、吼叫声、刻板式咒骂等发声抽动,可伴有多动、注意力不集中等障碍。抽动障碍分为短暂性抽动障碍、慢性抽动障碍和多发性抽动障碍。本病起病多在 2~12 岁之间,男女比例为(3~6):1。患儿在情绪激动或紧张时症状加重,情绪平静可减轻,入睡后消失。抽动障碍一般病程较长,但患儿智力不受影响。

本病属中医学"慢惊风""瘛疭""肝风"等病证范畴。宋代钱乙《小儿药证直诀·肝风有甚》载:"凡病或新或久,皆引肝风,风动而止于头目,目属肝,风入于目,上下左右如风吹,不轻不重,儿不能任,故目连劄也。"本病病位主要在肝,影响心、肺、脾、肾。受多方面因素影响而发病,与先天禀赋不足、饮食所伤、感受外邪、情志失调、学习紧张、久看电视手机等有关。肝风内动是本病的主要病理机制,痰是主要病理产物。本病病机复杂,但总不离肝、痰、风,因痰生风,风痰交结,肝郁风动而成疾。

【辨证】

1. 肝风内扰 摇头耸肩,挤眉眨眼,噘嘴踢腿,抽动频繁有力,不时喊叫,声音高亢,急躁易怒,伴头晕头痛,面红目赤,或腹动胁痛,便干尿黄,舌红苔黄,脉弦数。

2. 痰热互结 头面、四肢、躯体肌肉抽动,抽动快而有力,喉中吭声,时说秽语,烦躁口渴,睡中易惊或睡眠不安,大便秘结,小便短黄,舌质红,苔黄腻,脉弦滑或滑数。

3. 脾虚肝亢 抽动无力,时发时止,时轻时重,眨眼皱眉,噘嘴搐鼻,腹部抽动,喉出怪声,精神倦怠,面色萎黄,食欲不振,形瘦性急,夜卧不安,大便不调,舌质淡,苔薄白或薄,脉细或细弦。

4. 肝肾阴虚 挤眉弄眼,摇头扭腰,肢体抖动,咽干清嗓,形体偏瘦,性情急躁,两颧潮红,五心热烦,睡眠不安,大便偏干,舌质红少津,苔少或花剥,脉细数或弦细无力。

【治疗原则】

肝风内扰证治宜清肝泻火,息风止搐;痰热互结证治宜清热化痰,息风安神;脾虚肝亢证治宜疏肝理脾,扶土抑木;肝肾阴虚证治宜滋水涵木,柔肝息风。

【耳穴疗法】

取穴(图 4-70)

主穴:神门、缘中、心、肝、脾、内分泌、肾上腺、皮质下、耳尖。

配穴:肝风内扰证加结节、耳中、艇中;痰热互结证加肺、交感;脾虚肝亢证加三焦、脑干;肝肾阴虚证加肾。并根据伴随症状加用眼、屏间前、咽喉、口、内鼻、外鼻等。

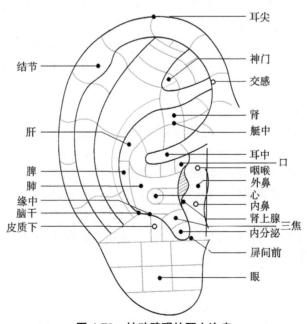

图 4-70 抽动障碍的耳穴治疗

方义:神门、缘中、心、耳尖以宁心安神、镇静;肝、脾、内分泌、肾上腺以调节脏腑功能;皮质下可调节大脑皮质的兴奋与抑制作用。

方法

1. 毫针针刺法 运用短细毫针针刺耳穴,可留针 30 分钟,耳尖宜放血。

2. 药籽贴耳法 用王不留行籽贴压上述耳穴,每日自行按压 5~8 次,以耳郭红热、局部酸胀为度。

3. 埋针法 常规消毒,将图钉型揿针埋入以上耳穴。冬季留针 4~7 日,夏季留针 2~3 日,注意观察,防止感染,留针期间每日按压 3~5 次,以增强刺激。

【按语】

耳穴疗法在儿童抽动障碍的治疗中较为常用,对短暂性抽动障碍效果较好,对慢性抽动障碍和多发性抽动障碍疗效欠佳,当配合针灸治疗,必要时服用中药。治疗期间,患儿与家长应积极配合,不宜摄入甜食及辛辣刺激之品,养成良好的生活作息习惯,减少使用电子产品的频率;创造和谐的家庭环境,帮助患儿排除紧张感和恐惧感,鼓励和引导患儿参加各种有兴趣的游戏和活动,转移其注意力;帮助孩子摆脱自我封闭状态,振作精神,放松心情。

第六节 骨伤科疾病

一、落枕

【概述】

落枕是因一侧颈背部肌肉扭伤、挫伤,或局部感受风寒湿邪,或睡眠时体位不适等引起的肌肉疼痛、活动受限,属于颈型颈椎病的表现形式之一。发病每在早晨起床后,一侧项背牵拉酸痛,甚至向同侧背部及上臂扩散,颈项俯仰转侧活动均可受到限制,头常歪向患侧,触之如条索状、块状,斜方肌及大小菱形肌部位可有明显的压痛点,但无红肿发热。本病起病快,病程短,2~3 日即能缓解,多于 1 周内自愈。治疗不彻底者易复发。

落枕属中医"痹证"范畴,多因睡眠时颈部位置不当或负重颈部扭转,加之风寒湿侵袭颈背,血瘀气滞客于筋脉,经络不通致气血运行受阻。病位在颈部,病变涉及督脉及膀胱、大肠、小肠、三焦、胆诸经。

【辨证】

1. 风寒侵袭 头痛头重、颈项强硬、转头不利、颈肌僵硬或痉挛,肌肤麻木,恶寒怕风,并伴有肩背、四肢疼痛,尤其以上肢为主,舌淡红,苔白,脉弦紧。

2. 气滞血瘀 颈肩肢体麻木、疼痛,多为刺痛,拒按,固定不移,肌肉萎缩,指端麻木,伴有头晕耳鸣,胸闷胸痛,肌肤甲错,面色无华,舌质紫黯有瘀斑,脉弦涩。

【治疗原则】

本病以舒筋通络止痛为治疗原则。风寒侵袭证宜解肌发表,温脉舒筋;气滞血瘀证宜祛瘀通络,活血行气,通痹止痛。

【耳穴疗法】

取穴(图 4-71)

主穴:颈、颈椎、神门、肝、肾。

配穴：风寒侵袭证加肺、膀胱；气滞血瘀证加皮质下、耳尖放血。

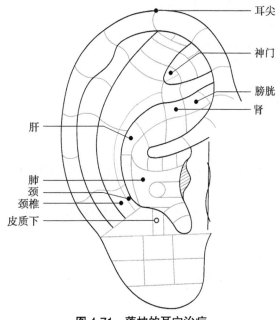

图 4-71　落枕的耳穴治疗

方义：颈、颈椎为相应部位取穴，可疏散颈项、背部之风寒湿邪，达到通经活血的目的；神门可舒筋镇痛；肝具有柔筋通脉之效。

方法

1. 毫针针刺法　选取患侧耳穴，严格消毒后，在敏感点以 30 号 1 寸毫针刺入 0.2~0.3 寸，每穴得气后留针 10~15 分钟，留针过程中间歇行针 2~3 次，适当配合颈部活动。

2. 药籽贴耳法　用王不留行籽贴压上述耳穴，每日自行按压 3 次，每穴每次按压 1~2 分钟，以延长治疗效果。

3. 埋针法　常规消毒，将图钉型揿针埋入。冬季留针 4~7 日，夏季留针 2~3 日，注意观察，防止感染，留针期间每日按压 3~5 次，以增强刺激。

【按语】

耳穴疗法治疗本病临床疗效较好，选择对应区域敏感点进针效果更佳，刺激手法采用捻转泻法，手法宜强，边捻转边嘱患者活动颈部，一般疼痛会较快缓解、活动度会明显改善。同时可配合艾灸、理疗、热敷等。睡眠时枕头高度需适度，避免受冷，中老年患者如反复发作，应考虑颈椎病的可能，必要时需行磁共振等相关检查以明确病因。

二、颈椎病

【概述】

颈椎病是指由于颈部骨骼、软骨、韧带的退行性变而累及周围或邻近的脊髓、神经根、血管及软组织而引起的综合征。颈椎病是中老年人的常见病和多发病，男性多于女性。近年来，本病的发病渐趋年轻化，且随着临床对该病病因、病理机制认识的不断深入及影像学的发展，本病的诊断率不断提高。颈椎病分为颈型、神经根型、脊髓型、椎动脉型、交感型及混合型 6 种类型。

中医医籍中无"颈椎病"病名,根据其临床表现可归于"眩晕""痰饮""痹证""痿证"等病证中。肝主筋,肾主骨,故本病病位在肝肾。颈椎为督脉所过之处,是"髓通于脑"及气血运行的重要通道。病因病机多为风寒湿邪侵袭,或挫闪外伤,或肝肾亏虚,不能滋养,以致筋骨衰退。上述病因,往往相互影响。肝肾阴虚、气血不和及痰湿、瘀血等是本病发生的内在因素,而风寒、外伤等则是诱发本病的外在因素。

【辨证】

1. 风寒痹阻　颈项、肩臂疼痛,甚至放射到前臂,手指麻木,疼痛与气候有关,遇寒痛增,得温痛减,苔薄白,脉弦紧。

2. 气滞血瘀　多有外伤史或久坐垂首职业史。颈部僵痛,劳累后加重,舌紫有瘀点,脉涩。

3. 肝肾亏虚　颈部酸痛,伴有头晕目花,耳鸣耳聋,腰膝酸软,遗精遗尿,舌红少苔,脉细数。

【治疗原则】

本病以通经活血为主要治疗原则。风寒痹阻证宜疏风散寒;气滞血瘀证宜行气活血;肝肾亏虚证宜调补肝肾。

【耳穴疗法】

取穴(图 4-72)

主穴:颈、颈椎、皮质下。

配穴:风寒痹阻证加肺;气滞血瘀证加神门、耳尖放血;肝肾亏虚证加肝、肾。

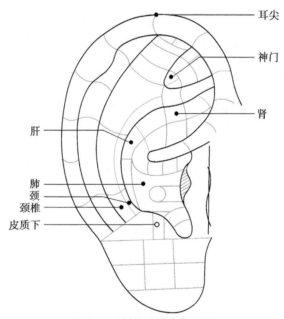

图 4-72　颈椎病的耳穴治疗

方义:颈、颈椎可疏通经络,活血通脉,"直趋病所",发挥治疗作用;皮质下可镇痛通络,缓解不适症状。

方法

1. 毫针针刺法　选取患侧耳穴,严格消毒后,在敏感点以30号1寸毫针刺入0.2~0.3寸,每穴得气后留针10~15分钟,间歇行针2~3次,适当配合颈部活动。每周2~3次,10次为一个疗程。

2. 药籽贴耳法　以王不留行籽贴压耳穴,每穴按压3~5次。

3. 埋针法　常规消毒,将图钉型揿针埋入。冬季留针4~7日,夏季留针2~3日,注意观察,防止感染,留针期间每日按压3~5次,以增强刺激。

【按语】

本病原因在于颈椎退行性变,耳针缓解疼痛、改善症状的作用较为明显,但不能根除,常易复发。平时按压耳穴可起防治颈椎病的作用,同时配合颈部活动可松解筋肉,解锁关节,缓解疼痛。本病提倡多种针刺方法并用,或配合推拿、艾灸等方法综合治疗。平时注意劳逸结合,长期伏案或低头工作者,要注意颈部保健,工作1~2小时后要活动颈部,或自我按摩,放松颈部肌肉。注意颈部保暖,避免外邪的侵袭。采用正确的睡眠姿势,枕头高低适中,枕于颈项部,尽量减少颈部过度疲劳。

三、急性腰扭伤

【概述】

急性腰扭伤是指腰部软组织的急性损伤,俗称闪腰、扭腰。主要表现为腰部剧烈疼痛,活动受限,咳嗽、喷嚏时疼痛加重。本病好发于青壮年,尤以男性多见。主要由于弯腰搬提重物时姿势不当或动作过猛引起,亦可因腰骶部各种先天性畸形及手术后影响了脊柱的稳定性所致。如腰部突然受力,或剧烈转动躯体,腰部肌肉用力失调,肌肉强烈收缩而引起腰部肌肉或筋膜损伤、撕裂。损伤多见于竖脊肌及腰背筋膜附着处,也可引起腰椎小关节错位或滑膜嵌顿。

本病属中医学"伤筋"范畴。多因腰部突然受力,或强烈扭转、牵拉而使腰部筋脉受损,局部经脉气血闭阻,不通则痛;或劳动姿势不当,用力时使关节、筋膜发生错位嵌顿;或咳嗽、喷嚏、哈欠时,使腰部经气逆乱所致。病位在腰,腰为肾之府,肾脉循行"贯脊属肾",故与肾之关系密切。

【辨证】

本病适用于经络辨证,可分为如下证型。

1. 督脉型　腰脊正中部疼痛,以腰部屈伸困难为主。

2. 足太阳经型　腰脊两侧疼痛,以腰部转动及侧弯不利为主。

【治疗原则】

本病以活血化瘀,通络止痛为主要治疗原则。督脉型以通利督脉为主,足太阳经型以通利膀胱经为主。

【耳穴疗法】

取穴(图4-73、图4-74)

主穴:腰骶椎、神门、皮质下。

配穴:督脉型加肾、肾上腺、耳背沟找敏感点;足太阳经型加膀胱。

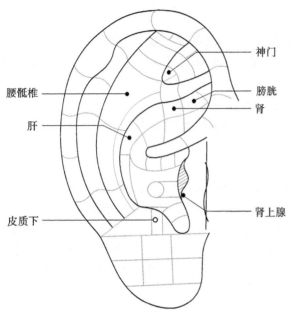

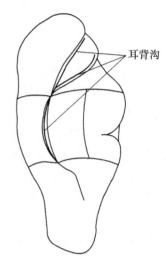

图 4-73　急性腰扭伤的耳穴治疗（正面）　　　　图 4-74　急性腰扭伤的耳穴治疗（背面）

方义：腰骶椎为相应部位取穴；神门、皮质下能镇静止痛。

方法

毫针针刺法：患侧所选耳穴严格消毒后，在敏感点以 30 号 1 寸毫针刺入 0.2~0.3 寸，每穴得气后留针 10~15 分钟，每隔 5 分钟捻转行针 1 次，并嘱患者活动腰部。每日 1 次，直至疼痛缓解为止。

【按语】

耳针治疗本病效果良好，即刻镇痛、改善活动功能之效均较明显。操作时配合腰部活动则效果更好。在扭伤急性期不宜采用热敷和过多局部刺激，以防加重组织损伤。

患者平时要加强核心肌群的训练，腰部运动适度，搬运重物时采用正确的姿势。注意腰部保暖，避免风寒等外邪的侵袭。卧硬板床有利于脊柱的保健与治疗。如经常反复出现腰部扭伤，需摄 X 线片以排除腰椎病变。

四、慢性腰痛

【概述】

慢性腰痛是临床常见病，以腰部长期反复酸胀疼痛，时轻时重为特征。其最常见的病因为腰肌劳损，是腰部肌肉、筋膜、韧带等软组织的慢性损伤。本病多发生于中老年，有过劳、损伤或腰部外伤史。多为持续性的酸、胀、钝痛，时轻时重，反复发作，休息后减轻，劳累或天气变化时疼痛加重。保持弯腰姿势稍久即引起疼痛，甚至不能弯腰。疼痛范围多不局限，常出现在两侧腰肌、腰骶部，有时可涉及臀上部和下肢。查体时脊柱外观一般正常，俯仰卧活动多无障碍，疼痛范围的软组织处可触及明显的压痛点，劳损的肌群有紧张感。

本病属中医学"腰痛""痹证"等范畴。病位在腰部，病变涉及肝肾。"风寒湿三气杂至合而为痹"，因风寒湿邪侵袭，经脉不畅，气血运行受阻而引起；"腰者，肾之府，转摇不能，肾将惫矣"，亦有因长期操劳过度、久坐久立，或因房劳伤肾，肾气虚损，精气衰败，腰部经脉失于濡养而致慢性腰痛。

【辨证】

1. 寒湿侵袭　腰部酸痛重着,或局部拘急,俯仰转侧不利,每遇阴雨天诱发或加重,苔白腻,脉濡缓。

2. 肾虚络瘀　腰部隐痛,喜按喜揉,腰膝无力,卧则减轻,劳则加重,舌红少苔,脉细数。

【治疗原则】

慢性腰痛治疗以舒筋止痛为主。寒湿侵袭证加散寒除湿止痛,肾虚络瘀证加补肾通络。

【耳穴疗法】

取穴(图 4-75)

主穴:腰骶椎、臀、神门。

配穴:寒湿侵袭证加皮质下;寒湿侵袭加肾。

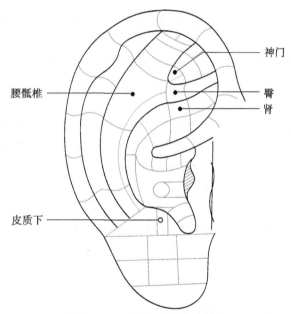

图 4-75　慢性腰痛的耳穴治疗

方义:腰骶椎、臀为相应部位取穴,以疏通经脉;神门可以消炎、活血止痛。

方法

1. 毫针针刺法　选取患侧耳穴,严格消毒后,在敏感点以 30 号 1 寸毫针刺入 0.2~0.3 寸,每穴得气后留针 10~15 分钟,间歇行针 2~3 次,适当配合腰部活动。每周 2~3 次,10 次为一个疗程。

2. 药籽贴耳法　用王不留行籽贴压耳穴,每穴按压 3~5 次。

3. 埋针法　常规消毒,将图钉型揿针埋入。冬季留针 4~7 日,夏季留针 2~3 日,注意观察,防止感染,留针期间每日按压 3~5 次,以增强刺激。

【按语】

慢性腰痛为临床常见病,目前对此无特效的治疗方法,根治比较困难,且易复发。常用的治疗方法有物理疗法(超短波、红外线、TDP 等)、按摩疗法、药物疗法、经皮电刺激疗法、神经阻滞疗法及针灸疗法等。相比较而言,耳针疗法因操作方便、经济安全、疗效可靠而常用。

平时要防止汗出当风,避免感受寒湿之邪;工作生活中姿势得当,避免静力性损伤;注意腰肌功能锻炼,增强肌肉、韧带的力量和弹性、韧性,同时增强脊柱的稳定性。

五、腰椎间盘突出症

【概述】

腰椎间盘突出症是指椎间盘发生退行性改变,在某种诱因下纤维环破裂,髓核组织从破裂的纤维环处向后或后外侧突出,刺激或压迫其周围的神经根、血管或脊髓等组织所引起的一组临床症状。其中有 50%~85% 的病例可引起坐骨神经痛。本病多见于 25~50 岁男性,男女之比为(6~12):1。一般多为急性起病,常有外伤、过度劳动史。反复轻微外伤也可引起缓慢发病,常表现为劳累后出现症状,休息后自行缓解或自愈,再次劳累后复发,如此时轻时重,呈间歇性病程。

本病属于中医"腰痛""痹证""痿证"范畴。病因多为感受外邪、劳伤肾虚、七情内伤、闪挫坠堕等,病位主要在肝、肾。腰为肾之府,久病腰痛,肾虚为发病之本;外感为标,寒湿为多。劳损、外感风寒湿邪、肝肾不足等因素,均可致营卫失调,经络受损,气血瘀阻而发为腰痛。

【辨证】

1. 气滞血瘀 多有腰部受伤史,腰腿痛如针刺,痛有定处,咳嗽加剧,日轻夜重。腰部板硬,俯仰转侧受限,腰部痛处拒按,按则窜至膝部,舌质紫或有瘀斑,脉弦紧或沉涩。

2. 肝肾不足 腰腿酸痛缠绵日久,肢体乏力,头摇身颤,视物模糊,耳鸣耳聋,自汗,神疲,舌白滑或舌红少津,脉沉细或弦细数。

【治疗原则】

本病治疗以温经通络,活血止痛为总原则。气滞血瘀证加以活血行气,肝肾不足证加以补益肝肾。

【耳穴疗法】

取穴(图 4-76)

主穴:臀、坐骨神经、神门、腰骶椎、膝。

配穴:气滞血瘀证加皮质下、耳尖放血;肝肾不足证加肝、肾。

方义:臀、坐骨神经、腰骶椎、膝为局部取穴,直达病所;神门为止痛要穴。

方法

1. 毫针针刺法 选取患侧耳穴,严格消毒后,在敏感点以 30 号 1 寸毫针刺入 0.2~0.3 寸,每穴得气后留针 10~15 分钟,间歇行针 2~3 次,适当配合腰部活动。每周 2~3 次,10 次为一个疗程。

2. 药籽贴耳法 用王不留行籽贴压耳穴,每穴按压 3~5 次。

3. 埋针法 常规消毒,将图钉型揿针埋入。冬季留针 4~7 日,夏季留针 2~3 日,注意观察,防止感染,留针期间每日按压 3~5 次,以增强刺激。

【按语】

耳针是治疗本病重要的非手术方法之一,可以疏通经络。现代研究表明,耳针能提高中枢镇痛物质的分泌而发挥镇痛效应,但其疗效与病变的程度关系密切,需视病变具体情况配合其他疗法。

　　由于本病是在退行性变的基础上受到积累性损伤所致,而积累性损伤又是加速退行性变的重要因素,故保持正确的体位和活动方法、减少积累性损伤非常重要。长期坐位工作者需注意桌椅高度适宜,定时改变姿势。工作中常弯腰的劳动者应使用宽腰带,并定时做伸腰、挺胸活动,以减少对椎间盘的压力。避寒保暖和彻底治愈腰部的急性和慢性软组织损伤对预防本病的发生相当重要。

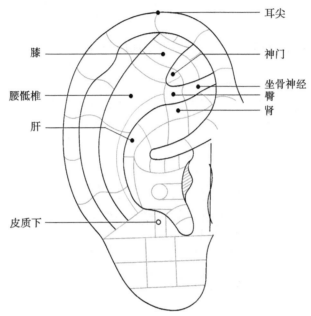

图 4-76　腰椎间盘突出症的耳穴治疗

六、膝骨关节炎

【概述】

　　膝骨关节炎是指膝关节因局部损伤、炎症或慢性劳损,引起关节软骨面退行性变、断裂甚至脱落,软骨下骨质增生、骨刺形成。临床以膝关节疼痛及功能障碍为主要表现。多见于中老年人,女性为多。膝骨关节炎发生的主要原因是慢性积累性损伤。长期姿势不良、负重用力、重度肥胖,导致膝关节周围软组织损伤。临床表现为膝关节疼痛,行走不便,屈伸不利,下蹲困难;或因突然活动而出现关节局部刺痛,常伴腿软现象。X 线片示关节间隙变窄,关节面硬化,关节边缘增厚,或有骨刺生成。

　　本病属中医学"痹证""骨痹""膝痹"范畴。由风、寒、湿之邪侵袭人体,或因劳损、外伤等因素,痹阻膝部经络,气血运行不畅,脉络不通,不通则痛,故出现膝关节肿痛、重着、屈伸不利、肿大、僵硬等症状。病位在膝,关乎肝、肾、脾、胃等。

【辨证】

　　1. 风寒湿痹　膝关节痛剧,固定不移,遇寒痛甚,得热痛减,重者关节屈伸不利,舌淡苔白,脉弦紧或沉迟;或关节沉重酸胀疼痛,重者关节肿胀散漫,重着不移,四肢活动不便,舌质淡,苔白腻,脉濡缓。

2. 肝肾亏虚 痹证日久不愈,关节屈伸不利,肌肉瘦削,腰膝酸软,或畏寒肢冷,五心烦热,舌质淡红,苔薄白或少津,脉沉迟或细数。

【治疗原则】

本病治疗以通络止痛为主。风寒湿痹证宜温经通络,祛风散寒;肝肾亏虚证宜补益肝肾,强壮筋骨。

【耳穴疗法】

取穴(图 4-77)

主穴:膝、神门。

配穴:风寒湿痹证加三焦、皮质下;肝肾亏虚证加肝、肾。

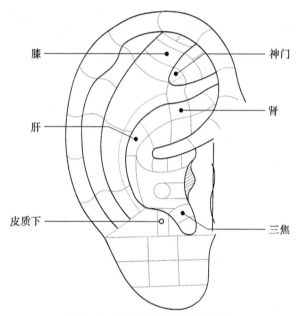

图 4-77 膝骨关节炎的耳穴治疗

方义:膝为相应部位取穴,使治疗直达病所;神门以镇静止痛。膝为筋之府,肝主筋,肾主骨,加肝、肾以补肝肾强筋骨,加三焦、皮质下以振阳驱寒利湿。

方法

1. 毫针针刺法 选取患侧耳穴,严格消毒后,在敏感点以 30 号 1 寸毫针刺入 0.2~0.3 寸,每穴得气后留针 10~15 分钟,每周 2~3 次,10 次为一个疗程。

2. 药籽贴耳法 用王不留行籽贴压耳穴,每穴按压 3~5 次。

3. 埋针法 常规消毒,将图钉型揿针埋入。冬季留针 4~7 日,夏季留针 2~3 日,注意观察,防止感染,留针期间每日按压 3~5 次,以增强刺激。

【按语】

本病临床治疗尚无特效疗法,疗效难以巩固,是较难治疗的慢性痛证。耳穴治疗可以缓解疼痛,效果较为明显且快捷,但远期持续疗效欠佳,可辅助使用其他疗法综合治疗以增强整体疗效,如药物(非甾体抗炎药、钙剂等)、关节腔内(外)阻滞、适量运动体疗(水平位或少负重体育锻炼)及适当休息等。多数病例只能达到缓解症状、减轻痛苦、恢复部分关节功能。

本病预防重于治疗,日常多参加体育锻炼,适当运动有助于钙代谢和吸收。骨关节病的急性期应适当休息、制动,尤其应避免负重。慢性疼痛应进行适量的(轻负重)关节运动,如坐、卧位伸展、屈曲运动及水平运动。肥胖者应积极减肥,以减轻膝关节的负荷。

七、踝关节扭伤

【概述】

踝关节扭伤是指踝关节因闪挫而致关节周围的筋膜、肌肉、韧带和关节囊损伤,又称踝关节扭挫伤、踝关节韧带损伤、踝关节软组织损伤。临床主要表现为踝关节周围受损,局部肿胀、疼痛及关节活动障碍等。本病好发于青壮年,多见于运动员、体力劳动者。多由间接暴力和直接暴力而致。常见于行走或跑步过程中踏在高低不平的地面上,或上下楼梯时踩空跌倒,或跳跃、上下高坡不慎失足,或穿高跟鞋行走不稳,以及体育训练之前准备工作不充分、动作不协调等,使关节周围的软组织如肌肉、肌腱、韧带、筋膜、血管等过度牵拉或扭曲,引起皮下出血、浆液渗出、损伤或撕裂。

本病属中医学"伤筋"范畴。多因剧烈运动、负重不当、跌仆、牵拉及过度扭转等原因,引起局部筋脉及关节损伤,气血瘀滞所致。亦可因失治误治,气滞血瘀,复感外邪,邪瘀交阻,痹阻经脉,筋肉失养。扭伤局部因瘀阻而肿胀疼痛,伤处肌肤出现红、青、紫等色。红色多系皮肉损伤,青色多系筋伤,紫色多系瘀血留滞。

【辨证】

1. 气滞经络　踝关节无明显肿胀,压痛部位不明确。
2. 瘀血凝滞　踝关节损伤部位明确,压痛明显,痛点固定。

【治疗原则】

本病以消肿止痛为主。气滞经络证加以舒筋通络;瘀血凝滞证加以活血化瘀。

【耳穴疗法】

取穴(图4-78)

主穴:踝、神门。

配穴:气滞经络证加交感、皮质下;瘀血凝滞证加耳尖放血。

方义:踝为相应部位取穴,以疏通经脉;神门可以消炎、活血止痛。

方法

毫针针刺法:选取患侧耳穴,严格消毒后,在敏感点以30号1寸毫针刺入0.2~0.3寸,每穴得气后留针10~15分钟,同时活动踝关节。

【按语】

耳针用于踝关节扭伤的早期,起效快、疗效较好。对新伤局部血肿明显或陈伤瘀血久留者,根据血肿的大小、深浅,可配合采用皮肤针、透刺、三棱针的刺络拔罐法。综合治疗可明显缩短疗程,减轻疼痛,缓解功能障碍。

踝关节扭伤后需适当限制局部的活动,避免加重损伤。扭伤早期应冷敷,不可热敷,以免加重出血。扭伤局部可固定,并采用头低脚高位,以利于血肿的消退。病程较长者,要加强局部护理,并进行适当运动,以防关节屈伸不利。

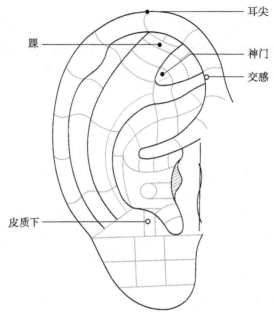

耳尖

踝

神门

交感

皮质下

图 4-78　踝关节扭伤的耳穴治疗

八、坐骨神经痛

【概述】

坐骨神经痛是指在坐骨神经通路及其分布区内(如腰骶部、臀部、大腿后侧,小腿后侧)的疼痛,为多种疾病引起的一种症状。坐骨神经由腰 4~骶 3 神经根组成。临床上可依据致病原因分为原发性和继发性两大类,原发性坐骨神经痛即坐骨神经炎,多与风湿、感染、受寒、遇湿有关;继发性坐骨神经痛是因坐骨神经通路遭受邻近组织病变的影响所致。按坐骨神经受损的部位分为根性坐骨神经痛和干性坐骨神经痛。

中医称本病为"痹证""腰痛"等,多为禀赋不足、素体虚弱,加之劳累过度或久病体虚、气血亏虚、腠理空虚,致外邪乘虚而入,经络痹阻,气血运行不畅,不通则痛。内外合邪而致病,内因有肝肾不足、营卫失调、气滞血瘀等,外因有风寒湿邪、跌仆外伤等。病位在腰腿,涉及肝肾两脏。

【辨证】

1. 气滞血瘀　多有外伤或用力不当史,疼痛剧烈,痛处拒按,动则为甚,卧则痛减,舌质紫黯或有瘀点,脉弦涩。

2. 肝肾亏虚　腰腿酸软,肢体乏力,遇劳痛增,卧则痛减,舌质淡,苔白,脉沉迟。

【治疗原则】

本病治疗总则为通络止痛。气滞血瘀证宜理气活血;肝肾亏虚证宜补益肝肾。

【耳穴疗法】

取穴(图 4-79)

主穴:坐骨神经、臀、神门、腰骶椎。

配穴:气滞血瘀证加内分泌、耳尖放血;肝肾亏虚证加肝、肾、肾上腺。

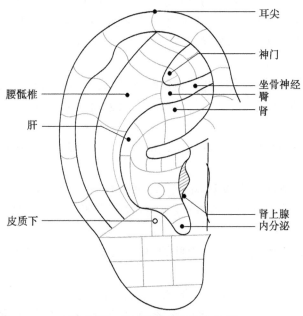

图 4-79　坐骨神经痛的耳穴治疗

方义：坐骨神经、臀、腰骶椎为局部取穴，有止痛作用；神门是止痛要穴，有益肾、疏通经络之效。

方法

1. 毫针针刺法　选取患侧耳穴，严格消毒后，在敏感点以 30 号 1 寸毫针刺入 0.2~0.3 寸，每穴得气后留针 10~15 分钟，每周 2~3 次，10 次为一个疗程。

2. 药籽贴耳法　用王不留行籽贴压耳穴，每穴按压 3~5 次。

3. 埋针法　常规消毒，将图钉型揿针埋入。冬季留针 4~7 日，夏季留针 2~3 日，注意观察，防止感染，留针期间每日按压 3~5 次，以增强刺激。

【按语】

耳针可在一定程度上缓解本病的症状。对各种原因所致的坐骨神经痛均有改善血液循环、柔肌消炎、缓解疼痛的作用，可以激发相关的抗痛因子而产生镇痛效应。耳针治疗坐骨神经痛时应选用强刺激手法，待耳郭局部充血、发热后适当活动患肢，有助于提高疗效。耳针配合体针能有效加强疏通经络、行气活血作用，达到通则不痛的目的，并能促进炎症的消退和吸收。本病的急性期应卧床休息 2~3 周，腰腿部注意保暖，睡硬板床。

第七节　皮肤科疾病

一、荨麻疹

【概述】

荨麻疹是一种暂时性的皮肤黏膜局限性水肿及红色风团反应。本病是常见的皮肤过敏反应，可发生在任何年龄和身体任何部位。常见的变应原有食物、吸入物、药物等，同时本病与精神因素、环境因素、物理因素等均有联系。可分为皮肤型与胃肠型两种。皮肤型荨麻疹是皮肤突然出现大小不等、形态不同的风团。胃肠型荨麻疹则伴有腹痛、腹泻、恶心、呕吐等胃肠道症状。本病又分为急性荨麻疹和慢性荨麻疹。荨麻疹反复发作超过 3 个月者,为慢性荨麻疹。

中医学称本病为"瘾疹""风疹块""赤白游风"等。多因禀赋不足,腠理疏松,风邪内袭,郁于肌表,或胃肠积热,腑气不通,内不能泄,外不能达,郁积肌肤等原因而发病。

【辨证】

1. 外感风寒　皮疹色白,遇冷或风吹则加重,得热减轻,多冬季发病,苔薄白或薄白而腻,脉迟或濡缓。

2. 风热外袭　皮疹色红,遇热则加重,多夏季发病,苔薄黄,脉浮数。

3. 肠胃湿热　发疹时伴有胃脘疼痛,神疲纳呆,大便干结或溏薄,或有恶心呕吐,苔黄腻,脉滑数。

4. 血热内扰　多在晚间发作,先皮肤灼热刺痒,搔抓后即起风团,伴有心烦不宁,口干思饮,舌红苔薄,脉弦滑数。

5. 血行不畅　皮疹暗红,风团多发于腰带、表带等受压之处,舌红或有瘀斑,脉细涩。

6. 气血两虚　皮疹反复发作,常数月、数年不愈,劳累后发作加剧,神疲乏力,舌淡苔薄,脉濡细。

7. 脾胃虚寒　发疹时伴有形寒肢冷,纳呆,神疲乏力,大便溏泄,舌淡,苔薄白,脉沉细。

8. 冲任不调　常在月经前数日发作,月经干净后减轻或消失,每月发作,以少腹、腰骶、大腿内侧为多,舌淡红,苔薄,脉弦细。

【治疗原则】

外感风寒证宜疏风散寒;风热外袭证宜疏风清热;肠胃湿热证宜通腑化湿泻热;血热内扰证宜清热凉血息风;血行不畅证宜行气活血化瘀;气血两虚证宜健脾益气养血;脾胃虚寒证宜温中健脾散寒;冲任不调证宜调摄冲任。

【耳穴疗法】

取穴(图 4-80)

主穴:肺、风溪、皮质下、肾上腺、神门。

配穴:外感风寒证加肺、大肠;风热外袭证加肺、耳尖;肠胃湿热证加脾、胃;血热内扰证加肝、心;血行不畅证加肝、心、脾;脾胃虚寒证加脾、胃、肾;冲任不调证加肝、肾、内分泌。

方义:风溪、皮质下、肾上腺可镇静、止痒、抗过敏;神门镇静安神止痒;肺、心、肝、脾、胃、肾五穴可宣肺调脏,养血息风,祛风健脾利湿,调补冲任,润肤止痒。

方法

1. 毫针针刺法　每次选取 3~5 穴,予中等刺激,留针 30 分钟,每隔 5~10 分钟行针一次,每日或隔日 1 次,10 次为一个疗程。

2. 电针法　选风溪、肾上腺、神门、肺,通以脉冲电流,留针 0.5~1 小时。每周 3 次,10 次为一个疗程。

3. 药籽贴耳法　用王不留行籽贴压上述耳穴,每日按压数次,2~3 日更换 1 次。两耳交替,20 次为一个疗程。

4. 耳尖放血法　常规消毒后,用一次性消毒针头点刺耳尖令其出血,并不断挤压,以血色变浅为度。两耳交替,每 3~4 日轮换放血。

5. 药物注射法 选取一侧风溪、肾上腺、神门、肺等耳穴,用 1ml 注射器 5 号针头注入氯苯那敏或维生素 B_{12} 注射液 0.1~0.3ml,成一皮丘,注意不可刺穿耳郭,隔日 1 次,10 次为一个疗程。

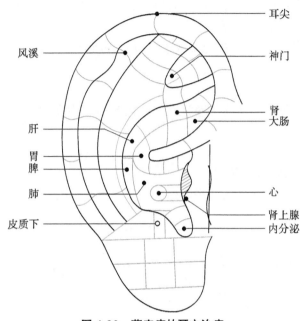

图 4-80 荨麻疹的耳穴治疗

【按语】

耳针对急性荨麻疹有较好的疗效,慢性荨麻疹者应尽可能查明原因,针对病因治疗。凡属过敏体质者,忌食鱼腥等发物;便秘者宜保持大便通畅。有报道耳穴疗法配合中药口服不仅可以治疗急性荨麻疹,还具有缓解负面情绪、降低不良反应的作用。

二、湿疹

【概述】

湿疹是由多种内外因素引起的一种渗出倾向明显的急慢性皮肤炎症。湿疹的病因十分复杂,不易明确。外在因素包括季节变化和生活环境的潮湿、寒冷、干燥、炎热等,以及皮肤细菌和真菌感染、海鲜过敏、接触日化产品等。内在因素包括紧张、劳累、情绪波动、内分泌和代谢失调等。其临床特点是皮疹多形性,瘙痒剧烈,渗出明显。慢性者则局限而浸润肥厚,病程反复发作。

中医学称之为"湿疮",因发病部位和皮疹形态不同还有很多病名。如小疱簇集,抓后滋水浸渍成片者,名"浸淫疮";皮疹肥厚抓破后渗血者,名"血风疮";发于耳后者,名"旋耳疮";发于肘、膝、腋窝处者名"四弯风";发于阴囊者名"肾囊风"等。中医认为本病的主要病因是禀性不耐,风、湿、热之邪入侵,郁于腠理而发。急性者以湿热为主,与风邪搏于皮肤而成,风为阳邪,其性轻扬,头面上肢为重,甚或泛发全身;亚急性多与脾虚不运,湿邪留恋有关;若反复发作,迁延日久,风湿热郁而化火,阴血亏损,生风生燥,肌肤失养则转为慢性。

【辨证】

1. 湿热浸淫　发病急,皮损潮红灼热,瘙痒剧烈,渗液流滋,伴身热心烦口渴,便干溲赤,舌红,苔薄白或黄,脉滑或数。

2. 脾虚湿蕴　发病较慢,皮损潮红,瘙痒,抓后糜烂渗出,可见鳞屑,伴有纳少,神疲,腹胀溏泄,舌淡而胖,苔白或腻,脉濡缓。

3. 血虚风燥　患病日久,皮损色暗或色素沉着,或粗糙肥厚,瘙痒剧烈,伴口干不欲饮,纳差腹胀,舌淡苔白,脉细弦。

【治疗原则】

湿热浸淫证宜清热利湿;脾虚湿蕴证宜健脾化湿;血虚风燥证宜养血润燥止痒。

【耳穴疗法】

取穴(图4-81)

主穴:肺、肾上腺、内分泌、神门。

配穴:湿热浸淫证加脾、三焦;脾虚湿蕴证加脾、胃;血虚风燥证加肝、心、风溪、皮质下。

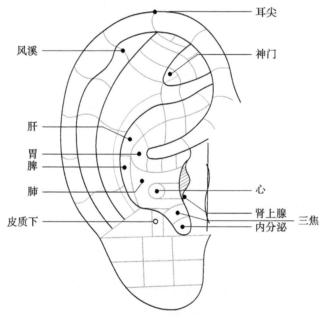

图4-81　湿疹的耳穴治疗

方义:"肺主皮毛",皮肤病多取肺;肾上腺、内分泌可调节大脑皮质兴奋和抑制功能、调节自主神经功能,使精神状态稳定,病损得以恢复;神门、皮质下可镇静安神止痒;风溪有祛风止痒作用。

方法

1. 毫针针刺法　每次选取3~5穴,予中等刺激,留针30分钟,每隔5~10分钟行针一次,每日或隔日1次,10次为一个疗程。

2. 药籽贴耳法　用王不留行籽贴压上述耳穴,每日按压数次,2~3日更换1次。两耳交替,20次为一个疗程。

3. 耳尖放血法　常规消毒后,用一次性消毒针头点刺耳尖令其出血,并不断挤压,以血色变浅为度。两耳交替,每3~4日轮换放血。

【按语】

耳穴疗法配合其他方法治疗本病疗效更好。急性湿疹忌用热水烫洗,忌用肥皂等刺激物洗患处;忌食海鲜发物、辛辣之品。有报道耳穴放血疗法可显著降低体内炎性因子的表达,从而有效改善患者的临床症状。

三、神经性皮炎

【概述】

神经性皮炎又称慢性单纯性苔藓,是一种常见的以皮肤苔藓样变及剧烈瘙痒为特征的神经功能障碍性慢性炎症性皮肤病。西医学对本病的病因尚未完全明了,一般认为是大脑皮质兴奋和抑制失调所致。另外,胃肠道功能障碍或自体中毒、内分泌异常及感染性病灶的致敏都可能成为发病因素,局部化纤织物的刺激、摩擦,其他原因瘙痒的搔抓、日晒、多汗、饮酒等,及其他物理性、化学性刺激均可诱发本病或使病情加重。多发于颈项和四肢的肘、腘窝、大腿内侧、前臂伸侧等处,发于四肢者,多呈对称性分布。皮损以中央最著,向边缘逐渐轻微,境界不清,日久皮肤浸润肥厚,呈苔藓样变。夏季重,冬季缓解,易于反复发作。

中医学称之为"摄领疮"或"顽癣",又因皮肤增厚发生苔藓样变化,如牛领之皮,厚而坚,又名"牛皮癣",与西医学所说之"牛皮癣"(银屑病)有所不同。本病初起为风湿热之邪阻滞肌肤或硬衣领等外来机械刺激,再加情绪激动、过度劳累等因素所引发;肝火郁滞,情志不遂,郁闷不舒,或紧张劳累,心火上炎,以致气血运行失职,凝滞肌肤;病久耗伤阴液,营血不足,血虚生风生燥,皮肤失去濡养而成,且致病情反复。

【辨证】

1. 风热夹湿　见于疾病早期,皮损以丘疹为主,伴有部分皮损潮红、糜烂、浸润和血痂,舌质红,苔薄黄或黄腻,脉弦滑数。

2. 血虚风燥　病程较长,皮损呈苔藓样变,患部干燥、肥厚、脱屑,舌质淡,苔薄白,脉濡细。

【治疗原则】

风热夹湿证宜疏风清热利湿;血虚风燥证宜养血祛风润燥。

【耳穴疗法】

取穴(图4-82)

主穴:肺、肝、神门、肾上腺、内分泌及皮损局部。

配穴:风热夹湿证加耳尖、皮质下;血虚风燥证加风溪、心。

方义:肺可疏散皮肤之风热;肝可祛风、清热、凉血;神门可镇静安神止痒;肾上腺、内分泌可调节大脑皮质兴奋和抑制功能、调节自主神经功能,使精神状态稳定,病损得以恢复。

方法

1. 毫针针刺法　每次选取3~5穴,予中等刺激,留针30分钟,每隔5~10分钟行针一次,每日或隔日1次,10次为一个疗程。

2. 药籽贴耳法　用王不留行籽贴压上述耳穴,每日按压数次,2~3日更换1次。两耳交替,20 次为一个疗程。

3. 耳尖放血法　常规消毒后,用一次性消毒针头点刺耳尖令其出血,并不断挤压,以血色变浅为度。两耳交替,每 3~4 日轮换放血。

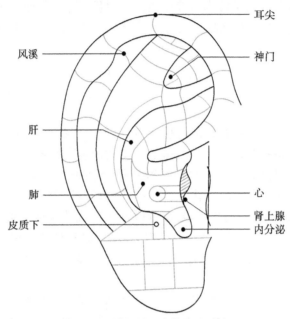

图 4-82　神经性皮炎的耳穴治疗

【按语】

保持情绪稳定,避免精神刺激,生活应有规律。禁吃刺激性食物,如海鲜、辛辣、烟酒等。尽量避免搔抓患处,保持局部清洁,避免烫洗、摩擦等刺激。

四、皮肤瘙痒症

【概述】

皮肤瘙痒症是一种自觉瘙痒而无原发性损害的皮肤病,主要表现为全身或局部皮肤瘙痒,由于不断搔抓,常有抓痕、血痂、色素沉着及苔藓样变等继发性皮肤损害。本病多见于成年人,尤其是老年人及患有某些系统性疾病者。本病病因比较复杂,主要分内因和外因,两者可单独致病,亦可相合致病。内因多与某些系统性疾病有关,如甲状腺功能异常、糖尿病、月经病、肾脏疾病和肝脏疾病等;外因与外来刺激有关,如气温的变化、穿着化纤毛织品、使用碱性过强的肥皂等,都会促使本病的发生。

本病与中医学的"痒风""风瘙痒"相类似,多由于禀性不耐,风热客于皮肤,因而致痒;或饮食不节,过食辛辣、油腻、酒类,损伤脾胃,湿热内生,化热生风,内不得疏泄,外不得透达,怫郁于皮肤腠理,而发本病;或久病体弱,气血亏虚,风邪乘虚外袭,血虚易生风,肌肤失养,而致本病。

【辨证】

1. 风热血热　一般以年轻人多见,病属新起,如被褥太暖可引起发作或瘙痒加重,舌苔薄黄,脉滑或滑数。

2. 血虚风燥　一般以老年人为多见,病程较长,情绪波动时可引起发作或病情加重,舌质红,苔薄,脉细数或弦数。

【治疗原则】

风热血热证宜疏风清热凉血;血虚风燥证宜养血祛风润燥。

【耳针疗法】

取穴(图 4-83)

主穴:肺、肝、神门、内分泌、肾上腺。

配穴:风热血热证加耳尖、皮质下、风溪;血虚风燥证加脾、心。

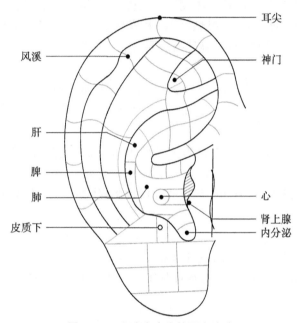

图 4-83　皮肤瘙痒症的耳穴治疗

方义:肺可疏散皮肤之风热;肝可祛风、清热、凉血;肾上腺、内分泌可调节大脑皮质兴奋和抑制功能、调节自主神经功能,使精神状态稳定,病损得以恢复;神门可镇静安神止痒。

方法

1. 毫针针刺法　每次选取 3~5 穴,予中等刺激,留针 30 分钟,每隔 5~10 分钟行针一次,每日或隔日 1 次,10 次为一个疗程。

2. 药籽贴耳法　用王不留行籽贴压上述耳穴,每日按压数次,2~3 日更换 1 次,两耳交替,20 次为一个疗程。

3. 耳尖放血法　常规消毒后,用一次性消毒针头点刺耳尖令其出血,并不断挤压,以血色变浅为度。两耳交替,每 3~4 日轮换放血。

【按语】

忌饮酒类,少食海鲜发物,多食蔬菜水果。避免用搔抓、摩擦或热水烫洗的方式止痒。老人不宜过于频繁洗澡,也不宜用碱性强的肥皂,洗浴后立即在皮肤上涂擦稍带油性的润肤露。有报道耳穴疗法配合口服中药治疗血虚风燥型皮肤瘙痒症效果良好。

五、痤疮

【概述】

痤疮又称"寻常痤疮""青年痤疮",是一种毛囊皮脂腺的慢性炎症性皮肤病。临床以颜面及胸背部与毛囊一致的丘疹,可挤出淡黄的脂栓,伴皮肤油腻为特点。皮损还可表现为黑头粉刺、脓疱结节、囊肿等,青春期男女多见。引起痤疮的原因很多,除遗传因素以外,雄激素对皮脂腺的影响和毛囊皮脂腺中所存在的棒状杆菌及白色葡萄球菌、卵圆形糠疹芽孢菌为致病的主要原因。

中医学称本病为"肺风粉刺",多由素体阳热偏盛,肺经蕴热,复受风邪,熏蒸面部而发;或过食辛辣肥甘厚味,助湿化热,湿热互结,上蒸颜面而致;或脾气不足,运化失常,湿浊内停,郁久化热,热灼津液,煎炼成痰,湿热痰瘀凝滞肌肤而发。

【辨证】

1. 肺热血热　以炎性丘疹为主,色潮红,舌红苔薄,脉浮数。

2. 胃肠湿热　以粉刺、脓疱为主,皮疹红肿热痛,伴有便秘、溲赤、纳呆腹胀,苔黄腻,脉滑数。

3. 痰湿凝结　以结节、囊肿、瘢痕为主,伴有倦怠乏力、便溏,舌胖苔白,脉濡细。

【治疗原则】

肺热血热证宜清热凉血;胃肠湿热证宜化湿通腑;痰湿凝结证宜健脾化痰。

【耳穴疗法】

取穴(图 4-84)

主穴:肺、内分泌、肾上腺、神门、皮损相应部位。

配穴:肺热血热证加耳尖;胃肠湿热证加脾、胃;痰湿凝结证加肝、脾。

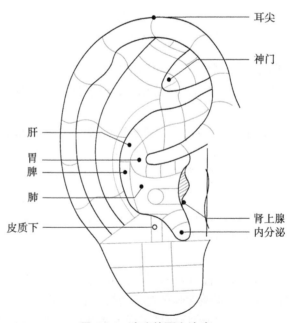

图 4-84　痤疮的耳穴治疗

方义:肺可宣肺散热;肾上腺、内分泌抗感染,调节内分泌功能;神门镇静消炎止痒。

方法

1. 毫针针刺法　选取 4~5 穴,耳针常规操作,予中等刺激,留针 0.5~1 小时。每周 3 次,10 次为一个疗程。

2. 药籽贴耳法　用王不留行籽贴压上述耳穴,每日自行按压 3 次,每穴每次按压 2~3 分钟,2~3 日更换一次,双耳交替,1 个月为一个疗程。

3. 耳尖放血法　常规消毒后,用一次性消毒针头点刺耳尖令其出血,并不断挤压,以血色变浅为度。两耳交替,每 3~4 日轮换放血。

4. 药物注射法　取双侧肺、内分泌穴,注入维生素 B$_1$、维生素 B$_{12}$ 混合液(各 1 支,一同抽入 5ml 注射器中混匀),每次每穴注入 0.3~0.5ml,2~3 日注射一次,5 次为一个疗程,疗程间隔 5 日。

【按语】

忌食辛辣刺激食物,保持大便通畅。不要滥用化妆品,特别是粉质和油质化妆品。避免长期使用糖皮质激素。禁止自行用手挤压粉刺,以免炎症扩散、愈后遗留凹坑状瘢痕。有报道耳针刺激配合刺络拔罐、中药口服治疗本病疗效显著。

六、黄褐斑

【概述】

黄褐斑是一种常见的获得性、对称性斑片状色素沉着病,大多累及面、颈部等曝光部位。皮损可对称分布于面部的突出部位,以颧部、前额和两颊最明显,鼻及颧部皮损常融合成蝶状。皮损表现为淡褐色至淡黑色、大小不等、形状不规则的斑疹或斑片,局部无炎症及鳞屑;色素随季节、日晒、内分泌变化等因素可稍有变化。病因复杂,多见于女性,推测有多种因素参与发病过程,如妊娠、长期口服避孕药、月经紊乱等,也见于一些女性生殖系统疾病、结核、癌症、慢性酒精中毒、肝病等,日光可促使发病。

中医学称之为"肝斑""黧黑斑"。多由肝气郁结,日久化热,熏蒸于面而生;也可因脾失健运,湿热内生,熏蒸肌肤颜面而生;亦有冲任失调,肝肾不足,虚火上炎所致;其他慢性疾病,营卫失和,气滞血瘀也容易导致本病。

【辨证】

1. 肝郁内热　多见于女性,伴有烦躁不安,胸胁胀痛,面部烘热,口干,舌红苔薄,脉弦细。
2. 气滞血瘀　颜色灰褐,伴有慢性肝病,两胁胀痛,舌紫或有瘀斑,苔薄,脉弦细。
3. 脾虚湿热　颜色污黄,状如尘土附着,伴有纳呆、便秘、溲赤,舌质红,苔黄腻,脉滑数。
4. 肝肾不足　颜面褐黑,面色无华,伴有头昏耳鸣、腰膝酸软,舌淡苔薄,脉细。

【治疗原则】

肝郁内热证宜疏肝理气;气滞血瘀证宜行气活血;脾虚湿热证宜健脾化湿泻热;肝肾不足证宜补益肝肾。

【耳穴疗法】

取穴(图 4-85)

主穴:肺、内分泌、肾上腺、缘中、皮损相应部位。

配穴:肝郁内热证加肝、耳尖;气滞血瘀证加肝、心;脾虚湿热证加脾、胃;肝肾不足证加肾、肝。

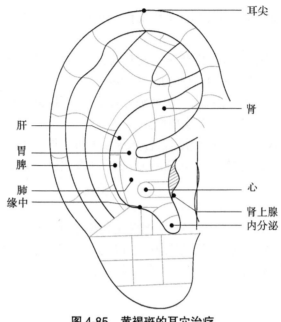

图 4-85　黄褐斑的耳穴治疗

方义:肺可疏散皮肤之风热;肾上腺、内分泌抗感染,调节内分泌功能;缘中可益脑安神,调理冲任。

方法

1. 毫针针刺法　选取 4~5 穴,耳针常规操作,予中等刺激,留针 0.5~1 小时。每周 3 次,10 次为一个疗程。

2. 药籽贴耳法　用王不留行籽贴压上述耳穴,每日自行按压 3 次,每穴每次按压 2~3 分钟,3 日更换一次,每周 2 次,双耳交替,1 个月为一个疗程。

3. 耳尖放血法　常规消毒后,用一次性消毒针头点刺耳尖令其出血,并不断挤压,以血色变浅为度。两耳交替,每 3~4 日轮换放血。

【按语】

临床资料表明,运用耳穴疗法治疗本病应标本兼顾,整体调节,疗效确切,且远期效佳。另有报道显示,耳穴疗法配合外用中药面膜、口服中药治疗本病效果明显。忌食辛辣刺激食物,不要滥用化妆品。注意防晒,外出时可外搽含避光剂的膏霜类(如 5% 二氧化钛霜、5% 水杨酸苯甲酸软膏)或撑伞遮阳等。注意休息,避免熬夜及精神紧张。

第八节　五官科疾病

一、睑腺炎

【概述】

睑腺炎是以胞睑边缘生疖,形似麦粒,红肿痒痛,易成脓破溃为主症的眼病。睑腺炎是睑腺的急性化脓性炎症,有内、外之分。睫毛毛囊的皮脂腺发炎部位浅表,称为外睑腺炎;睑板腺的急性化脓性炎症在眼睑的深部,称为内睑腺炎。睑腺炎的发病程度有轻重之分,轻者硬结在数日后自行消散;较重者3~4日后出现黄色脓点(外睑腺炎在皮肤面,内睑腺炎在睑结膜面),约1周左右脓点破溃,肿消自愈;严重者可扩大成眼睑蜂窝织炎,使眼睑肿胀,可出现耳前淋巴结肿大或寒热头痛等全身症状。本病多由葡萄球菌感染所致,可单眼或双眼发病,多见于青少年,与季节、气候、年龄、性别无关。

中医学称睑腺炎为"土疳""眼丹""针眼"(俗称"偷针眼")。本病病位在眼,涉及脾、胃。胞睑属五轮学说中之肉轮,内应于脾,脾与胃相表里,脾胃为后天之本,饮食有节,胃纳脾输,则目得其养。胞睑位于眼珠前部,易受六淫之邪侵袭,内因恣食肥甘厚味,以致脾胃郁遏湿热,上壅胞睑,致胞睑红肿、疼痛、酿脓溃变。风热之邪初犯胞睑,风邪为甚,故辨证以胞睑肿胀、痒甚及舌脉为要点;热毒上攻胞睑,故辨证以局部红肿痒痛、硬结及脾胃积热的全身症状为要点;脾胃虚弱,正气不固,时感外邪,辨证以针眼反复发作及脾胃虚弱之全身症状为要点。

【辨证】

1. 风热外袭 病初起,局部微有红肿痒痛,并伴有头痛、发热、全身不适等,舌苔薄白,脉浮数。

2. 热毒上攻或脾胃伏热 胞睑局部红肿,硬结较大,灼热疼痛,伴有口渴喜饮、便秘溲赤,苔黄,脉数。

3. 脾胃虚弱 针眼反复发作,但诸症不重,舌淡嫩,苔薄白,脉缓。

【治疗原则】

风热外袭证宜疏风清热散结;热毒上攻或脾胃伏热证宜健脾清热,解毒散结;脾胃虚弱证宜健脾养胃,益气扶正。

【耳穴疗法】

取穴(图4-86)

主穴:眼、屏间后。

配穴:风热外袭证加肺;热毒上攻或脾胃伏热证加耳尖、口、脾、三焦;脾胃虚弱证加脾、胃。

方义:眼、屏间后为局部对应取穴。眼睑属脾,脾主运化,取脾配合口和三焦,可清脾胃之蕴积热毒;耳尖可以清热消炎,明目止痛;脾、胃相配可强健脾胃,行气活血。

方法

1. 毫针针刺法 选取4~5穴,严格消毒后用半寸细毫针,以中等或强刺激刺入,行捻转手法补泻,留针30分钟。每日1次或隔日1次,10次为一个疗程。

2. 耳穴放血法

(1)耳尖穴放血:患者取坐位平视,按揉耳尖部直至充血,常规消毒后,持一次性三棱针稳、准、轻地点刺耳尖穴,刺破耳尖皮肤1~3mm,再轻轻以双手拇、示指挤压放血10~20滴,之后用棉签吸净即可,每日1次,双耳交替。3次为一个疗程,直至病情好转即止。

(2)耳背静脉放血:左眼刺右耳郭,右眼刺左耳郭。拇指置于耳郭背面中央处,将耳郭向前按压合拢,此时在耳郭背面1/3稍下方可见浅表静脉血管,先用75%乙醇常规消毒,再用三棱针迅速刺入0.3~0.5mm立即出针,两手拇、示指上下挤压,此时可见少量出血,用干棉球吸擦,反复挤压 4~6 次即可。

3. 埋针法　取一侧 4~5 穴,严格消毒后将揿针垂直刺入耳穴,并用胶布固定,每日按压 3~5 次,留针 3 日,换对侧耳穴,根据季节可以适当延长或缩短留针时间。

4. 药籽贴耳法　将磁珠或王不留行籽粘于 0.7cm×0.7cm 的白色或肤色胶布上,贴于一侧相应穴位,每日自行按压 5 次,每穴每次按压 1 分钟,3 日后换另一侧耳穴。

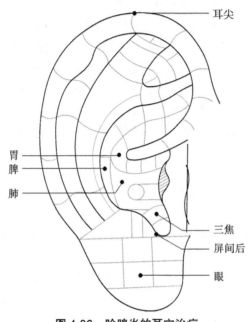

图 4-86　睑腺炎的耳穴治疗

【按语】

耳穴疗法治疗早期睑腺炎具有操作简便、经济有效、疗程短、见效快、安全可靠、痛苦少及治愈率高、患者乐于接受等优点。本病取穴中的屏间后,曾被称作"目 2",可以治疗眼部的炎性病变。耳尖放血法对于热毒较盛者疗效显著,有即刻减轻疼痛的效果,必要时可以配合鱼腥草滴眼液等抗感染。此外,还可用毫针浅刺局部以促其结痂。

睑腺炎初期耳穴疗法效果好,建议局部热敷配合耳穴治疗,可加速痊愈,必要时用抗生素滴眼液,成脓后需要切开排脓。如果睑腺炎发生爆裂,必须要仔细清洁伤口防止二次感染,如已预见即将爆裂,可以提前采取抗菌措施。应注意眼部卫生,切忌用手挤压,以免脓毒扩散。用生理盐水冲洗眼睛,饮食要清淡,忌食辛辣刺激发物等。

二、急性结膜炎

【概述】

急性结膜炎是以白睛红赤肿痛、羞明、多泪、多眵为主症的眼病,可单眼发病,也可双眼同时或先后发病,是眼科的常见病。多发于春季,具有传染性和流行性。

西医学认为,急性结膜炎的发生原因,一是外环境中感染性(如细菌、病毒及衣原体等)和非感染性因素(外伤、化学物质及物理因素等)刺激,二是结膜的血管和淋巴组织丰富,自身及外界的抗原容易使其致敏。急性结膜炎属于传染病,其传播途径主要通过接触传染,常因接触患者眼分泌物或与患者握手或用脏手揉眼睛等被传染。细菌、衣原体、病毒等病原体传播是导致急性结膜炎的主要原因。

急性结膜炎俗称"红眼病",中医学称之为"赤眼""暴风客热""风眼热""天行赤眼"。多急性发病,临床表现为患眼胞睑红肿,白睛红赤,羞明多泪,或眵泪胶黏,甚则赤痛较重,白睛浮肿,可见灰白色伪膜附着,拭去复生。全身可兼有恶寒发热,头痛鼻塞,口渴,溲赤便秘等。如不及时治疗或治之不当,容易发生星点翳障等。本病病位在眼,涉及肝、胆、肺、胃等,与相关脏腑经脉关系密切。病机主要为风热之邪侵袭目窍,经气阻滞,火郁不宣;素体阳盛,肝胆郁热,复感疫毒,内外合邪,循经上扰于目而发病。

【辨证】

1. 风热外袭　球结膜充血、水肿,分泌物多,灼热,畏光,兼有头痛、发热,舌红,脉浮数。

2. 肝胆火盛　球结膜充血、水肿,分泌物多,灼热,畏光,兼有口苦、烦热,舌红,脉弦。

【治疗原则】

风热外袭证宜疏风清热,活血通络;肝胆火盛证宜疏泄肝胆,清热活血。

【耳穴疗法】

取穴(图4-87)

主穴:耳尖、眼、屏间前、屏间后、肾上腺。

配穴:风热外袭证加肺;肝胆火盛证加肝、胆。

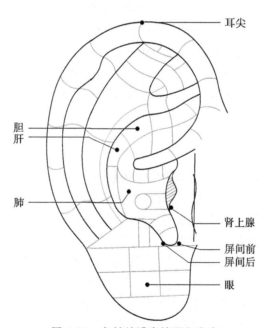

图4-87　急性结膜炎的耳穴治疗

方义:屏间前、屏间后可消除眼部炎症;耳尖穴为经外奇穴,有疏风通络、消炎止痛消肿、抗过敏之效,乃治眼科疾病的要穴;肾上腺可抑制炎症渗出,有消炎、抗过敏的作用;眼为相应部位取穴,以调理局部气血,消炎止痛;五轮学说中,结膜属肺,取肺穴以泻火解毒,疏风清热;肝、胆相配,有清泄肝热、疏泄肝胆之功。

方法

1. 耳穴放血法

（1）耳尖穴放血：患者取坐位，按揉耳尖部直至充血，常规消毒后，持一次性三棱针稳、准、轻地点刺耳尖穴，刺破皮肤 1~3mm，再轻轻以双手拇、示指挤压放血 10~20 滴，之后用棉签吸净即可，每日 1 次，双耳交替。3 次为一个疗程，直至病情好转即止。

（2）耳背静脉放血：左眼刺右耳郭，右眼刺左耳郭。拇指置于耳郭背面中央处，将耳郭向前按压合拢，此时在耳郭背面 1/3 稍下方可见浅表静脉血管，消毒后用三棱针迅速刺入 0.3~0.5mm 立即出针，两手拇、示指上下挤压，致少量出血，用干棉球吸擦，反复挤压 4~6 次即可。

2. 毫针针刺法　根据辨证取耳尖以外的穴位，每次 4~5 个，毫针针刺强刺激，留针 30 分钟，间歇运针 1 次，每日 1 次，10 次为一个疗程。

3. 埋针法　取一侧 4~5 穴，严格消毒后将揿针垂直刺入耳穴，并用胶布固定，每日按压 3~5 次，留针 3 日，换对侧耳穴，根据季节可以适当延长或缩短留针时间。

4. 药籽贴耳法　将磁珠或王不留行籽粘于 0.7cm×0.7cm 的白色或肤色胶布上，贴于一侧相应穴位，每日自行按压 5 次，每穴每次按压 1 分钟，3 日后换另侧耳穴。

【按语】

耳穴疗法治疗本病效果较好，能够明显缓解病情，缩短病程。尤其是耳穴放血法治疗急性结膜炎，可以疏通经络，活血化瘀，消炎止痛效果明显。屏间前、屏间后（目 1、目 2）有明显消退外眼炎症之功。急性结膜炎运用耳穴疗法治疗越及时，效果越好，可配合眼周穴位针刺或中药熏洗。配合生理盐水洗眼，可加速病愈。

本病为季节性传染病，发病率高、传播速度快、范围广，本病流行时，应当注意洗脸用具隔离。患病期间，勿食辛辣刺激之物，忌发怒，忌房劳，保证充足睡眠和休息。

三、近视

【概述】

近视是以视近物清晰，视远物模糊为主症的眼病，好发于青少年。近视是一种屈光不正的眼病，在无调节状态下，平行光线经眼屈光系统的屈折后，焦点在视网膜前，即远距离物体不能清晰地在视网膜成像，这种屈光状态称为近视。本病按程度有轻度、中度和高度近视之分。3D 或 3D 以下称轻度近视，3D~6D 之间称为中度近视，6D 以上称为高度近视。青少年的假性近视多由于后天用眼不当，如光线昏暗、读写姿势不当、长期过度看近、视疲劳、调节过度等，引起睫状肌痉挛而增加了晶状体的凸度，使屈光力增加，外来的平行光线聚焦在视网膜前方，从而形成屈光性假性近视，又称调节性近视或功能性近视。时长日久，晶状体凸度的增加固定化，造成眼轴延长，发展为轴性或真性近视。

根据本病的主要症状，中医学称之为"能近怯远"。清代黄庭镜《目经大成》始称之为"近视"。本病病位在眼，涉及心、肝、脾、肾。肝藏血，开窍于目，肝经连目系，心经系目系，肾为先天之本，脾胃为气血生化之源。病因病机主要是先天禀赋不足，后天发育不良，劳心伤神，心阳耗损，使心、肝、肾气血亏虚，加上用眼不当，目络瘀阻，目失所养，则发为本病。

【辨证】

1. 肝肾阴虚　视近清楚，视远模糊，伴头目昏花，目干涩，面色少华，失眠，健忘，腰酸，舌红,苔少,脉细。

2. 气虚神伤 视近清楚,视远模糊,眼易疲劳,心烦不宁,体倦无力,舌淡,苔薄白,脉细弱。

【治疗原则】

肝肾阴虚证宜调补肝肾,益气养血;气虚神伤证宜健脾益气,培补心血。

【耳穴疗法】

取穴(图4-88)

主穴:眼、屏间前、屏间后。

配穴:肝肾阴虚证加配肝、肾;气虚神伤证加心、脾。

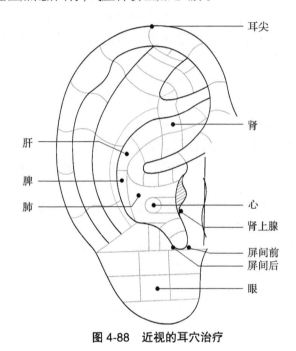

图4-88 近视的耳穴治疗

方义:眼为相应部位取穴,具有明目的作用;屏间前和屏间后均可治疗眼疾,具有改善屈光不正的功效;肝、肾相配调补肝肾,益气养血,清脑明目;脾主肌肉,主运化,心主血,取心、脾两穴相配具有缓解睫状肌痉挛、改善眼肌供血的作用。

方法

1. 药籽贴耳法 将磁珠或王不留行籽粘于0.7cm×0.7cm的白色或肤色胶布上,贴于一侧相应穴位,每日自行按压5次,每穴每次按压1分钟,3日后换另侧耳穴。1个月为一个疗程。

2. 埋针法 取一侧4~5穴,严格消毒后将揿针垂直刺入耳穴,并用胶布固定,每日按压3~5次,留针3日,换对侧耳穴,根据季节可以适当延长或缩短留针时间。1个月为一个疗程。

【按语】

耳穴疗法在近视的防治上有重要作用,临床应用广泛,对青少年假性近视的治疗效果较为肯定,视力0.7~0.8未配镜的患者,通过耳压治疗,视力可以恢复到1.0或1.2以上。近视患者年龄越小,效果越明显,17岁以上效果较差。屏间前、屏间后(目1、目2)对于屈光不正的眼疾有优势。

此外,防治近视的方法还包括注意用眼卫生,避免用眼过度,坚持做眼保健操,及时缓解眼疲劳,坚持户外运动,经常远眺。饮食方面,少吃甜食和高糖的食物,多吃有益于眼的食物,如补充维生素 A,可增加角膜的光洁度,有益于保护视力。

四、远视

【概述】

远视是指以视远物清晰,视近物模糊为主症的眼病。是由于光线经过眼的屈光系统后,焦点形成于视网膜之后,不能在视网膜上形成清晰的图像。远视多见于婴幼儿,是引起弱视或斜视的常见病因,会严重影响儿童视觉功能正常发育。远视患者一般外眼无异常,远视力尚好,近视力减退。远视程度高者,视远近目标皆模糊。持续近距离使用目力时,常感眼胀、头痛、视昏,休息片刻可以缓解。

中医学称之为"能远怯近",清代黄庭镜《目经大成》始称之为"远视"。小儿患本病者,容易引起"通睛",又叫"斗鸡眼"。病位在眼,涉及肝、脾、肾。主要病因病机为肾阴亏损,脾胃虚弱,目中光华不能收敛视近;禀赋不足或肝肾俱虚,目中光华散漫不收,以致不能视近。《医学纲目》曰:"不能近视,责其无水,法当补肾。"《银海精微》曰:"能远视不能近者……气旺血衰也。经云近视不明是无水也。治宜六味地黄丸,加补肾丸,诸补阴药皆可主之。"

【辨证】

1. 肝肾不足 视远清楚、视近模糊,或视远视近皆不清,伴弱视,或兼见形体瘦小,发育迟缓,夜尿多,舌质淡红,苔薄白,脉细。

2. 脾肾两虚 视远清楚、视近模糊,或视远视近皆不清,伴弱视,或兼见精神欠佳,面色㿠白,食欲不振,偏食,遗尿,舌质淡红,苔薄白,脉缓无力。

【治疗原则】

肝肾不足证宜调补肝肾,益气养血;脾肾两虚证宜健脾益气,补肾固元。

【耳穴疗法】

取穴(图 4-89)

主穴:眼、屏间前、屏间后、肝。

配穴:肝肾不足证加肾;脾肾两虚证加脾、肾。

方义:眼、屏间前、屏间后为相应部位取穴,具有明目作用;屏间前和屏间后治疗眼疾有优势,可以调节屈光不正;肝藏血,开窍于目,脾主肌肉,主运化,肾为先天之本,取肝、脾、肾三穴相配可以调整气血,疏通经络,使血荣窍利。

方法

1. 药籽贴耳法 将磁珠或王不留行籽贴于一侧耳的相应穴位,每日自行按压 5 次,每穴每次按压 1 分钟,3 日后换另侧耳穴。1 个月为一个疗程。

2. 埋针法 取一侧 4~5 穴,严格消毒后将揿针垂直刺入耳穴,并用胶布固定,每日按压 3~5 次,留针 3 日,换对侧耳穴,根据季节可以适当延长或缩短留针时间。1 个月为一个疗程。

【按语】

远视是引起儿童弱视的常见原因之一,应当予以重视。一般来说,无论患儿远视度数高低,只要有临床症状,裸眼视力不正常,矫正视力不达标,就当及时干预治疗。耳穴疗法是治疗远视的常用中医外治法,可以视病情严重程度单独使用,或与其他疗法联合使用。既往经验表明,耳穴治疗易于被患者接受,除能有效改善患者的自觉症状外,大部分患者能够在治疗停止后视力不再下降。如有小部分患者发现视力下降,也可以再巩固治疗一段时间,仍然有效。

高度远视引起的弱视,较难达到最终治愈,必须多种方法配合使用,才能提高视力,重建双眼视功能,获得立体视觉。

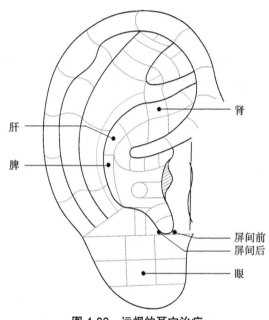

图 4-89　远视的耳穴治疗

五、溢泪

【概述】

溢泪是以非悲伤的情况下,眼中泪水偏多而溢出眼外为主症的眼病。具有眼泪不自主溢出,无风自下,迎风更甚,拭之又生的特点。长期溢泪可能造成内眦附近皮肤潮红、粗糙、湿疹等,患者不断擦拭,可能造成睑外翻。最常见的病因为泪小点异常和泪道异常。泪小点异常,表现为泪小点外翻、狭窄、闭塞或无泪小点,泪液不能流入泪道。泪道异常,表现为泪道发育异常(先天性闭锁)、外伤、异物、炎症、肿瘤、瘢痕收缩或鼻腔疾病等使泪道狭窄或阻塞,均能发生溢泪。

中医学称溢泪为"迎风流泪""充风流泪""目泪出不止"等。本病病位在眼,涉及肾、肝、肺、脾。目为肝窍,泪为肝液,多泪与肝血不足、肝肾亏虚、肺气虚少、风邪外袭关系密切。肝血不足不能上滋于目,肝肾亏虚则精血衰少,血虚则泪窍不密,或脾虚失运,肺气虚少失于固摄,目窍空虚,泪窍约束无力,或肝经蕴热,复感风邪,风热相搏,上攻于目,均可导致泪多外溢。溢泪有热泪和冷泪之分。冷泪一般冷天较甚,泪下无时,迎风更甚,泪水清稀、无热感,眼睛不红、不肿、不痛,日久则视物昏暗;热泪多为外障眼病兼见症状,泪下黏浊、有热感,眼睛红肿疼痛,羞明。

【辨证】

1. 肝血不足 泪水清冷稀薄,目内干涩,不耐久视,神疲乏力,面色无华,头晕心悸,舌淡,苔白,脉细弱。

2. 肝肾亏虚 泪水自流而下,视物模糊,头晕耳鸣,腰膝酸软,失眠,男子遗精,女子月经不调,舌偏红,苔白,脉细弱。

3. 肺脾气虚 泪水清冷稀薄,自流而下,视物不清,面色偏白,手足不温,语声低微,舌淡,苔白,脉细弱。

4. 肝经风热 热泪常流,目干涩红肿,痒痛刺目,头晕耳鸣,舌质红,苔薄黄,脉弦细而数。

【治疗原则】

肝血不足证宜补养肝血,滋目束泪;肝肾亏虚证宜补肝益肾,滋目束泪;肺脾气虚证宜益肺健脾,补气束泪;肝经风热证宜疏风清热,清肝明目。

【耳穴疗法】

取穴(图 4-90)

主穴:眼、屏间前、屏间后。

配穴:肝血不足证加肝、耳中;肝肾亏虚证加肝、肾;肺脾气虚证加肺、脾;肝经风热证加肝、耳尖。

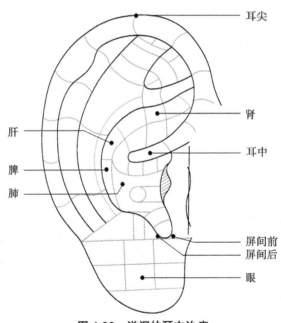

图 4-90 溢泪的耳穴治疗

方义:眼、屏间前、屏间后为相应部位取穴,宣通眼部气血;肝、肾补益肝肾,养血束泪,清肝明目;脾、肺补肺健脾,益气束泪;耳尖泻血清热。

方法

1. 毫针针刺法 选取 4~5 穴,严格消毒后用半寸细毫针刺入,行捻转手法,中等刺激,留针 30 分钟。每日或隔日 1 次,10 次为一个疗程。

2. 耳尖放血法 患者取坐位,按揉耳尖部直至充血,常规消毒后,持一次性三棱针点刺耳尖穴,刺破皮肤 1~3mm,再轻轻以双手拇、示指挤压放血 10~20 滴,之后用棉签吸净即可,每日或隔日 1 次,双耳交替。3 次为一个疗程,直至病情好转即止。用于热泪症。

3. 药籽贴耳法 将磁珠或王不留行籽贴于一侧相应耳穴,每日自行按压 5 次,每穴每次按压 1 分钟,3 日后换另侧耳穴。

4. 埋针法 取一侧 4~5 穴,严格消毒后将揿针垂直刺入耳穴,并用胶布固定,每日按压 3~5 次,留针 3 日,换对侧耳穴,根据季节可以适当延长或缩短留针时间。

【按语】

溢泪是眼科常见病,见于各个年龄段,引起溢泪的病因很多,有功能性溢泪和非功能性溢泪之分。耳穴疗法对功能性溢泪有明显的疗效,如泪小点功能不全、泪囊功能减弱及鼻泪管瓣膜功能欠佳造成泪囊气肿、泪小管炎症等。面瘫患者常有此类后遗症,可以配合针刺治疗。耳穴疗法配合针刺等疗法治疗本病,可以明显缓解症状,缩短病程。

治疗期间应当合理饮食养,充分睡眠,如有炎症,忌食辛辣刺激之品及发物。

六、鼻炎

【概述】

鼻炎是指以突然或反复发作的鼻塞、流涕或鼻痒、酸胀不适、喷嚏,甚至嗅觉减退等为主症的鼻病,可常年发作,亦可呈季节性发作。根据鼻黏膜炎性病变的性质分为急性、慢性和过敏性。急性鼻炎是鼻腔黏膜的急性炎症,可因单纯受凉而发作,或因感冒而并发;慢性鼻炎为鼻腔黏膜和黏膜下的慢性炎症性疾病,可由急性鼻炎失治转变而成,或因灰尘或化学物质的长期反复刺激引发;过敏性鼻炎又称"变态反应性鼻炎",是由多种特异性致敏原引起的鼻黏膜变态反应性疾病,发作突然且易反复,过敏体质人群易患此病。

中医学称急慢性鼻炎为"鼻渊"或"鼻槁",而过敏性鼻炎被称为"鼻鼽"。本病病位在肺、鼻,但涉及脾、肾,病因病机主要为外感风热或风寒,肺失宣肃,邪毒上聚鼻窍;或因肺气虚寒、脾气虚弱、肾阳不足等,卫表不固,腠理疏松,外邪乘虚而入,导致津液停聚鼻窍,发为本病。《济生方》云:"夫鼻者,肺之侯……其为病也,为衄、为痈、为息肉、为疮疡、为清涕、为窒塞不通、为浊脓,或不闻香臭。此皆肺脏不调,邪气蕴结于鼻,清道壅塞而然也。"

【辨证】

1. 肺经伏热 外感风热,初则鼻塞、流涕,涕有热感,嗅觉失灵,多伴发热、恶风、咳嗽、头痛等,脉浮或浮数。

2. 肺气虚寒 鼻窍作痒,喷嚏阵作,流大量清涕,鼻塞,平素怕冷,易感冒,温差变化较大或空气中刺激物较多时易引发,可见倦怠懒言,声低气短,自汗,面色㿠白,舌淡苔白,脉虚弱。

3. 脾气虚弱 以鼻塞、鼻胀为特点,流清涕,嗅觉减退,一般病程较长,反复发作,经常头昏头重,四肢困倦,少气懒言,纳差,便溏,舌体胖,苔白,脉缓弱。

4. 肾阳不足 鼻腔作痒,喷嚏频作,鼻塞,大量清涕,嗅觉减退,常见腰膝酸软,遗精早泄,形寒肢冷,夜尿频多,舌淡苔白,脉沉。

【治疗原则】

肺经伏热证宜清宣肺气,通利鼻窍;肺气虚寒证宜温肺散寒,宣通鼻窍;脾气虚弱证宜益气健脾,升阳通窍;肾阳不足证宜温补肾阳,温煦鼻窍。

【耳穴疗法】

取穴（图 4-91）

主穴：内鼻、外鼻、肺、外耳。

配穴：肺经伏热证加肺；肺气虚寒证加肺、肾上腺；脾气虚弱证加脾、内分泌；肾阳不足证加肾、肾上腺、内分泌。反复喷嚏者加风溪；咽痒、咳嗽者加风溪、咽喉；头痛、头昏、失眠者加神门。

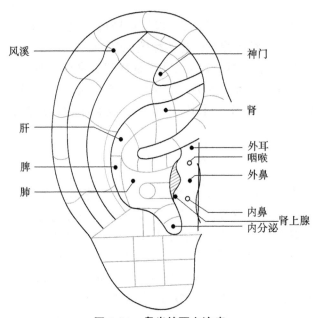

图 4-91 鼻炎的耳穴治疗

方义：内鼻、外鼻、肺为相应部位取穴；外耳为经验用穴，是通鼻要穴；风溪、肾上腺抗过敏、消炎，对毛细血管有收缩作用，肥大性鼻炎、过敏性鼻炎取之；内分泌抗过敏，并有增加吸收代偿功能，过敏性鼻炎、萎缩性鼻炎取之。

方法

1. 药籽贴耳法　取所有主穴和 2~3 个配穴。将磁珠或王不留行籽粘于 0.7cm × 0.7cm 的白色或肤色胶布上，贴于一侧相应穴位，每日自行按压 5 次，每穴每次按压 1 分钟，3 日后换另侧耳穴。发作频繁时贴双侧耳穴，每日换 1 次，昼间每隔 3 小时压按 1 次所贴穴位。

2. 毫针针刺法　取一侧主穴 3~4 个，并随证选取配穴 1~2 个，左右耳交替，采用卧位进针。严格消毒后用半寸细毫针，以中等刺激刺入，行捻转手法补泻，留针 30 分钟。每日 1 次或隔日 1 次，10 次为一个疗程。亦可接电针，疏密波。

3. 埋针法　取一侧 4~5 穴，严格消毒后将揿针垂直刺入耳穴，并用胶布固定，每日按压 3~5 次，留针 3 日，换对侧耳穴，根据季节可以适当延长或缩短留针时间。

【按语】

从 20 世纪 70 年代起，我国开始使用耳穴疗法治疗各类型鼻炎，有效率为 60%~90%。一般来说，以耳穴为主要方法治疗季节性、非重症鼻炎疗效好，可以调节免疫力及神经反射，尤其适用于老人和儿童，具有疗效确切、简单方便、无副作用等优点。

过敏性鼻炎的发作与患者的体质情况关系密切，治疗时不宜随意中断，应在有效的基础上坚持巩固治疗一段时间。症状缓解期，可以配合穴位贴敷、艾灸等预防及巩固治疗，也可采用耳部按摩法，提高体质，主要操作以对所选耳穴的按摩为主，且双手拇、示指捏住耳垂，由上而下，一方面下拉，一方面摩擦，拇、示指离开耳垂时，耳垂则弹回。手法由轻至重，每次3~5分钟，早、晚各1次，适用于慢性鼻炎和过敏性鼻炎。慢性鼻炎嗅觉减退时，可加用脑干、大肠、耳颞神经刺激点、耳垂4区外下方（即嗅觉中枢）治疗。平时应当锻炼身体，增强体质，增强抗病能力。

七、鼻出血

【概述】

鼻出血指以鼻腔内出血为主症的病证，是耳鼻咽喉科常见的急症之一。鼻出血的原因很多，既有局部原因包括外伤、炎症、肿瘤、鼻中隔疾病、鼻腔异物等，也有全身原因包括心血管疾病、血液病、营养障碍或维生素缺乏、肝肾疾病、风湿热、中毒、遗传性毛细血管扩张症、内分泌失调等。不同原因引起的鼻出血量多少不一，量少者只是鼻中有血丝，量多者一次大出血可导致失血性休克，反复多次少量出血亦可导致贫血。

中医学称之为"鼻衄"，轻者涕中带血，可自愈或自行止血，重者血如泉涌，有"鼻洪""鼻大衄"之称。妇女经期鼻出血，则称为"倒经"。鼻衄是血证中最常见的一种，多由火热迫血妄行所致，其中肺热、胃热、肝火为常见。另有少数患者，可由正气亏虚，血失统摄引起。《景岳全书·血证》说："凡治血证，须知其要，而血动之由，惟火惟气耳。故察火者但察其有火无火，察气者但察其气虚气实。知此四者而得其所以，则治血之法无余义矣。"本病病位在鼻窍，涉及肺、胃、肝、脾、心，病机是火热气逆，迫血妄行，或心脾两虚，气不摄血。

【辨证】

1. 热邪犯肺 鼻燥衄血，口干咽燥，或兼有身热、咳嗽痰少等症，舌质红，苔薄，脉数。

2. 胃热炽盛 鼻衄，或兼齿衄，血色鲜红，口渴欲饮，鼻干，口干臭秽，烦躁，便秘，舌红，苔黄，脉数。

3. 肝火上炎 鼻衄，头痛，目眩，耳鸣，烦躁易怒，面目红赤，口苦，舌红，脉弦数。

4. 气血亏虚 鼻衄，或兼齿衄、肌衄，神疲乏力，面色苍白，头晕，耳鸣，心悸，夜寐不宁，舌质淡，脉细无力。

【治疗原则】

热邪犯肺证宜清泻肺热，凉血止血；胃热炽盛证宜清胃泄火，凉血止血；肝火上炎证宜泻肝去火，凉血止血；气血亏虚证宜健脾益气，固摄止血。

【耳穴疗法】

取穴（图4-92）

主穴：内鼻、肺、肾上腺。

配穴：热邪犯肺证加耳尖；胃热炽盛证加胃、耳尖；肝火上炎证加肝、胆、神门；气血亏虚证加脾、耳中。

方义：内鼻收缩毛细血管而止血；肾上腺可作用于皮肤和黏膜的毛细血管，收缩止血；肺开窍于鼻，肺胃热盛，迫血妄行，因此取肺、胃两穴以清肺胃热，凉血止血；脾、耳中均有止血之功，与肾上腺合用有止血功效；肝、胆疏泄肝胆，清火止血；耳尖为泻火要穴；神门镇静凉血止血。

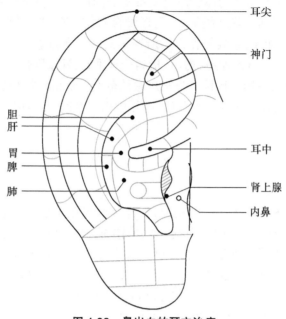

图 4-92　鼻出血的耳穴治疗

方法

1. 毫针针刺法　选取 4~5 穴,严格消毒后用半寸细毫针,以中等或强刺激刺入,行捻转手法补泻,留针 30 分钟。每日 1 次或隔日 1 次。亦可接电针,疏密波。

2. 耳尖放血法　患者取坐位平视,按揉耳尖部直至充血,常规消毒后,持一次性三棱针点刺耳尖穴,刺破皮肤 1~3mm,再轻轻以双手拇、示指挤压放血 10~20 滴,之后用棉签吸净即可,每日 1 次,双耳交替。3 次为一个疗程,直至病情好转即止。适用于热邪导致的鼻出血。

3. 埋针法　取一侧 4~5 穴,严格消毒后将揿针垂直刺入耳穴,并用胶布固定,每日按压3~5 次,留针 3 日,换对侧耳穴,根据季节可以适当延长或缩短留针时间。

4. 药籽贴耳法　将磁珠或王不留行籽粘于 0.7cm×0.7cm 的白色或肤色胶布上,贴于一侧相应穴位,每日自行按压 5 次,每穴每次按压 1 分钟,3 日后换另侧耳穴。

【按语】

鼻出血的原因较为复杂。一般来说,单纯性鼻出血的治疗效果较好。当鼻出血停止后,需积极查明病因,治疗原发病。出血量大时,切莫慌张,应当镇静,配合局部填塞止血,防止出血过多,造成不良后果。血液病引起的鼻出血慎用针刺,可用艾灸或药物贴敷等疗法。

耳穴疗法治疗鼻出血应当对应取穴结合辨证。内鼻为相应部位取穴,因鼻中隔的前下方黏膜较薄,血管丰富而表浅,易受外界刺激引起出血,因此取内鼻以收缩毛细血管止血。

治疗期间忌食辛辣,不可接触芳香辛散之品。

八、耳鸣(耳聋)

【概述】

耳鸣、耳聋是听觉异常和减退的一类病症。耳鸣是指听觉器官并未受到外界声响刺激,而自觉耳内鸣响,如闻蝉声、机器鸣响、电流音或如潮声等。耳聋是指不同程度的听觉减退,甚至消失,声音闭隔,一无所闻,多由耳鸣发展而来。

西医学认为,耳鸣、耳聋不是独立的疾病,其原因复杂。耳科疾病如中耳炎、鼓膜穿孔或爆震等,急性热性传染病如猩红热、流行性感冒,颅内病变如脑肿瘤、听神经瘤,药物中毒以及高血压、梅尼埃病、贫血、神经衰弱等,均可出现耳鸣耳聋。耳鸣一般很难分类,多数进行分级评估。耳聋分为三类:①传导性耳聋:外耳、中耳传音结构发生病变,音波传入内耳发生障碍;②感音性耳聋:指耳蜗螺旋器病变不能将音波变为神经兴奋,或神经及其中枢途径发生障碍不能将神经兴奋传入;或大脑皮质中枢病变不能分辨语言;③混合性聋:传音和感音结构同时有病变存在。

中医学将耳聋轻症称为"重听",重症称为"耳聋"。本病病位在耳,涉及肾、肝、胆、脾,尤与肾的关系最为密切。肾藏精,主骨髓,脑为髓之海,如肾精亏耗,髓海空虚,则耳鸣作矣;足少阳胆经上入于耳,下络于肝而属于胆,如情志抑郁,肝气失于疏泄,郁而化火,或暴怒伤肝,肝胆之火循经上扰,清窍被蒙,亦可耳鸣如蝉;或平素饮酒厚味,素有湿热,蕴集成痰,郁久化火,痰火上升,闭塞清窍而发病;或脾胃虚弱,气血化生不足,经脉空虚,不能上奉于耳;或脾虚阳气不振,清气不升而发本病。

本病可分虚、实两类。肝胆火旺、痰火郁结所致者属实;脾肾亏虚,耳窍失养,清阳不升为虚。耳鸣起病有新旧,病机有虚实。大抵暴发多实,渐起多虚。实证多因痰火,责之肝胆;虚证多因精血不足,责之脾肾。

【辨证】

1. 肝胆火旺　猝然耳鸣、耳聋,头痛面赤,口苦咽干,心烦易怒,或夜寐不安,大便秘结,舌红,苔黄,脉弦数。

2. 痰火郁结　两耳蝉鸣突发,有时闭塞如聋,胸闷,痰多,便秘,舌苔黄而厚腻,脉弦滑。

3. 脾胃虚弱　耳鸣渐起,或如蝉噪,或如钟鼓,或如水激,久则耳聋,面色㿠白,倦怠乏力,神疲纳少,大便易溏,舌质淡,苔薄白或厚,脉弱。

4. 肝肾亏损　耳鸣、耳聋渐起,头晕目眩,腰酸遗精,或兼肢软腰冷,阳痿早泄,舌质红或淡,脉细数或细弱。

【治疗原则】

肝胆火旺证宜清肝泄热,通络开窍;痰火郁结证宜化痰清火,降浊开窍;脾胃虚弱证宜益气健脾,滋养耳窍;肝肾亏损证宜补益肝肾,通络益窍。

【耳穴疗法】

取穴(图4-93)

主穴:肾、内耳、外耳。

配穴:肝胆火旺证加肝、胆、颞、枕;痰火郁结证加三焦;脾胃虚弱证加脾、内分泌;肝肾亏损证加肝、肾、内分泌。

方义:内耳、外耳为相应部位取穴;肾开窍于耳,故取肾穴;肝、胆、脾为辨证取穴;胆、三焦均属少阳,可以活络通窍;内分泌、枕、颞调整紊乱的脏腑功能。

方法

1. 毫针针刺法　选取4~5穴,严格消毒后用半寸细毫针,以中等刺激刺入,行捻转手法补泻,留针30分钟。每日1次或隔日1次,10次为一个疗程。主穴可配合使用电针,疏密波。

2. 耳背静脉放血法 拇指置于耳郭背面中央处,将耳郭向前按压合拢,观察耳郭背面充盈的浅表静脉血管,先用 75% 乙醇常规消毒,再用三棱针迅速刺入 0.3~0.5mm 立即出针,两手拇、示指上下挤压,此时可见少量出血,用干棉球吸擦,反复挤压 4~6 次即可。实证用此法配合毫针针刺法。

3. 药籽贴耳法 选取 4~5 穴,将磁珠或王不留行籽粘于 0.7cm×0.7cm 的白色或肤色胶布上,贴于一侧相应穴位,每日自行按压 5 次,每穴每次按压 1 分钟,3 日后换另侧耳穴。

4. 埋针法 取一侧 4~5 穴,严格消毒后将撤针垂直刺入耳穴,并用胶布固定,每日按压 3~5 次,留针 3 日,换对侧耳穴,根据季节可以适当延长或缩短留针时间。

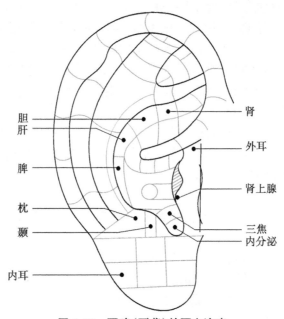

图 4-93 耳鸣(耳聋)的耳穴治疗

【按语】

耳鸣、耳聋往往作为常见症状存在于各种疾病中,治疗过程中应当明确原发病,进行针对性治疗。临床上感音性耳鸣、耳聋较为常见,耳穴疗法对于感音性耳聋的疗效优于其他两型耳聋,有残余听力者疗效较好,对于鼓膜损伤、听力完全丧失者疗效不佳。有些耳鸣可能与颈椎病相关,可用耳穴疗法配合颈部手法进行治疗,能够松解颈部痉挛的肌纤维,改善局部血供,从而改善耳鸣。

本病应尽早治疗,治疗越早,效果越好,病程越长,疗效越差。生活规律和精神调节对于耳鸣、耳聋患者的康复有重要意义,当注意劳逸结合,节制房事,保持心情愉悦。耳穴疗法配合认知行为治疗有助于缓解耳鸣、改善情绪、提高生活质量。此外,耳鸣、耳聋患者不宜使用便携式媒体播放器,应当注意避免噪音。

九、中耳炎

【概述】

中耳炎是以耳内疼痛、流脓或耳道堵塞有闷胀感、听力下降为主症的耳病。根据病程长短可分为急性中耳炎和慢性中耳炎。根据发病原因可分为化脓性中耳炎和分泌性中耳炎。化脓性中耳炎是化脓性致病菌引起中耳黏膜、鼓膜的化脓性炎症,临床常表现为耳痛、耳道流脓、鼓膜穿孔、耳鸣及听力下降,常见的致病菌有肺炎双球菌、溶血性链球菌,若未及时治疗,会反复流脓、病情迁延不愈,对听力造成严重影响。分泌性中耳炎是非化脓性中耳疾病,以听力下降和鼓室积液为主要临床表现,并有明显的疼痛。目前,尚不能确定该型中耳炎的致病原因,通常认为可能与特异性和非特异性免疫反应、呼吸道感染及致病微生物感染等有关,亦不排除部分患者为遗传患病。总体上讲,咽鼓管阻塞是造成分泌性中耳炎的主要致病因素。

化脓性中耳炎和分泌性中耳炎分别归属于中医学"脓耳""聍耳"和"耳胀""耳闭"范畴。本病病位在耳,涉及肝、胆、脾、肾。脓耳多由于外感风热,或肝胆火盛,结聚耳窍,蒸灼耳膜,化腐成脓而致。若失治、误治,致脏腑虚损,尤其是脾肾亏虚,耳窍失养,邪毒滞留耳窍,则转变为慢性脓耳。耳闭多由于外感风热,循经上扰,闭塞耳窍;或因失治及反复发作,邪滞日久,气血不畅,痰瘀交阻耳窍而致。

【辨证】

1. 风热上壅 耳痛,耳内闷胀闭塞,听力下降,伴发热头痛,咽干咽痛,舌红,苔薄黄,脉浮数。检查见鼓膜充血。

2. 肝胆火热 急性发作,耳深部痛,剧痛,如钻如刺,耳内流脓,头痛,听力下降,伴发热,面红目赤,小便黄赤,舌红,苔黄,脉弦数。检查见鼓膜充血、穿孔,流脓较多。

3. 痰瘀交阻 耳内闷胀闭塞经年不愈,耳鸣、听力下降且逐渐加重,舌淡或紫或有瘀斑,脉涩或濡。

4. 脾虚湿困 耳内流脓,量较多,流水清稀,日久不愈,伴倦怠乏力,食少,便溏,舌质淡红,苔白腻,脉细无力。

5. 肾阴亏虚 耳内流脓,时多时少,混有豆渣样物,带秽臭味,伴头晕头痛,腰酸乏力,舌质红,苔薄,脉细数。听力检查呈传导性耳聋或混合性耳聋;X线乳突摄片见骨质破坏。

【治疗原则】

风热上壅证宜疏风清热,凉血止痛;肝胆火热证宜清泻肝胆,去火止痛;痰瘀交阻证宜活血祛瘀,化痰通络;脾虚湿困证宜健脾助运,祛湿通络;肾阴亏虚证宜滋补肾阴,清火通络。

【耳穴疗法】

取穴(图4-94)

主穴:内耳、外耳、肾上腺。

配穴:风热上壅证加耳尖、屏间后;肝胆火热证加肝、胆、耳尖、颞;痰瘀交阻证加脾、内分泌;脾虚湿困证加脾、三焦;肾阴亏虚证加肾。

方义:内耳、外耳为相应部位取穴,以调理局部气血,促使炎症消退,并可提高听力;刺激肾上腺穴,可以增加肾上腺皮质激素分泌,抑制炎症渗出,使炎症局限化,增强对感染的抵抗力;刺激颞穴可提高听觉中枢的兴奋性,增加听觉中枢对声音信息的感受和分析能力,使残余听力得到充分的利用;耳尖放血可消炎、镇静、止痛;屏间后为经验用穴,有明显消退中耳炎症的作用;肝、胆穴可以清泻肝胆,去火止痛;脾、肾穴可健脾助运,滋补肾阴。

方法

1. 毫针针刺法 选取4~5穴,严格消毒后用半寸细毫针,以中等或强刺激刺入,行捻转手法补泻,留针 30 分钟。每日 1 次或隔日 1 次,10 次为一个疗程。

2. 耳穴放血法

(1)耳尖穴放血:患者取坐位平视,按揉耳尖部直至充血,常规消毒后,持一次性三棱针点刺耳尖穴,刺破皮肤 1~3mm,再轻轻以双手拇、示指挤压放血 10~20 滴,之后用棉签吸净即可,每日 1 次,双耳交替。3 次为一个疗程,直至病情好转即止。

(2)耳背静脉放血:在耳郭背面寻找较为明显的浅表静脉,常规消毒,用三棱针迅速刺入 0.3~0.5mm 立即出针,两手拇、示指上下挤压,此时可见少量出血,用干棉球吸擦,反复挤压 4~6 次即可。

3. 埋针法　取一侧 4~5 穴,严格消毒后将揿针垂直刺入耳穴,并用胶布固定,每日按压 3~5 次,留针 3 日,换对侧耳穴,根据季节可以适当延长或缩短留针时间。

4. 药籽贴耳法　取一侧主穴 4~5 个,辨证选取配穴,用磁珠或王不留行籽贴压,左右耳穴交替。初诊、疼痛明显者可留置 3 日后更换穴位贴压;病情已好转或巩固疗效者,可留置贴压 5~7 日更换一次。贴压期间每日自行按压 3~5 次(儿童可由监护人辅助),每次 5 分钟。按压手法宜由轻到重,使局部产生麻、胀、痛等刺激反应,以达到治疗目的。

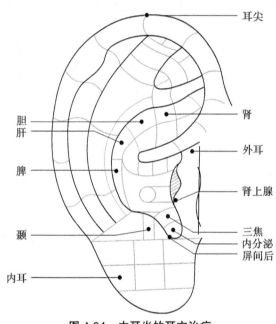

图 4-94　中耳炎的耳穴治疗

【按语】

中耳炎好发于儿童,是常见的致聋原因,病初引起传导性耳聋,若转为慢性,逐渐可能引起混合性耳聋。耳穴治疗各种类型的中耳炎均有疗效,特别在急性期,其疏风清热、解毒止痛的作用明显。对已化脓穿孔者,耳穴治疗可促进吸收、痊愈。临床上,耳穴疗法配合抗生素的疗效往往优于单用抗生素。对于慢性单纯性中耳炎,耳穴疗法也有较好的疗效,但对于慢性胆脂瘤型或骨疡型中耳炎,尤其是伴眩晕、面瘫的患者,则建议尽快手术,以免病情加重,进一步损伤骨质或颅内组织。治疗的同时,应当尽可能清除耳内积脓或积液,保持耳道引流通畅。

平时应锻炼身体,增强体质,积极预防并及时治疗感冒、鼻及鼻咽部慢性病变,避免引起慢性中耳病变。患病期间避免不适当的擤鼻,避免水、泪进入耳中。

十、急性咽炎

【概述】

急性咽炎是以咽部红肿疼痛,或干燥、异物感、咽痒不适、吞咽不适等为主症的咽部病症。本病为咽黏膜、黏膜下组织的急性炎症,多累及咽部淋巴组织,临床发病率约为 5%;可单独发病,也可继发于急性鼻炎、急性扁桃体炎。急性咽炎常见于秋冬及冬春之交,多见于病毒感染,也可见于细菌感染或理化因素刺激,最常见的致病细菌为 A 组乙型溶血性链球菌。

急性咽炎属中医学"急喉痹"范畴,本病病位主要在喉,涉及肺、脾、胃。病因病机为风热之邪侵袭咽喉,熏灼肺系,风火热毒搏结于上;或肺胃积热,不得宣泄,循经上炎,火热邪毒蕴积,气血壅滞经脉;或风寒外袭,肺气失宣,气机不利,寒邪凝聚于喉。《素问·阴阳别论》曰"一阴一阳结,谓之喉痹",是对本病的最早论述。隋代巢元方《诸病源候论》载:"喉痹者,喉里肿塞痹痛,水浆不得入也。人阴阳之气出于肺,循喉咙上下也。风毒客于喉间,气结蕴积而生热,致喉肿塞而痹痛。"

【辨证】

1. 风热外侵 咽喉红肿疼痛、干燥灼热,吞咽不利,声嘶咳嗽,痰多黏稠色黄,伴发热恶寒,汗出,头痛,舌红,苔薄黄,脉浮数。

2. 肺胃热盛 咽喉红肿热痛较剧,有梗塞感,吞咽困难,声嘶甚至失音,兼见高热,烦渴,咳嗽痰多,色黄黏稠,便秘尿赤,舌红,苔黄,脉洪数。

3. 风寒犯肺 猝然声音不扬,甚则嘶哑,或兼咽喉微痛而痒,吞咽不利,咳嗽不爽,鼻塞流清涕,恶寒发热,苔薄白,脉浮紧。

【治疗原则】

风热外侵证宜疏风清热,利咽止痛;肺胃热盛证宜清泻肺胃,活血利咽;风寒犯肺证宜散寒解表,通络利咽。

【耳穴疗法】

取穴(图 4-95)

主穴:咽喉、口、气管、颈、三焦、内分泌、肾上腺。

配穴:风热外侵证加神门、耳尖、膈;肺胃热盛证加肺、胃、神门、耳中;风寒犯肺证加肺、大肠、三焦。

方义:咽喉、口、颈为相应部位取穴;咽喉患病时,气管有阳性反应点,为治疗咽喉疾患的经验用穴;肺可清泻肺热;内分泌、肾上腺有消炎作用,使肾上腺活动增强,抗御外来毒素的侵害,减弱或消退局部炎症反应;耳尖、神门能消炎止痛;耳中穴能活血;三焦可疏导三焦;肺、胃、大肠可清泻肺胃之火。

方法

1. 毫针针刺法 取一侧主穴 3~4 个,并随证选取配穴 1~2 个,左右耳交替。采用卧位进针,予强刺激,留针 30~60 分钟,间歇行针 1~2 次,并嘱患者做吞咽动作,每日 1 次。亦可接电针,疏密波,中等强度电流。

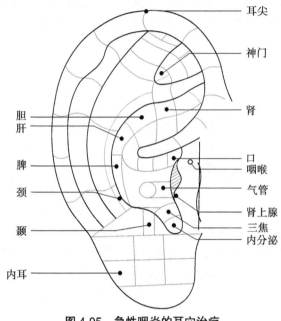

图 4-95　急性咽炎的耳穴治疗

2. 耳穴放血法

（1）耳尖穴放血：患者取坐位平视，按揉耳尖部直至充血，常规消毒后，持一次性三棱针稳、准、轻地点刺耳尖穴，刺破耳尖皮肤 1~3mm，再轻轻以双手拇、示指挤压放血 10~20 滴，之后用棉签吸净即可，每日 1 次，双耳交替。3 次为一个疗程，直至病情好转即止。

（2）耳背静脉放血：拇指置于耳郭背面中央处，将耳郭向前按压合拢，此时在耳郭背面寻找较为明显的浅表静脉，先用 75% 乙醇常规消毒，再用三棱针迅速刺入 0.3~0.5mm 立即出针，两手拇、示指上下挤压，此时可见少量出血，用干棉球吸擦，反复挤压 4~6 次即可。

3. 埋针法　取一侧 4~5 穴，严格消毒后将揿针垂直刺入耳穴，并用胶布固定，每日按压 3~5 次，留针 3 日，换对侧耳穴，根据季节可以适当延长或缩短留针时间。

4. 药籽贴耳法　取一侧主穴 4~5 个，辨证选取配穴，用磁珠或王不留行籽贴压，左右耳穴交替。初诊、疼痛明显者可留置 3 日后更换穴位贴压；病情已好转或巩固疗效者，可留置贴压 5~7 日更换一次。贴压期间每日自行按压 3~5 次（儿童可由监护人辅助），每次 5 分钟。按压手法宜由轻到重，使局部产生麻、胀、痛等刺激反应，以达到治疗目的。

【按语】

本病发展变化迅速，若未能得到及时有效的治疗，很容易迅速加重或合并其他病变，如中耳炎、鼻窦炎、喉炎、气管支气管炎及肺炎等。此外，若致病菌及其毒素侵入血循环，则可引起急性肾炎、风湿热、败血症等严重的全身并发症。

西医学用抗生素治疗本病，疗效确切，但副作用较明显。中医治疗急性咽炎方法多样，尤其耳穴疗法有其独特的优势，安全效捷，值得推广。临床选用咽喉穴时，应先在相应部位探测阳性反应点，伴有声音嘶哑时，可能在咽喉穴内侧及外耳道前壁上缘的声带穴探测到敏感点。

平时应避免过食辛辣刺激、肥腻厚味、烧烤煎炙食品；保持室内空气流通，冷暖适中，避免感冒；加强锻炼，增强抗病能力，以减少本病的发作。

十一、急性扁桃体炎

【概述】

急性扁桃体炎是以发热,咽喉两侧喉核红肿疼痛,形似乳头,状如蚕蛾,喉核表面或有黄白色脓点为主症的喉核疾病。本病是腭扁桃体的急性非特异性炎症,往往伴有不同程度与范围的急性咽炎,主要由乙型溶血性链球菌致病,其次是葡萄球菌等。受凉、潮湿、过度劳累及上呼吸道有慢性病灶存在等均可诱发,当机体抵抗力下降时,存在于咽部和扁桃体窝内或从外界侵入的病原体开始大量繁殖,侵入扁桃体实质而发生炎症。

急性扁桃体炎好发于春秋两季,可发生在任何年龄,多见于学龄前期和学龄期儿童。有一定传染性,通过飞沫、食物或直接接触而传染,偶可流行暴发。依据其病理变化可分为两类,卡他性者病变较轻,炎症仅限于表面黏膜,症状与一般急性咽炎相似,有咽痛、低热和其他轻度全身症状,查体见扁桃体表面黏膜充血肿胀,而其实质无明显肿大,也无渗出物;化脓性者起病急,症状重,咽痛剧烈,吞咽困难,常牵引耳部,伴恶寒高热,幼儿可见抽搐、呕吐或昏睡,查体见扁桃体肿大,有黄白色脓点,有时连成片状假膜,下颌淋巴结肿大。

中医学称之为"乳蛾""风热乳蛾"。本病病因病机为风热犯肺,热邪灼肺系,搏结于咽喉,发为风热乳蛾;若邪热入里,传于肺胃,或过食辛辣炙煿,胃火上蒸,可致肺胃热毒炽盛之脓毒重症。

【辨证】

1. 风热外犯 病初起,咽喉灼热疼痛,吞咽不利,咽部黏膜红赤,以喉核为著,并明显肿胀突起,恶寒发热,头身不适,或有咳嗽、鼻塞、声嘶,舌尖红,苔薄黄,脉浮数。

2. 肺胃热盛 咽痛甚,吞咽时加剧,妨碍进食,痛连耳窍,喉核红肿显著,表面有脓点或假膜,颌下淋巴结肿大压痛,发热面赤,口渴喜饮,口臭,尿黄便结,舌质红,苔黄厚,脉滑数。

【治疗原则】

风热外犯证宜疏风清热,利咽止痛;肺胃热盛证宜清热解毒,利咽止痛。

【耳穴疗法】

取穴(图4-96)

主穴:扁桃体、咽喉。

配穴:风热外犯证加肺、气管、内分泌;肺胃热盛证加肺、胃、耳尖、肾上腺、神门。

方义:扁桃体、咽喉、气管为相应部位取穴,清热解毒利咽;耳尖放血清热解毒,镇静止痛;肾上腺、神门、内分泌止痛、消炎、抗病毒;肺、胃可清泻肺胃之火。

方法

1. 耳穴放血法

(1)耳尖穴放血:患者取坐位平视,按揉耳尖部直至充血,常规消毒后,持一次性三棱针点刺耳尖穴,刺破皮肤1~3mm,再轻轻以双手拇、示指挤压放血10~20滴,之后用棉签吸净即可,每日1次,双耳交替。3次为一个疗程,直至病情好转即止。

(2)耳背静脉放血:在耳郭背面寻找微怒张的浅表静脉,先用75%乙醇常规消毒,再用三棱针迅速刺入0.3~0.5mm立即出针,两手拇、示指上下挤压,此时可见少量出血,用干棉球吸擦,反复挤压4~6次即可。

2. 毫针针刺法 取一侧主穴3~4个,并随症选取配穴1~2个,左右耳交替。采用卧位进针,予强刺激,留针 30~60 分钟,间歇行针 1~2 次,并嘱患者做吞咽动作,每日 1 次。亦可接电针,疏密波,中等强度电流。

3. 药籽贴耳法　取一侧所有主穴,用王不留行籽贴压并稍加压力,使患者有酸、麻、胀或发热感。每日自行按压 3~5 次,每次 1~2 分钟,3 日后换另一侧耳穴,双耳交替贴压。

4. 埋针法　取一侧主穴及配穴 5~6 个,左右耳交替,严格消毒后将揿针垂直刺入耳穴,并用胶布固定,每日按压 3~5 次,留针 3 日,根据季节可以适当延长或缩短留针时间。

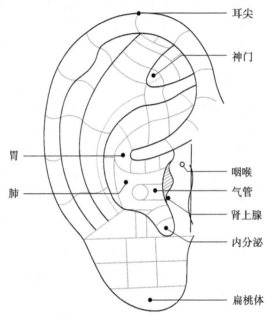

图 4-96　急性扁桃体炎的耳穴治疗

【按语】

急性扁桃体炎针刺治疗效果较好,耳尖放血是重要方法之一。《厘正按摩要术》说:"耳皮肉属肺。"足阳明胃经的支脉、经别上耳脉,至耳上角,耳尖穴善泻肺胃之热,疏解上焦风热之邪。因此,耳尖放血及耳背静脉放血可泻脏腑热毒,达到通络止痛、清热解毒、祛瘀散结的作用。

研究发现,针耳轮三穴治疗小儿急性扁桃体炎的疗效较好,在减轻咽部症状、退烧、降低白细胞方面作用明显。耳轮三穴之上穴在耳轮沟与耳屏的水平处,下穴在耳垂前的正中,中穴在上穴与下穴之间的耳轮沟处。也可采用耳穴割治法治疗本病,在扁桃体 1、2 间的耳郭背面有一条自耳根向外至耳轮走向的迂曲怒张的小静脉,用 75% 乙醇消毒,用无菌刀片垂直于该小静脉切一长约 3mm 的小口,按摩或挤压小静脉近端,使其流出瘀血 10 滴左右,胶布固定切口,次日取下即可,疗效较好。

本病治疗过程中,禁止吸烟、饮酒及进食辛辣刺激食物。急性扁桃体炎患者扁桃体肿大不能进食者,应予补液,必要时转专科处理。

十二、牙痛

【概述】

牙痛是以牙齿疼痛为主症的常见口腔疾病,可见于龋齿、牙龈炎、牙髓炎和牙本质过敏等。多数患者发病较急,疼痛难忍,甚至坐卧难安,遇冷、热、酸、甜等刺激时牙痛反复发作或加重,严重影响患者的生活质量。

中医学称本病为"牙宣""牙槽风",病位在齿,涉及胃、肾、大肠,病因病机有虚实之分。手足阳明经分入上、下齿,若嗜食辛辣,致胃火炽盛,大肠郁热,火热循经上蒸,灼伤牙床龈肉,则发为实热肿痛;肾主骨,齿为骨之余,若久病伤肾或房劳过度,肾阴亏损,齿失所养,阴虚火旺,上炎于龈肉,则发为虚火牙痛。此外,气血不足,不能上输精微,牙龈失养,兼以病邪乘虚入侵,客于齿间亦可致病。

【辨证】

1. 胃火炽盛 牙痛剧烈,发作急骤,牙龈红肿甚至出血,遇热更甚,伴发热、口渴,腮颊肿胀,口臭,尿赤,便秘,舌红,苔黄,脉洪数。

2. 虚火上炎 牙齿隐隐作痛,时作时止,午后或夜晚加剧,日久不愈可见齿龈萎缩,甚则牙根松动,伴腰膝酸软、头晕眼花,舌质红嫩,少苔或无苔,脉细数。

3. 气血不足 牙齿隐痛,牙龈萎缩色淡白,易出血,牙根外露,牙齿松动,咀嚼无力,面色萎黄,畏寒倦怠,头昏眼花,失眠多梦,舌淡,苔薄白。

【治疗原则】

胃火炽盛证宜清胃泻火,解毒止痛;虚火上炎证宜补肾滋阴,固齿止痛;气血不足证宜温肾健脾,养血止痛。

【耳穴疗法】

取穴(图4-97)

主穴:颌、牙、口、三焦。

配穴:胃火炽盛证加胃、大肠、耳尖、垂前;虚火上炎证加脾、肾;气血不足证加脾、胃。

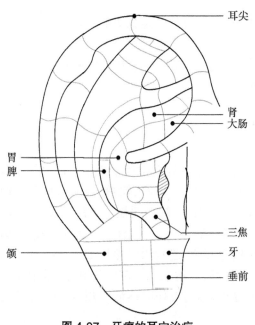

图4-97 牙痛的耳穴治疗

方义:颌、牙、口均为相应部位取穴,止痛消炎;三焦为牙痛的奇穴;胃火牙痛可行耳尖穴放血;胃穴用于胃火牙痛、上牙痛,清泄胃火,疏泄足阳明经之经气;大肠穴用于下牙痛,清手阳明经之热,凉血消肿;脾、肾穴健脾补肾。

方法

1. 毫针针刺法　选取 4~5 穴,严格消毒后用半寸细毫针,以中等或强刺激刺入,行捻转手法补泻,留针 30 分钟。每日 1 次或隔日 1 次,10 次为一个疗程。亦可接电针,疏密波。

2. 耳穴放血法　取双侧耳尖穴或牙穴,略加按摩,使之充血,先用 2% 碘酊消毒,再用 75% 乙醇脱碘,待酒精干后,左手将耳尖穴或牙穴处之皮肤捏紧,右手拇、示、中指以执笔式持三棱针,于拇指端处露出三棱针尖约 2mm,以固定针尖,防止刺入皮肤过深或过浅,对准穴位,速刺速出,左手拇、示指同时挤压耳轮或耳垂的皮肤,使之出血,每挤 1 滴用酒精棉球擦净再挤。反复多次,直至血色变浅时停止,用酒精棉球擦净皮肤后,将消毒干棉球压在针孔处,每穴至少放血 10 滴以上,每日 1 次,双侧交替。

3. 药籽贴耳法　选取 4~5 穴,将磁珠或王不留行籽粘于 0.7cm×0.7cm 的白色或肤色胶布上,贴于一侧相应穴位,每日自行按压 5 次,每穴每次按压 1 分钟,3 日后换另侧耳穴。

4. 埋针法　取一侧 4~5 穴,严格消毒后将揿针垂直刺入耳穴,并用胶布固定,每日按压 3~5 次,留针 3 日,换对侧耳穴,根据季节可以适当延长或缩短留针时间。

【按语】

牙痛是多种疾病的临床症状之一,除牙源性疾病外,引起牙痛的非牙源性原因也很多,主要有与牙齿邻近的颌面部组织器官,包括上颌窦、颞下颌关节、颌骨及涎腺等病变,也有远离牙齿的器官,如心脏病、颈椎病引起的牵涉痛,还有神经性疼痛,包括偏头痛、丛集性头痛、三叉神经痛和带状疱疹,亦有全身性疾病在口腔的表现,如糖尿病、动脉硬化、神经官能症、癔症及抑郁症等。所以,牙痛患者要在必要止痛的同时,积极查明病因,明确诊断,并施以相应治疗,以免延误病情。

耳穴疗法止痛效果明显,效果最佳的是相应部位耳穴。有学者将颌穴分为上颌和下颌,治疗牙痛效佳。有研究表明,下颌定位范围较大,下颌穴通常反映门齿疾患,而智齿疾病反映在耳轮尾与下颌穴连线的中点。通过耳穴电探测仪测定耳穴牙区的阳性反应点,然后予以强刺激,可有效提高痛阈。

十三、口腔溃疡

【概述】

口腔溃疡是以唇、舌、颊、上颚等处发生单个或多个溃疡为主症的口腔病症。复发性口腔溃疡是口腔科常见疾病,多发于唇、口底、软腭等部位,具有周期性、自发性、局限性等特点,发病期主要表现为口腔内壁溃疡、灼痛明显。溃疡可发生在口腔黏膜的任何部位,最初出现单个或 2~3 个充血发红区域,随后出现小疱疹,迅速破溃而形成直径 3~5mm 的圆形或椭圆形溃疡,表面覆盖灰白色假膜,遇刺激时疼痛加剧,唾液增多,影响进食。在正常人群中,复发性口腔溃疡发病率较高,可达 25%~30%,其中青年群体较为多发。近年来由于生活压力的增加,本病发病率逐年升高,发作时疼痛剧烈,甚至难以进食,极大影响了患者的日常生活。

中医学称复发性口腔溃疡为"口疳""口疮""口疡""口糜"等。因心开窍于舌,脾开窍于口,脾经挟咽连舌本散舌下,肾经挟舌本,两颊及齿龈属胃与大肠两经,所以中医学认为该病与人体脏腑经络密切相关。本病病位在口舌,涉及心、脾、肝、肾。病因病机主要为素嗜烟酒厚味,或志郁化火,心脾蕴热,热盛上攻,若再复感毒邪,毒火循经上攻口腔;或素体阴虚,虚火亢盛,上炎口腔;或脾肾阳虚,无根之火上浮而熏蒸口舌。

【辨证】

1. 心脾积热 唇、颊、舌等处有黄豆或豌豆大小的黄白色溃烂点,周围鲜红微肿,灼热作痛,影响言语及进食,可兼见发热、口渴、尿赤短,舌红,苔黄,脉数。

2. 阴虚火旺 口疮灰白,周围色鲜红,溃疡面较小而少,每因劳累等诱发,此伏彼起,反复绵绵,可兼见五心烦热、失眠盗汗,舌红,苔少,脉细数。

3. 脾肾阳虚 口腔溃疡反复发作,色淡红,神疲乏力,劳累易诱发,饮食少思,大便不实,或手足畏寒怕冷,腹部冷痛,服凉药反加重,舌质淡红,边有齿印,脉细弱。

【治疗原则】

心脾积热证宜健脾助运,清泻心火;阴虚火旺证宜养阴清热,平降虚火;脾肾阳虚证宜补肾健脾,益气温阳。

【耳穴疗法】

取穴(图 4-98)

主穴:口、舌。

配穴:心脾积热证加心、脾、胃、大肠、耳尖;阴虚火旺证加肝、肾、神门、内分泌;脾肾阳虚证加脾、肾、交感。

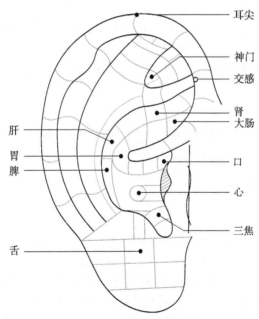

图 4-98 口腔溃疡的耳穴治疗

方义:口、舌为相应部位取穴,消炎止痛;"心主舌,在窍为舌","心者,舌之本","脾在窍为口","口唇者,脾之官也",均表明本病与心脾关系密切,故取心、脾穴;肝、肾穴调补肝肾,滋阴降火;交感、神门、内分泌穴调节内分泌代谢,缓解精神压力,抗感染止痛;耳尖穴泻热消炎止痛。

方法

1. 毫针针刺法 选取 4~5 穴,严格消毒后用半寸细毫针,以中等或强刺激刺入,行捻转手法补泻,留针 30 分钟。每日 1 次或隔日 1 次,10 次为一个疗程。亦可接电针,疏密波。

2. 耳穴放血法 取心、口、舌、耳尖穴,略加按摩,使之充血,先用 2% 碘酊消毒,再用 75% 乙醇脱碘,待酒精干后,左手将耳穴处皮肤捏紧,右手拇、示、中指以执笔式持三棱针,于拇指端处露出三棱针尖约 2mm,以固定针尖,防止刺入皮肤过深或过浅,对准穴位,快速刺入,左手拇、示指同时挤压皮肤,使之出血,每挤 1 滴用酒精棉球擦净再挤。反复多次,直至出血不多、血色变浅时停止,用酒精棉球擦净皮肤后,将消毒干棉球压在针孔处,每穴至少放血 10 滴以上。每次单侧耳穴放血,每隔 3 日交替对另一侧耳穴放血。

3. 药籽贴耳法 选取 4~5 穴,将磁珠或王不留行籽粘于 0.7cm×0.7cm 的白色或肤色胶布上,贴于一侧相应穴位,每日自行按压 5 次,每穴每次按压 1 分钟,3 日后换另侧耳穴。

4. 埋针法 取一侧 4~5 穴,严格消毒后将揿针垂直刺入耳穴,并用胶布固定,每日按压 3~5 次,留针 3 日,换对侧耳穴,根据季节可以适当延长或缩短留针时间。

【按语】

复发性口腔溃疡病因复杂,西医学认为其发生发展可能与机体免疫失衡、维生素缺乏、外部细菌感染、消化系统疾病、炎症反应、环境、遗传、内分泌失调、神经功能紊乱、焦虑抑郁等因素密切相关,其中细菌感染、机体免疫失衡、炎症反应可能为主要诱因。西医学针对本病主要为对症处理,以减轻疼痛为主。耳穴治疗本病简便易行,疗效较好,可以通过调节神经、内分泌功能起到消炎、镇痛的作用,通过调节免疫功能,减轻或减少本病的复发。

治疗本病的同时,应当注意口腔卫生,经常漱口;忌食辛辣、肥甘、海腥及浓茶、咖啡等,减少复发;同时加强体育锻炼,增强体质,保证充足睡眠,提高免疫力。若伴有口角炎时,则应加服维生素 B_2 和复合维生素 B_6,以补其不足。如治疗 3 周以上仍然无效,要警惕有无恶性病变,如口腔癌。

第九节 其 他 疾 病

一、慢性疲劳综合征

【概述】

慢性疲劳综合征是一组以不明原因所致的极度疲劳为主要表现的综合征,主要是突然出现的极端疲劳状态,并且持续 6 个月以上,反复出现头痛、咽喉疼痛、肌肉疼痛、低热、淋巴结肿大、力量下降等症状,以及失眠、记忆力下降、精神错乱等多种神经精神症状。目前,慢性疲劳综合征的发病原因尚不清楚,临床上仍然缺乏有效的治疗药物。

慢性疲劳综合征属于中医学"虚损""百合病""脏躁""虚劳""郁证"等范畴。病位涉及五脏,以脾、肝、肾、心为主。思伤脾,思虑过度,脾气受损,运化能力下降,精微物质不足则导致脑力衰弱,记忆力下降;肝藏血,肝郁气滞,肝血瘀阻时,血液运行能力下降,肢体失养容易产生疲劳;肾藏精,肾精亏虚可见头晕目眩,全身乏力;心藏神而主神志,心血暗耗,致心血不足,则致失眠,多梦,反应迟钝,健忘。

【辨证】

1. 肝郁脾虚　大便溏薄,情绪焦虑或精神抑郁,食少纳呆,神疲懒言,体倦乏力,舌质淡,舌体稍胖或有齿痕,脉弦。

2. 肾精亏虚　眩晕耳鸣,腰膝酸软,性功能减退,神疲健忘,夜尿清长,舌淡苔少,脉沉细。

3. 心血不足　心悸怔忡,失眠多梦,易惊健忘,头晕目眩,面色无华,唇舌色淡,脉细弱,或结代。

【治疗原则】

肝郁脾虚证宜疏肝健脾;肾精亏虚证宜补肾填精;心血不足证宜补血养心。

【耳穴疗法】

取穴(图4-99)

主穴:内分泌、皮质下、交感、肾上腺。

配穴:肝郁脾虚证加肝、脾;肾精亏虚证加肾;心血不足证加心。

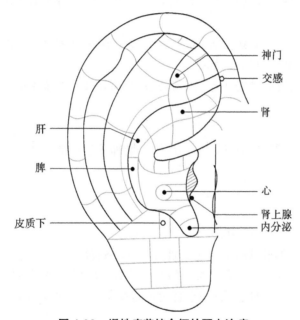

图4-99　慢性疲劳综合征的耳穴治疗

方义:内分泌、交感、皮质下、肾上腺具有调整脏腑、平衡阴阳的作用,可以促进精气神的恢复。

方法

1. 毫针针刺法　取患侧耳穴,严格消毒后,在敏感点以30号1寸毫针刺入0.2~0.3寸,每穴得气后留针10~15分钟,每周2~3次,10次为一个疗程。

2. 药籽贴耳法　用王不留行籽贴压耳穴,每穴按压3~5分钟,每周2次,两耳交替。

3. 埋针法　常规消毒,将图钉型揿针埋入。冬季留针4~7日,夏季留针2~3日,注意观察,防止感染,留针期间每日按压3~5次,以增强刺激。

【按语】

本病存在心理、躯体功能、运动、消化、神经、泌尿生殖等多个系统的症状,损伤、影响患者的体力、体能和情绪,使人感到疲惫、乏力,身体失衡。耳穴疗法可以改善症状,具有整体调节、操作安全等优点。可辨证选择不同的耳穴,采用王不留行籽贴压,在餐前、餐后、睡前、工作之余随时进行按压,达到调节睡眠、食欲、血压、情绪等作用。

二、竞技综合征

【概述】

竞技综合征是竞技前或竞技过程中(如比赛或考试)发生的,以心悸失眠、烦躁、口干、食欲不振、恶心呕吐、腹泻或便秘、痛经及月经紊乱、手指震颤、腓肠肌痉挛,甚至晕厥等为主要临床表现的综合征。患者平素身体健康,无神经衰弱、胃肠疾病和月经不调等,上述症状大多能在竞技后短期内自行缓解。

本病属中医学"郁证""眩晕""心悸""腹痛"等范畴。其发生主要是"思则气结"的结果,即思虑过度,体内之气运行障碍,即气郁。此外,情志变化超越了人体生理所能调节的范围,也会引起阴阳气血的失调,脏腑、经络功能的紊乱,从而导致身体不适症状的产生。

【辨证】

1. 肝郁脾虚　平素情绪焦虑或精神抑郁,食少纳呆,神疲懒言,体倦乏力,竞技前腹痛腹泻,舌质淡,舌体稍胖或有齿痕,脉弦。

2. 心肾不交　竞技前神志不宁,惊慌恐惧,夜眠不安,失眠多梦,腰酸背痛,五更泻,舌黯苔白,脉结代促。

【治疗原则】

本病以平衡阴阳、镇静安神为治疗总原则。肝郁脾虚证加以疏肝健脾;心肾不交证加以补肾宁心,交通心肾。

【耳穴疗法】

取穴(图 4-100)

主穴:神门、皮质下、枕、缘中、脑干。

配穴:肝郁脾虚证加肝、脾;心肾不交证加心、交感、肾。

方义:神门镇静安神;皮质下补髓益脑安神,调整高级神经中枢的功能;缘中益脑安神,调整内分泌系统;枕镇静安神息风;脑干有较好的双向调整神经功能的作用。

方法

1. 毫针针刺法　取患侧耳穴,严格消毒后,在敏感点以 30 号 1 寸毫针刺入 0.2~0.3 寸,每穴得气后留针 10~15 分钟。竞技前 1 周开始治疗,每周 2~3 次。

2. 药籽贴耳法　用王不留行籽贴压耳穴,于竞技前 3 日开始治疗,在所选穴区敏感点压丸,用强刺激对压或直压手法,每次按压一侧耳穴,隔 1~2 日换压另一侧耳穴,至竞技结束。并嘱患者每日自行按压 3~4 次。

3. 埋针法　于竞技前 3 日开始治疗,常规消毒,在一侧耳穴的敏感点进针,用按压手法,2~3 日换埋另一侧耳穴,至竞技结束。并嘱患者每日自行按压每穴 3~4 次。注意观察,防止感染。

【按语】

耳穴贴压可调整睡眠、缓解精神紧张、减少大脑疲劳,在竞技综合征的预防和治疗中有一定的应用前景。必要时可采用体穴针刺、推拿、中药等多种疗法相结合,同时配合心理疏导,方能取得更好的疗效。

竞技综合征的预防重于治疗。首先应树立信心,自信心能振奋人的精神,而良好的精神状态又极大地激发脑力、体力状态;其次需加强营养的摄入和搭配,人的精神旺盛与否和气血有直接的关系,而气血的旺盛又有赖于水谷的滋养。此外,适当的体育锻炼也必不可缺。

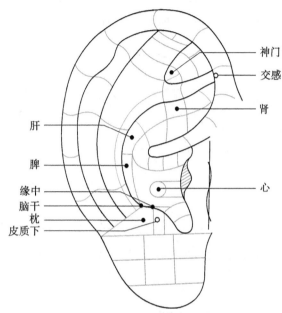

图 4-100　竞技综合征的耳穴治疗

三、晕动病

【概述】

晕动病是汽车、轮船或飞机运动时所产生的颠簸、摇摆或旋转等形式的加速运动,刺激人体的前庭神经而发生的疾病。本病常在乘车、航海、飞行和其他运行数分钟至数小时后发生。初时感觉上腹不适,继而恶心、面色苍白、出冷汗,旋即有眩晕、精神抑郁、唾液分泌增多和呕吐。严重者可有血压下降、呼吸深而慢、眼球震颤。严重呕吐引起失水和电解质紊乱。症状一般在停止运行或减速后数十分钟或数小时内消失或减轻。经多次发病后,症状反可减轻,甚至不发生。由于运输工具不同,可分别称为晕车病、晕船病、晕机病(航空晕动病)等。

本病头晕目眩症状十分突出,故属中医学"眩晕"范围。晕动病易感性与内因(中医体质)和外因(刺激环境)两方面因素相关。其中,中医体质涉及气血不足、脏腑亏虚、阴阳失衡等方面。病机可概括为虚、风、痰三个方面,与素体虚弱、脾胃功能欠佳有关,加之汽油等异味刺激,内外合邪而胃气上逆发为眩晕。

【辨证】

1. 痰浊中阻　多见于肥胖之人。眩晕较剧,恶心呕吐,伴耳鸣耳聋,头胀身重,胸闷脘痞,平素纳呆多寐,舌苔白腻,脉弦滑或弦缓。

2. 肝阳上扰　多见于消瘦之人。眩晕伴头胀头痛,平素心烦易怒,面红目赤,口苦咽干,舌红苔黄,脉滑数。

【治疗原则】

痰浊中阻证治以和胃化痰止晕;肝阳上扰证治以平肝镇静安神。

【耳穴疗法】

取穴(图 4-101)

主穴:心、内耳、外耳、枕、神门、风溪。

配穴:痰浊中阻证加胃、交感;肝阳上扰证加肝、结节。

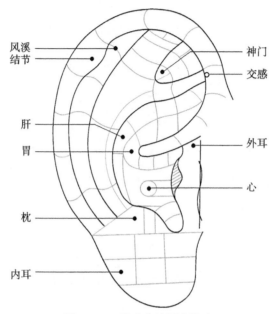

图 4-101　晕动病的耳穴治疗

方义:心主神明,取心穴以宁心安神;内耳、外耳能协调前庭器官功能;交感为止呕要穴;枕、神门可镇静醒神;风溪能抗过敏,降低对汽油等异味的敏感性。

方法

1. 毫针针刺法　取患侧耳穴,严格消毒后,在敏感点以 30 号 1 寸毫针刺入 0.2~0.3 寸,每穴得气后留针 10~15 分钟。旅行前半小时治疗。

2. 药籽贴耳法　旅行前半小时用王不留行籽贴压耳穴,旅行途中自我按压耳穴,用强刺激对压或直压手法,每次按压一侧耳穴。

3. 埋针法　于旅行前半小时开始治疗,常规消毒,在一侧敏感点进针,用按压手法。

【按语】

耳穴疗法是治疗晕动病的常用方法,安全有效,具有较高的临床价值。此外,可综合使用体针、头针、穴位按摩等方法以增强疗效。

四、戒断综合征

【概述】

戒断综合征指停用或减少精神活性物质的使用后所致的综合征,临床表现为精神症状、躯体症状或社会功能受损。精神活性物质指来自体外、影响大脑精神活动并导致成瘾的物质,包括酒精、烟碱、阿片类、大麻、镇静催眠药、抗焦虑药、中枢兴奋药、致幻剂等。其中,以阿片类物质的成瘾性最大,致幻剂的成瘾性最小。临床较为常见的是酒精戒断综合征和烟草戒断综合征。这类患者在戒断过程中会出现乏力、全身不适,头痛、手足无措、心慌不宁、精力不集中,甚至流涎、烦躁、恶心等一系列临床症候。

中医学认为嗜酒过度,损伤脾胃,吸食烟草,气血失调。脾虚则运化失职,酒湿浊气蕴结中焦,清浊相混,壅阻气机,气血郁滞,累及肝肾,甚则络脉不通,可成癥瘕积聚、水肿等诸多变证。本病与五脏皆相关。

【辨证】

1. 毒瘀内阻 呵欠,流涕,面红目赤,全身刺痛不适,肌肤甲错,舌青紫有瘀斑,舌下静脉紫黯曲张,脉涩。

2. 五脏亏虚 心神不宁,精力不集中,手足无措,全身乏力或不适,头昏头晕或头痛,流涎,恶心,烦躁,舌红,脉细。

【治疗原则】

本病治疗当以安神定志为先。毒瘀内阻证予泄毒祛瘀通络;五脏亏虚证予补肾健脾,通调五脏。

【耳穴疗法】

取穴(图 4-102)

主穴:口、神门、皮质下、缘中、内分泌。

配穴:毒瘀内阻证加耳尖放血、三焦;五脏亏虚证加肺、肝、心、肾、脾、肾上腺。

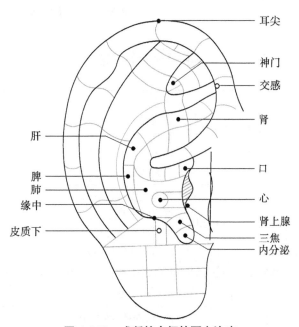

图 4-102 戒断综合征的耳穴治疗

方义:神门、皮质下、内分泌穴能调整中枢神经和内分泌功能,增加机体应激能力;口、缘中可以改变嗜食的欲望。

方法

1. 毫针针刺法 取患侧耳穴,严格消毒后,在敏感点以30号1寸毫针刺入0.2~0.3寸,予强刺激泻法,每穴得气后留针10~15分钟。每周2~3次,10次为一个疗程。

2. 药籽贴耳法 用王不留行籽贴压一侧耳穴,嘱患者感到"瘾"发作而不适时,则按压耳穴,直至症状消失,3~10日换另一侧耳穴进行贴压,气候寒冷时可适当延长压丸时间,7次为一个疗程。

3. 埋针法 常规消毒,在上述耳穴及敏感点埋针,每次取一侧耳穴,双耳交替。

4. 电针法 在耳针取穴的基础上,将电针机导线夹在神门、皮质下两个穴位的针柄上,也可用带导线的耳夹直接夹在耳穴上进行电刺激。用疏密波,电刺激30分钟,每日2次,8日为一个疗程。

【按语】

耳穴疗法治疗戒断综合征效果确切,其机理在于通过中枢调节血中的内啡肽水平,减轻戒断症状。耳针及耳穴贴压法简单易行,可与体针配合运用。治疗的关键期是针刺治疗的第1~10日,应嘱患者坚持戒断,如有"瘾"感可自行按压穴位,以后随着治疗次数的增加,其"瘾"感会逐渐减弱。在取得戒断效果后,应再坚持治疗1~2个疗程,则远期效果更好。

树立戒断的信心和决心,戒断者需有强烈的戒断愿望,耳穴疗法与针刺治疗配合,才可真正达到戒断目的。

(仲远明 张朝晖 高 岑 艾炳蔚 鲍 超

王桂英 李 静 陈 欢 卢 静 董 勤)

本 章 小 结

常见病的耳穴治疗	概论	刺激耳郭防治疾病的历史	吹耳法
			塞药法
			按摩法
			针灸法
			放血法
		耳穴选穴处方原则	根据病变部位取穴
			根据中医理论取穴
			根据西医学理论取穴
			根据临床经验取穴
		耳穴疗法的适应证	耳针的适应证广泛,包括内、外、妇、儿、五官等各科病症
		耳针禁忌证	没有绝对禁忌证
	内科疾病	感冒	内鼻、外鼻、屏尖、肺
		支气管炎	气管、支气管、肺
		支气管哮喘	气管、肾上腺、皮质下、内分泌、交感
		心悸	心、小肠、皮质下
		冠心病	心

常见病的耳穴治疗	内科疾病	风湿性心脏病	心、耳背心、神门
		高血压	耳背沟、耳尖、神门、额、交感、皮质下
		低血压	心、神门、缘中、额、颞、枕
		自发性多汗症	交感、皮质下
		呃逆	耳中、神门
		神经性呕吐	胃、交感
		急性胃肠炎	大肠、小肠
		慢性胃炎	胃、脾、神门
		消化性溃疡	胃、脾
		肝炎	肝、胆
		胆囊炎	胆、十二指肠、交感、神门、腹、耳迷根
		腹泻	大肠、小肠、胃、脾、皮质下、交感
		便秘	大肠、直肠、三焦、胃、皮质下
		头痛	相应区(额、颞、枕)、神门、皮质下、交感
		三叉神经痛	面颊、神门、皮质下、脑干、口、眼、肝
		面瘫	眼、口、面颊、肝、内分泌、肾上腺、风溪
		面肌痉挛	三焦、皮质下、面颊、眼、肝、风溪、神门
		失眠	皮质下、神门、枕、心
		甲状腺功能亢进症	甲状腺、内分泌、皮质下、交感、缘中
		甲状腺功能减退症	甲状腺、内分泌、皮质下、三焦、肾上腺。女性取卵巢
		糖尿病	胰腺点、胰胆、神门、内分泌、皮质下、交感、缘中
		单纯性肥胖	饥点、口、食道、胃、内分泌、胰胆
		遗尿	膀胱、肾、三焦、心、缘中、神门
		尿道炎	肾、膀胱、尿道、皮质下、交感、缘中、神门、外生殖器
		膀胱炎	肾、膀胱、尿道、小肠、皮质下、交感、神门
		肾小球肾炎	肺、脾、肾
		痔疮	直肠、大肠、交感
	妇科疾病	月经不调	内生殖器、皮质下、内分泌
		闭经	内分泌、内生殖器、缘中
		经前紧张征	肝、肾、心、脾、内分泌、内生殖器、交感、皮质下
		慢性盆腔炎	盆腔、内生殖器、神门、腹、肾上腺、皮质下、内分泌
		原发性痛经	内分泌、内生殖器、神门、腹
		产后腹痛	腹、神门、内分泌
		缺乳	内分泌、交感、胸

续表

常见病的耳穴治疗	妇科疾病	更年期综合征	内生殖器、内分泌、盆腔、神门、交感
		急性乳腺炎	乳腺、胸
		乳腺增生	胸、胸椎、内分泌、神门、乳腺
	男科疾病	阳痿	肾、内生殖器、外生殖器、睾丸、内分泌、缘中
		遗精	内生殖器、肾、内分泌、神门、肝
		早泄	肾、心、内生殖器、外生殖器、睾丸、内分泌、神门
		性欲减退	内生殖器、外生殖器、内分泌、兴奋点、肾上腺
		性欲亢进	肾、心、睾丸、内生殖器、外生殖器、内分泌、皮质下、对屏尖
		前列腺炎	艇角、膀胱、肾、内分泌、肾上腺
		前列腺增生	肾、交感、膀胱、外生殖器、皮质下、尿道、神门
		急性睾丸炎	睾丸、肾上腺、内分泌、神门、外生殖器
		附睾炎	睾丸、内分泌、神门、肾上腺、外生殖器
	儿科疾病	小儿呕吐	胃、脾、贲门、幽门、十二指肠
		小儿消化不良	脾、胃
		小儿厌食	脾、胃、肝、神门、大肠、小肠、三焦、皮质下、交感
		小儿腹泻	大肠、小肠、脾、神门、直肠
		小儿便秘	大肠、直肠、小肠、皮质下
		小儿夜啼	神门、内分泌、交感
		小儿鼻炎	神门、肾上腺、内分泌、皮质下、气管、外鼻、内鼻、下屏
		小儿生长痛	髋、肝、心、肾、脾、膝、神门、皮质下、交感
		急惊风	神门、心、皮质下、耳尖、脑干
		小儿脑性瘫痪	皮质下、交感、神门、脑干、肾上腺
		小儿遗尿	膀胱、肾、腰骶椎、皮质下、缘中、三焦、神门
		注意缺陷多动障碍	神门、皮质下、脑干
		抽动障碍	神门、缘中、心、肝、脾、内分泌、肾上腺、皮质下、耳尖
	骨科疾病	落枕	颈、颈椎、神门、肝、肾
		颈椎病	颈、颈椎、皮质下
		急性腰扭伤	腰骶椎、神门、皮质下
		慢性腰痛	腰骶椎、臀、神门
		腰椎间盘突出症	臀、坐骨神经、神门、腰骶椎、膝
		膝骨关节炎	膝、神门
		踝关节扭伤	踝、神门
		坐骨神经痛	坐骨神经、臀、神门、腰骶椎
	皮肤科疾病	荨麻疹	肺、风溪、皮质下、肾上腺、神门

续表

常见病的耳穴治疗	皮肤科疾病	湿疹	肺、肾上腺、内分泌、神门
		神经性皮炎	肺、肝、神门、肾上腺、内分泌及皮损局部
		皮肤瘙痒症	肺、肝、神门、内分泌、肾上腺
		痤疮	肺、内分泌、肾上腺、神门、皮损相应部位
		黄褐斑	肺、内分泌、肾上腺、缘中、皮损相应部位
	五官科疾病	睑腺炎	眼、屏间后
		急性结膜炎	耳尖、眼、屏间前、屏间后、肾上腺
		近视	眼、屏间前、屏间后
		远视	眼、屏间前、屏间后、肝
		溢泪	眼、屏间前、屏间后
		鼻炎	内鼻、外鼻、肺、外耳
		鼻出血	内鼻、肺、肾上腺
		耳鸣(耳聋)	肾、内耳、外耳
		中耳炎	内耳、外耳、肾上腺
		急性咽炎	咽喉、口、气管、颈、三焦、内分泌、肾上腺
		急性扁桃体炎	扁桃体、咽喉
		牙痛	颌、牙、口、三焦
		口腔溃疡	口、舌
	其他疾病	慢性疲劳综合征	内分泌、皮质下、交感、肾上腺
		竞技综合征	神门、皮质下、枕、缘中、脑干
		晕动病	心、内耳、外耳、枕、神门、风溪
		戒断综合征	口、神门、皮质下、缘中、内分泌

参 考 文 献

[1] 王茵萍,仲远明.常见病的耳穴治疗[M].南京:东南大学出版社,2011.

[2] 王茵萍,仲远明.耳穴治疗新编[M].北京:人民卫生出版社,2012.

[3] 王茵萍,仲远明.常见疾病的耳穴辅助诊断[M].天津:天津科学翻译出版公司,2011.

[4] 黄丽春.耳穴诊断学[M].北京:科学技术文献出版社,2008.

[5] 黄丽春.耳穴诊断治疗学[M].北京:科学技术文献出版社,1991.

[6] 管遵信.中国耳针学[M].上海:上海科学技术出版社,1995.

[7] 黄丽春.耳穴治疗学[M].北京:科学技术文献出版社,2017.

[8] 仲远明,王茵萍.针灸学[M].南京:东南大学出版社,2017.

[9] 刘珊珊,赵百孝.耳穴名称和定位标准化的文献研究[D].北京:北京中医药大学,2008.

[10] 刘红琴,周立群.以新《国家标准耳穴名称与定位》为基础中外耳穴名称与定位考辨[D].北京:北京

中医药大学,2009.

[11] 陈巩荪,许瑞征.耳针研究[M].南京:江苏科学技术出版社,1982.

[12] 中国国家标准化管理委员会.GB/T 13734—1992 耳穴名称与部位[S].北京:中国标准出版社,1992.

[13] 中国国家标准化管理委员会.GB/T 13734—2008 耳穴名称与定位[S].北京:中国标准出版社,2008.

[14] 管遵信.常见病的耳针疗法[M].北京:金盾出版社,1994.

[15] 王正.中国耳穴诊治学[M].广州:中山大学出版社,1993.

[16] 唐素敏.耳针合消风散加减治疗急性皮肤型荨麻疹 78 例[J].河北中医,2003,10(8):612-613.

[17] 任彩红.桂枝汤合耳穴疗法治疗荨麻疹临床效果观察[J].中国医学文摘:耳鼻咽喉科学,2017,12(3):145-147.

[18] 龚志平.耳穴放血疗法对湿疹患者 IL-17 和 IL-23 表达的影响[J].中国中医急症,2015,10(7):1249-1251.

[19] 蒋艳敏.耳穴疗法配合口服当归饮子治疗血虚风燥型皮肤瘙痒症的临床观察[J].中国医学创新,2011,19(3):49-50.

[20] 侯广云.刺络拔罐配合耳针治疗痤疮的临床疗效观察[J].辽宁中医药大学学报,2009,6(10):966-967.

[21] 孙慧丽.耳针加刺络拔罐配合中药内服治疗痤疮 39 例临床观察[J].黑龙江医药,2010,9(6):666-697.

[22] 鹿铭含,董勤.耳穴疗法治疗黄褐斑的临床思路及疗效评价[J].中国针灸,2007,(S1):43-45.

[23] 高晓芬.本草消斑霜配合耳体针治疗黄褐斑的临床研究[J].内蒙古中医药,2017,10(23):3-4.

[24] 周重远.中医"三联疗法"治疗黄褐斑 40 例[J].江苏中医药,2008,2(1):52.

[25] 曾庆华.中医眼科学[M].2 版.北京:中国中医药出版社,2007.

[26] 赵堪兴,杨培增.眼科学[M].8 版.北京:人民卫生出版社,2013.

[27] 王士贞.中医耳鼻喉科学[M].2 版.北京:中国中医药出版社,2007.

[28] 阮岩.中医耳鼻喉科学[M].2 版.北京:人民卫生出版社,2016.

[29] 杜元灏,董勤.针灸治疗学[M].2 版.北京:人民卫生出版社,2016.

[30] 王越茹,徐海峰.针耳穴治疗小儿化脓性扁桃体炎 34 例临床分析[J].中国中西医结合耳鼻咽喉科杂志,2005,13(6):352.

[31] 钱景丽,冯玲媚.耳穴籽压治疗急性冠状智齿牙周炎[J].中医临床研究,2013,5(1):41-42.

[32] 潘君贤,黄燕平.中药配合耳穴治疗经行感冒 42 例疗效观察[J].亚太传统医药,2013,9(1):125-126.

[33] 姚丽华.贴耳穴贴压联合穴位敷对风寒感冒咳嗽症状的影响[J].养生保健指南,2018,6(20):287.

[34] 何木龙,吴名德,邓谊兴,等.磁珠贴压耳穴联合中药热奄包治疗慢性支气管炎 110 例临床观察[J].实用中西医结合临床,2016,16(5):14-16.

[35] 武君丽.耳压治疗支气管哮喘 68 例临床观察[C].//2010 中国(大连)国际耳穴诊治学术研讨会论文集.北京:中国针灸学会耳穴诊治专业委员会、国际耳医学专业研究协会,2010:196-198.

[36] 刘希茹.温针灸结合耳压治疗支气管哮喘 45 例[J].上海针灸杂志,2005,24(4):19.

[37] 余萱,余芸.耳穴贴压治疗心悸 60 例疗效观察[J].内蒙古中医药,2012,31(20):23-24.

[38] 赵林颖,韩晓华,周海峰.健心汤合耳压法治疗冠心病慢性收缩性心力衰竭 40 例临床观察[J].中西医结合心脑血管病杂志,2011,9(2):141-143.

[39] 陈丽,史玉林,何忠辉.穴位按摩并耳压疗法辅助治疗冠心病的体会[J].中国自然医学杂志,2002,4

（2）:119-120.

[40] 袁旻健,娄灵芝,章伟,等.耳穴贴压配合降压操治疗老年高血压临床观察[J].上海针灸杂志,2013,
32（2）:94-95.

[41] 王凤香,康健.耳尖放血及耳穴贴压配合降压药物治疗高血压临床疗效观察[J].河北医学,2014,
（10）:1715-1718.

[42] 曹钭,刘福生,任可,等.耳针压丸联合生脉胶囊改善血液透析患者口渴及低血压的多中心随机对照
研究[J].中华中医药杂志,2018,33（9）:4213-4216.

[43] 武荣芳,庞宏.耳穴针刺贴压并用治疗多汗症54例[J].浙江中医杂志,2007,42（10）:597.

[44] 左莹莹,刘爱华,蒋会琴.自拟降糖止汗方配合耳穴埋籽治疗糖尿病汗证1例[J].内蒙古中医药,
2016,35（10）:104.

[45] 杨晓勇.按压耳穴胃治疗呃逆40例[J].针灸临床杂志,2003,19（3）:41.

[46] 朱慧.耳穴贴压加针刺治疗呃逆49例[J].针灸临床杂志,2003,19（3）:39.

[47] 苗秀芬.耳穴埋豆治疗中风后呃逆临床观察[J].现代中西医结合杂志,2011,20（9）:1071-1072.

[48] 张蕾,骆庆礼.特定穴配耳穴治疗癌性呃逆36例临床观察[J].吉林医学,2007,28（17）:1895-1896.

[49] 王增.耳穴药物注射治疗神经性呕吐[J].中国针灸,2004,24（2）:113.

[50] 钱细友,林敬冬,蔡惠铃,等.中医特色疗法治疗急性胃肠炎的临床研究[J].中国中医急症,2018,27
（5）:824-826.

[51] 傅晓晴,刘凯,杨永升.从慢性胃炎的测试谈耳穴的诊断意义[J].中国中西医结合脾胃杂志,1994,12
（4）:46-47.

[52] 陈炜萍.乌贝清胃汤联合耳穴贴压治疗消化性溃疡（郁热夹湿证）临床观察[J].光明中医,2018,33
（10）:1428-1431.

[53] 汪受传.中医儿科学[M].5版.北京:中国中医药出版社,2005:123.

[54] 肖莲英.推拿配合耳穴贴压治疗小儿夜啼20例[J].上海针灸杂志,2008,27（3）:27.

[55] 陈辉.磁珠贴压疗法治疗婴儿夜啼30例[J].河南中医,2003,23（4）:52.

[56] 陈瑞,朱飞达,朱建强.推拿联合耳穴贴压法治疗发育迟缓患儿夜啼的效果观察[J].当代医药论丛,
2019,17（2）:174-175.

[57] 杨晓仙.推拿治疗小儿夜啼60例疗效观察[J].云南中医中药杂志,2017,38（10）:61-62.

[58] 李晋蓉,杨凡.儿童生长痛的研究进展[J].中国儿童保健杂志,2009,17（6）:685-687.

[59] 黄伟,王雪峰.儿童生长痛的中医辨证治疗[J].中国中西医结合儿科,2014,6（4）:299-300.

[60] 郭志斌,赵永敏,儿童下肢生长痛的分析与探讨[J].宁夏医学杂志,2007,29（2）:150-152.

[61] 许静,刘宏,生长痛发生机制研究现状[J].临床小儿外科杂志,2007,6（4）:56-57.

第五章   耳穴的机理研究

• 学习目的 •

通过系统梳理古代文献和现代科学前沿进展,熟悉耳穴治疗疾病的传统中医理论基础、西医学机理,为临床耳穴治疗疾病提供有力的科学依据。

• 学习要点 •

1. 耳穴治病的中医理论基础。
2. 耳穴治病的现代神经科学、神经 - 内分泌 - 免疫学等疗效机制。

第一节   中医学机理

一、宗脉之所聚

"耳者,宗脉之所聚也",出自《灵枢·口问》,一直被奉为解释耳穴中医学机理的圭臬。隋唐医家杨上善在《黄帝内经太素·邪论》对此命题释曰:"人耳有手足少阳、太阳及手阳明等五络脉皆入耳中,故曰宗脉所聚也。"明代马莳也认同此观点:"所谓宗脉者,百脉之宗也。百脉皆始于足少阴肾,生于足阳明胃,输于足太阴脾,主于手少阴心,朝于手太阴肺,是以五脉之气,皆会于耳中。"巢元方、张介宾、张志聪等虽论述不同,甚至就具体内容而言有很大差别,但其意思却基本一致,均是指耳与诸多经脉有连属关系,而通过诸经脉(或脏腑 - 经脉)与百脉连通。

《黄帝内经》认为五官九窍与经络均存在着密切联系,如《灵枢·邪气脏腑病形》言:"十二经脉,三百六十五络,其血气皆上于面而走空窍。其精阳气上走于目而为睛,其别气走于耳而为听,其宗气上出于鼻而为嗅,其浊气出于胃,走唇舌而为味。"

就经脉系统的具体循行分布而言,足太阳经脉"至耳上角",足太阳经筋"上结于完骨(即耳后)",足阳明经脉"循颊车,上耳前",足阳明经筋"结于耳前",足少阳经脉"下耳后……入耳中,出走耳前",足少阳经筋"出太阳之前,循耳后",手太阳之筋"结于耳后完骨;其支者,入耳中;直者,出耳上",手阳明经脉"入耳中",手阳明别络"入耳合于宗脉",手少阳经脉"系耳后,出耳上角……入耳中,出走耳前",手厥阴经别"出耳后,合手少阳完骨之下"等。由此可见,耳与诸经脉均联系密切。

值得一提的是,就古代文献文本语境来看,"耳者,宗脉之所聚也"之"耳",绝非单指用作耳穴疗法刺激部位的耳郭而言,还包含外耳道、中耳、内耳等。

二、心肾之所通

耳与心、肾相通。在中医古代医籍中,相关记载有很多,如《灵枢·脉度》:"肾气通于耳,肾和则能闻五音矣",《素问·阴阳应象大论》:"肾主耳……在窍为耳",《素问·金匮真言论》:"南方赤色,入通于心,开窍于耳,藏精于心",《证治准绳》:"肾为耳窍之主,心为耳窍之客",《类经》:"耳者,心之窍……心在窍为舌,肾在窍为耳,可见舌本属心,耳兼乎心肾也",《医贯》:"心亦开窍于耳,何也? 盖心窍本在舌,以舌无孔窍,因寄于耳,此肾为耳窍之主,心为耳窍之客耳"。这些论述大多是指耳与心气、肾气密切相关,心肾气足,耳的功能才能发挥正常。

耳亦与肾关系密切,尤其是耳郭部分。如《难经·四十难》指出"耳为肾之外候",观察一个人耳的气色形态,可以诊辨其肾气的强弱;两耳的外形与两肾也非常相似。在中医传统养生保健功法中,古人常常通过刺激耳,以补肾气,如叩耳、揉耳、摩耳等。中医理论中,肾为"先天之本",是一切身体能量的根本来源。刺激耳,对全身的元气都有补益或调整作用。

中医理论中的"心"与西医学的"脑"在功能上有类似之处,均主导"神明"。一般认为,"神"其体在脑,其用在心。刺激耳,可以有效调节心神功能。《医林改错》则直接论述耳与脑相通:"两耳通脑,所听之声归于脑。"

在中医"以五脏为核心"的理论体系中,心肾是五脏五行的"水火立极",是身体的能量之轴。包含耳穴疗法在内的耳刺激,在一定程度上可以调整心、肾,从而促进五脏、阴阳的合和。

三、少阳之枢机

人体的气机,在五脏与六经的不同视角下,有着各自的运行途径和规律。五脏五行的生克、六经六气的"开阖枢",使得人体的气机保持着相对平衡,任何一脏或任何一经发生问题,则会导致全身气机失常。就六经"开阖枢"理论而言,少阳、少阴为人体气机之枢纽,对全身气机的开阖出入起着至关重要的作用。其中,少阳居于阴、阳之间,是三阴三阳出入的必经之路,是阴阳转换之关要、表里沟通之枢机。

病理状态下人体的气机紊乱,少阳可以成为切入调节的一把重要钥匙。不少医家以小柴胡汤加减统治全身病症,即是例证。少阳经在脏腑主胆(《素问·热论》:少阳主胆),而《素问·六节脏象论》谓:"凡十一脏,取决于胆也。"少阳及胆,之于六经及五脏六腑,不能说是核心地位,但至少是与之密切关联,并有"牵一发而动全身"之能。

耳与少阳关系密切。《灵枢·根结》曰:"少阳根于窍阴,结于窗笼。窗笼者,耳中也。"耳是少阳根结之"结",是少阳经气所归及上极之处。《素问·热论》说:"少阳主胆,其脉循胁络于耳。"各种耳刺激,包括耳穴疗法及耳窍疗法,对少阳气机都会有一定的调节作用,而调节少阳之枢机又可以统治全身。

四、耳穴与中医象思维

象思维,是中医的重要思维方式之一。古人善于通过观察总结天地及自然万物的运行规律,并与人体做相关类比,即运用直觉、比喻、象征、联想、推类等方法,探索有规律且相通、相感的物象或自然现象规律性呈现的模式与意象,进而研究其内在联系与原理的思维。

耳郭在形象上与倒立的整个人体(胎儿)非常相似,按照象思维的逻辑,刺激其相关部位,理论上可以治疗人体对应部位的疾病。无论在耳部穴位理论的不断丰富发展方面,还是在针灸临床实践中,依据象思维的耳穴刺激治病取效规律,都是客观存在的。象思维指导下的耳刺激,甚至无需考虑既有耳穴的"固化"定位,而可以直接推理所需刺激的耳郭位点。比如,对耳轮"取象"倒立的侧位脊柱,脊柱疾病可在对耳轮的相关位置找到相应的反应点,同时也是刺激点;再如,耳甲腔"取象"倒立的侧位胸腔,故可以依据象思维选取刺激点治疗胸腔内相关疾病。

第二节　西医学机理

一、神经机制

1. 耳郭的神经支配　耳郭的神经十分丰富,来源较多,有来自脊神经颈丛的耳大神经和枕小神经,有来自颅神经的三叉神经(耳颞神经)、面神经、舌咽神经、迷走神经的分支,以及随颈外动脉而来的交感神经。上述神经分布在耳郭皮肤中还表现出两个特点:①各神经之间有丰富的吻合支;②各神经分支在多处形成相互重叠的网状结构,如耳甲神经丛和三角窝神经丛。正因为这些神经网络的存在,有报道表明耳穴的作用不是单纯某一支神经支配所起作用,而是支配某一区域的整个神经网络共同发挥的作用。

耳郭的神经分布情况如下:

(1)耳颞神经耳前支:来自三叉神经的耳颞神经下颌分支,有一个小支,分布于耳轮和三角窝的前部及对耳轮下脚、耳轮脚的前上部及耳甲艇、耳屏和耳垂等处的皮肤,并从骨和软骨交界处穿出,分布于外耳道前。

(2)迷走神经耳支:起自迷走神经的颈静脉神经节,自该节发出一个分支后,再和附近的舌咽神经的一个分支合成耳支,在茎乳孔处与面神经干汇合,穿出鼓乳裂后与面神经干分离,沿耳郭后沟上行,在沟的中下部发出2个穿支。迷走神经前穿支穿过耳郭软骨,分布于耳甲腔、耳后肌及耳背中上部,外耳道也有分支延伸向上到达耳轮脚根部及三角窝、对耳轮和耳舟中部。迷走神经耳支主要分布在耳甲艇及耳甲腔邻近耳轮脚起始部区域。

(3)舌咽神经耳支:来源于舌咽神经的下神经节,与迷走神经之间有吻合支,在颈静脉孔合并,贴颈静脉窝内侧壁上行,穿乳突小管进入颞骨骨质内。另一部分纤维于耳郭后面对耳轮沟中部穿至耳郭前面,共同分布于耳轮脚上下之耳甲腔和耳甲艇。

(4)面神经耳支:面神经自茎乳孔穿出后发出耳后神经。它沿乳突与外耳道之间的沟向后上方走行,绕至乳突前上缘分成前后干。后干向外上方斜行,至耳后肌;前干折向前,穿耳甲腔隆起至耳郭前面,分成两支分布于耳甲腔底及外耳道口后缘和下缘皮肤。

(5)耳颞神经耳支:耳颞神经来自三叉神经,起自下颌神经后股,向后外绕行至腮腺上缘发出耳前支及外耳道支。耳前支分布于耳屏前,并有穿支至耳屏后面皮肤。外耳道支于耳屏根部穿入,至外耳道口并继续向外耳道内延伸,分布于外耳道口前缘及上缘皮肤和骨膜。耳颞神经的颞浅支越颧弓根部上行,并发出一支分布于耳轮脚、耳轮前部、耳舟前部、耳甲艇及三角窝之内侧部。

(6)耳大神经:来自颈2~3脊神经,分出耳前支和耳后支。其中耳前支穿出耳垂至耳郭前面凹面,有一支较大,沿耳舟上行,分布于耳郭后部、对耳轮、三角窝尖部和耳甲艇及耳轮脚一部分;另一支分布于耳舟的中上部和耳轮的中部,屏间切迹下方的耳垂皮肤也有此神经分布。耳后支分布于耳郭后面中部的皮肤。

(7)枕小神经:枕小神经来自颈 2~4 段脊神经,沿胸锁乳突肌后缘上升,分为枕支和耳支,耳支折向前上方,分布于耳郭后面上部,且沿耳轮边缘延伸至耳郭前面,分布于耳轮、耳舟之上部及三角窝上部和对耳轮上脚。

从上述耳郭神经分布可知,耳郭各区的神经来源是不相同的,如耳轮、对耳轮、耳舟的大部分是由耳大神经分布,仅上方一小部分由枕小神经分布。三角窝内的神经来自耳颞神经、耳大神经和枕小神经,并形成神经丛。耳甲艇和耳甲腔的神经来自面神经、迷走神经和三叉神经的分支,还有少数耳大神经分支分布,形成神经丛。耳垂的神经来自耳颞神经和耳大神经。耳郭后面的上部是枕小神经分布,下部则由耳大神经、面神经耳后支分布。耳郭后沟处由迷走神经耳支分布。

2. 耳郭的迷走神经

(1)耳郭的发生:在胚胎第三周末即体节时期就出现耳原基、第一鳃沟(舌颌裂)和第一及第二鳃弓,为外耳的原基。原基外胚层演化成耳郭的表皮,中胚层演化成耳郭的结缔组织和软骨。外耳道由第一鳃沟演化而成。在胚胎第二个月末,第一鳃沟深陷成漏斗状窝,形成外耳道的软骨部;在胚胎第六周时,在第一鳃沟头端的第一鳃弓发育成 3 个呈圆突隆状的耳壳结节,在第一鳃沟尾端的第二鳃弓又发育成 3 个耳壳结节,共有 6 个耳壳结节,这些结节经过发育,联合即形成耳郭的始基,前者形成耳郭的前 1/3,后者形成耳郭的后 2/3。胎长 15mm 时,已经出现耳郭的雏形。耳壳结节 1 演化成耳屏;耳壳结节 2、3 演化成耳轮前半部,耳壳结节 2 的分界线大致与对耳轮上脚相平;耳壳结节 4 演化成三角窝、对耳轮下脚、耳甲艇和耳甲腔的大部分;耳壳结节 5、6 的分界线在对耳屏水平。综上所述,耳轮脚周围相当于消化系统,耳甲艇相当于腹腔,耳甲腔相当于胸腔,这些与内脏相关的部位均由耳壳结节 4 演化区演化而来。

(2)迷走神经耳支:是衍化的胚胎神经,在胚胎时期支配第一鳃弓,外耳道、中耳、内耳是第一鳃弓的胚胎始基在成人的残余物。耳神经起自迷走神经上颈静脉节,随后与舌咽神经下节发出的耳支合在一起,从后方穿过颈内静脉膨大,进入颈静脉孔外侧壁的乳突小管入颞骨岩部。迷走神经上神经节位于颈静脉孔内,为一灰色的小球体,直径为 4mm,该神经节不仅与舌咽神经的咽神经节间有交通支,并且与副神经的颅根和颈上交感干神经节之间也有交通支。迷走神经耳支在距茎乳孔上方 4mm 处穿过面神经沟,在此通过一个上升支加入面神经。迷走神经耳支中有面神经纤维,因此,临床上带状疱疹可侵犯迷走神经耳支所支配的部位。而后穿过鼓乳裂(也有人描述穿过颈乳孔,此神经或部分分支走行在颅骨的外面而进入颈乳孔),在这个过程中,耳神经接受舌咽神经和颈交感神经的分支。进入茎乳孔后,耳支经鼓乳裂或随面神经出茎乳孔,至耳后分为两支。一支加入面神经的耳后支(此交通支也可能载有从面神经到迷走神经耳支的感觉纤维);另一支分布至耳郭和外耳道后内侧皮肤及鼓膜的相应区域。迷走神经耳支在颈静脉孔附近加入迷走神经干,在延髓节段,与呼吸中枢、喉内收肌中心和排便中枢有联系。Tekdemir 等观察迷走神经耳支在颈静脉节内的走行和在外耳道的终末分布,同时观察 25 个干燥头颅标本(双侧),描述乳突小管的长度及迷走神经耳支与面神经和茎乳孔的关系。所有标本纤维切割前做 CT 扫描,结果显示所有迷走神经耳支来自迷走神经上神经节,走行在颈内静脉和颈静脉孔骨性结构之间,从颈静脉孔到乳突小管的走行过程中,迷走神经耳支在部分标本(18%)包绕在骨性结构内。乳突小管的平均长度为 5.6mm,于茎乳孔上方约 4.5mm 横穿向骨乳裂走行。张诗兴研究发现,迷走神经耳支起自迷走神经的颈静脉神经节,自该节发出一个分支后,再和附近的舌咽神经的一个分支合成耳支,在茎乳孔处与面神经干汇合,穿出鼓乳裂后,与面神经干分离,沿耳郭后沟上行,在沟的中下部发出 2 个穿支。迷走神经前穿支穿过耳郭软骨,分布于耳甲腔、耳后肌及耳背中上部(外耳道);也有分支延伸向上到达耳轮脚根部及三角窝、对耳轮和耳舟中部。迷走神经耳支主要分布在耳甲艇及耳甲腔邻近耳轮脚起始部区域。

(3)耳郭-迷走神经反射与现象:迷走神经耳支反射属于躯体-内脏反射性质,自主神经参与其中。刺激外耳道或耳甲区可以激活迷走神经耳支,进而引起类似于副交感紧张的效应。如 Prasad 报道一例因冲洗耳道而导致患者脉搏停搏、心音消失、呼吸急促喘息的现象。迷走神经有感觉纤维分布于耳道和鼓膜,传出纤维分布心脏,有抑制其活动的作用。造成喘息性呼吸的原因是喉和支气管的肌肉痉挛和呼吸加深,这也是由于刺激了迷走神经所致。Moorthy 等报道一例麻醉状态下接受耳窥器插入和鼓膜切开术的儿科患者,刺激耳道出现窦性心动过缓和室性早搏。Engel 总结 8 种与耳道有关的反射,并认为联系外耳道皮肤刺激和内脏器官(包括胃、食管、肺、心、子宫和性器官)之间反射的桥梁是迷走神经耳支。

3. 耳穴与神经的关系 通过对耳穴神经解剖和组织切片的研究,发现耳郭上有来自脊神经丛的耳大神经、枕小神经;来自脑神经的耳颞神经、面神经、舌咽神经、迷走神经;来自颈动脉的交感神经。人体胸腹腔内脏在耳郭上相应部位的反应点,恰恰都在迷走神经耳支的分区内,不仅迷走神经支配的耳穴具有反映和治疗内脏疾病的特性,非迷走神经分布的某些耳穴亦具有类似功能。

(1)实验研究:人体某处患病时,在相应耳穴上出现导电量增高的良导点,如注射抑制交感神经的药物后,导电量则降低,如注入抑制副交感神经的药物后,交感神经相对兴奋,导电量又增高。对切断颈交感神经的家兔,观察其耳穴低电阻点的形成,并没有显示出明显的、直接的效果。可见,针刺耳穴所产生的效应与自主神经系统的调节是分不开的,并具有超节段性的特点。观察猴子在实验前后病理反应点的变化,发现人为造成的腓骨折断、辣椒油棉球包裹坐骨神经所产生的压痛反应点大多集中在三角窝和对耳屏下的沟中。当切除猴子的大脑皮质后,其压痛反应仍存在,但反应程度有所减轻,这种刺激的冲动都汇集在三叉神经脊束核,由该核传递冲动至脑干的"网状结构"。可见,该结构是耳针作用的高级神经部位。张雪朝等发现:①耳针改善细胞膜功能,缓解细胞内钙离子超载;②耳针有促进脑组织乳酸堆积的清除、抑制自由基反应,从而调节脑内兴奋性氨基酸递质代谢,减轻神经元细胞损伤的作用;③耳针避免脑缺血后神经元死亡。

(2)临床研究:徐占英等用耳针配合穴位注射治疗顽固性呃逆,认为按压耳部相关穴位可刺激大脑皮质,通过反射弧使迷走神经抑制,膈肌痉挛缓解而达到呃逆即止的目的。郑子萍等观察耳穴贴压对胆囊收缩功能调整的超声变化,发现耳针通过交感神经及迷走神经,可增加胆汁分泌,促进胆囊收缩。牟淑兰采用耳压针药结合治疗更年期综合征,认为耳针刺激耳甲部迷走神经,调整垂体功能,纠正了下丘脑-垂体-卵巢轴的失调。姜文等发现耳压治疗对交感神经功能偏盛或副交感神经功能偏盛均可发挥良性调节作用。在治疗小儿面神经痉挛方面,很多学者均认为耳针可调节大脑皮质的兴奋与抑制。西医学认为,神经是耳郭与内脏联系的主要途径,耳针通过刺激耳郭上的神经,发挥双向调节作用,纠正机体失衡状态,达到防治疾病的目的。

二、神经 - 体液机制

1. 实验研究 当损毁了家兔和猫额顶皮层和中脑中央囊后,耳针的传入冲动在影响中枢神经系统功能状态的同时,一方面通过丘脑系统调节交感和副交感神经的平衡,另一方面可能通过丘脑 - 垂体系统,影响体液中激素的动态平衡,来激发机体内非特异防御反应。观察耳针对家犬实验性软组织炎的影响,在家犬接种菌液后形成炎症包块和脓肿后开始耳针治疗,结果针刺组炎症消退较对照组快。通过免疫测定,发现针刺后防御反应中各种免疫因素广泛地被调动,针刺耳穴后谷胱甘肽、黏蛋白含量降低,丙种球蛋白、T 淋巴细胞含量增高,说明耳针的效应与体液是密切相关的。同时,证明刺激耳穴能提高机体的免疫功能。电针大鼠耳廓后,发现大鼠脑脊液中内啡肽放射受体活性增加,内侧丘脑、下丘脑的内啡肽放射受体活性下降。观察耳针对诱发哮喘动物模型血清肿瘤坏死因子、磷脂酶 A2 的含量变化,结果表明,耳针可降低血清肿瘤坏死因子。

2. 临床研究 单秋华等认为耳穴可有效提高血清中 β- 内啡肽含量,调节中枢神经递质的分泌;提高卵巢功能,延缓衰老,提高雌二醇水平,并认为耳穴贴压直接调节下丘脑的功能,或间接通过提高雌激素的含量来影响下丘脑对 β- 内啡肽的分泌。从兔耳缘静脉注射葡萄糖,观察到家兔耳针组血清胰岛素呈现与血糖相反的变化,说明耳针具有降血糖、促进胰岛素分泌的作用。李芳莉等认为耳穴贴压疗法可明显降低血清睾酮水平。

电耳针刺激耳穴心、肝、脾,血液流变学指标均有明显改善(血沉除外),提示耳针刺激有改善血液黏稠度的作用。王援朝等观察耳针对缺血性中风的影响,通过耳针治疗,血液流变学检查结果显示,耳针组和模型组皆较正常组的全血黏度高,耳针组更为明显。杨海燕选取眼、目 1、目 2、肝、脾、肾等耳穴治疗视神经萎缩,认为耳郭通过神经 - 体液途径与机体发生联系,改善器官功能。段晓华、叶里红等认为耳穴良性刺激传至相应的神经元后,神经 – 体液发生了改变。以上研究说明,西医学认为耳针通过神经和神经 - 体液途径,调节机体内分泌系统、免疫系统。

三、免疫机制

1. 耳郭的血管和淋巴管分布 耳郭的血液供应相当丰富,主要来自耳郭动脉和静脉。耳郭动脉来自颈外动脉的耳后动脉和颞浅动脉,颞浅动脉也有一小分支分布于耳郭。这些小血管在耳郭深部沿软骨走行。耳郭静脉起于耳郭的浅层,然后汇集成几支较大的静脉,与同名动脉相伴而行。耳后静脉和颞浅静脉注入颈外静脉。耳郭的淋巴管比较丰富,多呈网状。耳郭的淋巴液通过淋巴管分别注入耳郭周围的淋巴结,它们是耳前、耳后和耳下淋巴结,此三组淋巴结均汇入颈上淋巴结。

2. 耳针与胆碱能抗炎通路 胆碱能抗炎通路指迷走神经的传出冲动在网状内皮组织中的巨噬细胞附近释放乙酰胆碱(acetylcholine,ACh),乙酰胆碱特异性地与免疫细胞上的乙酰胆碱能受体结合,抑制炎症细胞因子的释放。胆碱能抗炎通路机制为中枢神经系统通过神经环路协调生理反射,并且通过神经冲动控制有害的细胞因子反应。经典生理学认为,自主神经系统通过感觉性投射向中枢神经系统传输机体功能状态信号,中枢神经系统通过神经输出调节心率、血压、消化、体温、器官灌流及血糖水平,从而维持机体内稳态。近年来的研究表明,机体神经系统存在一个能快速控制细胞因子释放的反射性抗炎通路,即胆碱能抗炎通路。

迷走神经是第十对脑神经,是自主神经系统中副交感神经的主要构成部分。包括感觉传入和运动传出纤维。传出性迷走神经起源于延髓,分布于内脏器官。迷走神经通过其主要神经递质调控着重要的生理功能,如心率、支气管收缩、胃肠功能等。在胆碱能抗炎通路中,迷走神经通过介导神经中枢控制细胞因子表达,其作用机制为:迷走神经作为机体内最重要的脑神经蜿蜒贯穿胸腹,分布于大部分内脏器官,如脾脏和肝脏,而这两个器官是细胞因子的主要来源。迷走神经感觉纤维向神经中枢传递由损伤和感染引起的发热及其他炎症反应的相关信息。传入性炎症信息在神经中枢的作用下激活迷走神经释放,进而抑制细胞因子的产生,限制或阻止损伤的发展。

在治疗炎症的实验研究中,研究者注意到刺激迷走神经可以有效抑制炎症的发生。Tracey 等发现副交感神经的主要递质乙酰胆碱在体外能有效地抑制内毒素刺激巨噬细胞释放 TNF-α 的效应;刺激迷走神经传出支可抑制大鼠内毒素血症时出现的全身炎症反应。在施行了颈迷走神经切断或假手术的大鼠,电刺激迷走神经传出支可显著降低血清和肝脏 TNF-α 水平,并几乎可完全防止致死剂量攻击所致的低血压。Van Westerloo 等发现刺激迷走神经减缓了血浆及脾脏中致炎因子 TNF-α、IL-6 的增长。同时,他们发现刺激迷走神经激活胆碱能抗炎通路能有效地抑制引起的促凝血反应,并适当地缓解纤溶蛋白反应。Liu 等研究发现,经过系统性注射脂多糖(LPS)后,肠系膜传入神经放电增强,而经过急性迷走神经传出纤维手术的动物放电没有改变。经过慢性迷走神经切断术的动物,肠系膜传入神经放电减弱。迷走神经传入纤维可被 LPS 活化,其对 LPS 刺激效应的敏感性可通过迷走神经进行调节。黄健等发现注射 LPS 后进行迷走神经干电刺激,可明显缓解内毒素血症大鼠的平均动脉压下降,能稳定全身炎性反应时的血流动力学指标,并具有抗炎效应。后续的研究表明,迷走神经信号能在多种疾病的实验模型中抑制细胞因子活动,其中包括局部缺血/再灌注、失血性休克、心肌缺血、肠梗阻、实验性关节炎,以及胰腺炎。然而,迷走神经刺激并没有改变抗炎因子的水平。这些结果为临床上采用迷走神经刺激治疗炎症提供了实验依据。

神经系统与免疫系统的相互作用对调节先天性免疫反应及控制炎症至关重要。胆碱能抗炎通路是一种生理性神经 - 免疫机制,它调节着先天免疫功能,并控制炎症。与传统的体液抗炎通路相比,胆碱能抗炎通路更加直接、迅速、高效,并且可以同时抑制多种炎症因子,具有更多优势。因此,作为一种全新的抗炎途径,胆碱能抗炎通路在治疗炎症及相关疾病上具有广阔的发展前景。

3. 胆碱能抗炎通路的作用机制　2000 年美国科学家 Borovikova 提出胆碱能抗炎通路,即迷走神经传出纤维在各种刺激因素作用下,传出冲动增加,促使其外周神经末梢主要释放神经递质乙酰胆碱(Ach),Ach 与巨噬细胞等免疫细胞上的特异性受体结合,主要是与 N 型胆碱能受体 α7 亚基(α7nAchR)结合,抑制网状内皮系统的组织巨噬细胞活化,进而抑制致炎因子如 TNF-α、IL-1、IL-6 等的生成和释放,调控局部或全身免疫反应。中枢神经系统可能通过以下途径来调控细胞因子的表达:①迷走神经支配的腹腔器官:包括网状内皮组织的器官,如肝和脾,它们是破坏性细胞因子的主要来源。②炎症反射:由迷走神经的传入纤维向脑传递信息,启动针对损伤或感染的反应。传入性炎症信号激活迷走神经反应,细胞因子的产生被抑制,进而防止损伤进一步恶化。③迷走神经传出纤维:脑内注射抑制 TNF 的分子同样能够增加传出性迷走神经的活性,抑制炎性模型中,迷走神经信号能够抑制细胞因子活性并促进疾病终结,抑制外周炎症。刺激迷走神经能够显著抑制接受致死量内毒素的动物 TNF 的释放。有研究发现,刺激炎症状态(如败血症、缺血再灌注、失血性休克、心肌缺血、肠梗阻、关节炎、胰腺炎等)动物模型的迷走神经,可抑制细胞因子合成,刺激迷走神经或 α7nAchR 激动剂不仅抑制 TNF,也抑制 IL-1、IL-6、IL-8 及高速泳动族蛋白(HMGB1)。迷走神经分布在网状内皮系统的主要器官中(肝、肺、脾、肾、肠、胃)。直接电刺激传出性迷走神经激活胆碱能抗炎通路能够抑制内毒素血症中肝、脾、心等器官 TNF 合成,降低血清 TNF 浓度。巨噬细胞和其他释放细胞因子的免疫细胞膜表面存在乙酰胆碱能受体,这些受体转导细胞内信号抑制细胞因子合成,其中特异性地参与抑制细胞因子的是胆碱能受体亚单位(α7nAchR)。暴露在内毒素中的 α7nAchR 基因敲除或迷走神经切断的小鼠体内释放过量的细胞因子,尤其是 TNF 水平急剧增长。此外,α7nAchR 基因敲除的动物再经迷走神经刺激,其细胞因子合成未受抑制,而在野生小鼠中的细胞因子合成被抑制。神经元 α7nAchR 的信号转导由配体门控离子通道调节,然而,是否有相似的细胞内作用机制调控细胞因子的释放还不清楚。表达细胞因子的细胞配体 - 受体相互作用达到顶峰,此时 NF-κB 的转运开始减少。现有的结果表明,α7nAchR 依赖的信号通过刺激迷走神经而激活,调控细胞因子的产生。集中在脾脏和肝脏巨噬细胞上的内毒素最直接地激活早期的细胞因子反应。脾脏是内毒素血症中肝源性和系统性 TNF 的主要来源,它释放新合成的 TNF 进入脾静脉,通过脾静脉进入肝脏,从肝脏进入血液循环。脾切除术可显著地降低肝脏和血液中的 TNF 水平,刺激迷走神经刺激可降低脾脏和血清中的 TNF 水平,这种抑制作用随着迷走神经腹腔支切断术而被破坏,可见迷走神经通过腹腔分支向脾脏传递信号。

综上所述,胆碱能抗炎通路是炎症反射中由 α7nAchR 介导的迷走神经传出支,它释放的神经递质广泛作用于以巨噬细胞为代表的免疫细胞上,发挥免疫学效应,约束细胞因子的释放,进而抑制炎症反应的发生和发展。与传统体液抗炎通路相比,胆碱能抗炎通路具有启动早、作用迅速、集中、不依赖浓度梯度等优势,在炎症反应的初始阶段起着关键作用。

4. 耳针在治疗免疫系统疾病中的应用前景 胆碱能抗炎通路的发现是免疫调节机制研究的重大突破,它是关于生理性通路和治疗性策略的崭新理念。这条通路的各个环节都可能成为调节免疫系统、治疗免疫疾病的关键部分。以这条通路为基础的新的免疫调节疗法正在不断地被用于临床。CNI-1493 是一种巨噬细胞活化和 TNF 释放的拮抗剂。在局部性或系统性炎症的动物模型中,CNI-1493 能够抑制 TNF 合成及炎症反应的发展。在临床研究中,CNI-1493 能够显著地缓解克罗恩病的炎症程度。另一种实验性治疗方法是直接电刺激迷走神经。已有超过 100 000 名癫痫患者接受了迷走神经刺激器植入手术。安装在体内的迷走神经刺激器精巧别致,它发出的迷走神经刺激安全、耐受性强。但是关于这种装置的免疫学效应目前还没有相关的临床报道。

5. 胆碱能抗炎通路抑制外周炎性细胞因子释放的神经机制 近年来报道的一些采用耳穴贴压疗法调节机体免疫功能的临床研究多采用肺、肠、脾、肾等耳穴调节免疫功能,用于治疗上呼吸道感染、溃疡性结肠炎、变态反应性鼻炎等多种免疫系统疾病。以上研究选取的耳穴主要位于耳郭的耳甲艇和耳甲腔部位,这与耳甲迷走神经刺激区域基本一致。这些临床报道从另一个角度证实了刺激耳甲区具有调节免疫系统功能的作用,这种作用机制我们称为耳甲 - 迷走 - 免疫调节机制。

耳针能够通过激活胆碱能抗炎通路来调节免疫系统功能及抑制炎症反应。与其他治疗方法相比,耳针疗法简单方便、费用低廉且无明显副作用。电针耳甲区在治疗其他迷走神经相关疾病中的显著疗效,使我们意识到将这种方法用于治疗免疫系统疾病具有可行性。

四、其他机制

国内外关于耳针作用原理的学说包括生物电学说、生物控制论学说、生物全息律学说、闸门控制学说、德尔他反射学说等。

1. 生物电学说　当组织器官有病变时,其异常的生物电沿经络通道反映到耳穴,表现为某耳穴电阻降低。针刺这些耳穴,所产生的电位差和创伤电流又沿经络传至组织或器官,起到治病作用。

2. 生物控制论学说　包括"人体控制论""针麻-多级协调控制过程""经络-人体控制系统"等新学说。认为耳针作用原理包括扰动补偿和阈值控制,但不排斥神经、体液、经络、藏象等学说的理论与实验。

3. 闸门控制学说　该学说认为中枢神经系统在接受伤害性刺激时,会根据当时中枢神经系统的功能状态做出主动的应答,或使疼痛加重,或使疼痛减轻。这可以解释耳针镇痛的机理。

4. 德尔他反射学说　提出"德尔他反射学说"的是美籍朝鲜人赵敏行(M. H. Cho),"德尔他反射"是用胶布将电子测温计探头固定在耳郭的手、足、膝、腹等穴区上,每次固定一个探头,待测温计指针稳定后,用冷、热或扎针刺激双手或足、膝等部位,则见10~15秒内,耳郭上与受刺激部位相应的区域皮温上升1~5.5℃,维持时间不等,最长可达2小时以上,并有个体差异,而不相应的区域未见温度升高,同样的,刺激耳郭某穴区亦可在相应的躯体上出现皮温升高。从德尔他反射通路看出,这种躯体与内脏、中枢、耳郭间的通路是双向反射径路。这种反射路径不仅是耳针疗法的基本反射通路,也是其他穴位刺激疗法的生理学基础。由于这一反射图呈三角形,颇似尼罗河下游的德尔他三角洲,故称德尔他反射。实验提示,躯体上的部位与其相应的耳穴间有犹如钥匙和锁孔一样的关系。此外,耳脉反射学说在国外临床医生中传播较广,有待进一步研究。这些不同的学说从不同的角度对耳针疗法的机理进行了思考,为针灸耳穴治疗学的基础研究。

第三节　其他科学原理

一、全息生物学

全息现象与规律,在自然界与人体中普遍存在。中国古代医著《黄帝内经》《难经》关于"脉诊""尺肤诊法""面诊""脐诊"等多处文字记载,均体现着"局部包含整体"的全息思想。

"全息生物学"(holographic biology)的创立者——山东大学张颖清教授在1973年发现了"第2掌骨侧全息穴位群",即第2掌骨侧穴位的分布与人体各个部位和器官一一对应,恰似整个人体在此处的缩影。之后,他在研究了大量的生物现象和生物学事实的基础上,提出了"全息胚"的概念,创立了"全息胚学说"。

该学说认为,一个生物体由处于不同发育阶段和具有不同特化的多重"全息胚"组成。

在生物体中,整体是发育程度最高的"全息胚",细胞是发育程度最低的"全息胚",真正的胚胎是"全息胚"的特例,而一般的"全息胚"是生物体结构和功能与周围有相对明确边界的相对独立的部分,全息胚内部又有结构和功能的相对完整性,其中高一级的"全息胚"中又包含有低一级的"全息胚",一级套一级。

人体的耳郭,在形态上与人的早期胚胎相似,其形象常被称作"倒立的胎儿"。耳郭是有着独特解剖结构和作用的"相对独立的部分",是发育程度较高及人体体表最为特别的"全息胚"之一,包含着人体全身所有的信息,即耳郭与整个机体是信息全等的。耳穴的定位也基本上可以按照这种信息全等的规律定位、定性而实现有针对性地调理整个人体相关部位功能的作用。同时,因为这种信息对应关系,耳穴还可以早期诊断相关疾病。

针灸学的发展,包含耳穴疗法在内的很多"微针"针法体系的诞生,其原理或多或少都与全息生物学有关。虽然目前全息生物学的很多作用机制尚不能用西医学理论解释清楚,但这种全息现象和规律在生物体包括人体中,是客观存在的,有待进一步深入研究。

二、分形理论

分形理论(fractal theory)是现代数学领域的重要发现,由美籍数学家 Benoit B. Mandelbrot 首先提出。分形作为一种新的概念和方法,正在许多领域如社会学、管理学、人体学等开展应用探索。分形理论的数学基础是分形几何学,其认为,客观自然界中许多事物具有"自相似"的层次结构,在理想情况下,甚至具有无穷层次,适当地放大或缩小事物的几何尺寸,整个结构并不改变。

在自然界与人体中,符合分形理论"自相似"原则的事物也很常见,自然界中如海岸线、山脉、云、雪花、雷电,动植物如鹦鹉螺的壳、罗马花椰菜、松果,人体如 DNA、神经元等微观结构,脑的表面、小肠、血管、支气管等内部宏观结构,以及四肢、耳郭等外部宏观结构等。

在形态上,耳郭被认为是整个躯体的分形,两个耳郭合在一起,便是一个人体。由于分形结构"自相似"特点,刺激耳郭上相关的点(耳穴),可以过滤或强化及综合加工处理来自耳郭内外的生理或病理干扰信号而产生"自适应性",从而达到调整人体或治疗疾病的目的。

需要说明的是,分形理论与全息生物学有着很多类似之处,都蕴藏着"局部等同或相似于整体"的关系。所不同的是,前者偏实证,后者偏思辨;前者偏定量,后者偏定性;前者偏重于西方式的严格推理和测量,后者偏重于东方式的模糊"取象"与类比。

三、系统论

系统思想源远流长,但作为一门科学的系统论,公认是美籍奥地利人、理论生物学家 L. Von. Bertalanffy 创立的。他指出:"系统是相互联系、相互作用的诸元素的综合体。"系统论的主要任务就是以系统为对象,从整体出发来研究系统整体和组成系统整体各要素的相互关系。

宇宙、自然、人类社会均属于物质与精神世界这个复杂巨系统。人体也是典型的复杂系统,正在成为复杂系统科学的主要研究对象之一。钱学森对人体复杂系统科学进行过诸多有益探索,为包含意识在内的生命科学研究提供了不少可供参考的原理和方法。从"系统论"角度而言,人是有机的自然系统,是在"自己运动"中自我完成的,人这一系统的有序稳定的建立、维持和破坏,是系统(人)在内外涨落的推动下"自己运动"的表现和结果。

耳穴疗法便是一种外加的人工涨落,主要通过触发、推动机体的自主性自组织活动而实现的,其本质是推动机体进行自我调节。由于耳郭与整个机体具有非常密切的联系,并且对外来的各种刺激(外加的人工涨落)非常敏感,因此诸如耳穴疗法等"外加的人工涨落",就可以通过大脑和机体对其"放大"或"增益",触发和推动机体的自我调节,从而起到治疗全身疾病的目的。

关于耳穴机理的研究,还有其他很多研究视角和方法、内容,如信息激潜学说、黄金分割点理论、多米诺骨牌效应等。每一种认识都有一定的道理,也都存在着解释不全面、不完美的缺憾。人体本是一个开放的复杂巨系统,生命科学的内涵也并非中医及当前西医学水平所能全面揭示,或者说,人们对于生命科学的探索,也不局限于医学本身。关于耳穴机理的研究,尚需要多学科、全方位进一步深入研究。

(荣培晶 李少源 刘 兵)

本 章 小 结

耳穴的机理研究	中医学机理	宗脉之所聚	
		心肾之所通	
		少阳之枢机	
		耳穴与中医象思维	
	西医学机理	神经机制	耳郭的神经支配	耳颞神经耳前支
				迷走神经耳支
				舌咽神经耳支
				面神经耳支
				耳颞神经耳支
				耳大神经
				枕小神经
			耳郭的迷走神经	耳郭的发生
				迷走神经耳支
				耳郭-迷走神经反射与现象
			耳穴与神经的关系	实验研究
				临床研究
		神经-体液机制	实验研究	
			临床研究	
		免疫机制	耳郭的血管和淋巴管分布	
			耳针与胆碱能抗炎通路	
			胆碱能抗炎通路的作用机制	

续表

耳穴的机理研究	西医学机理	免疫机制	耳针在治疗免疫系统疾病中的应用前景
			胆碱能抗炎通路抑制外周炎性细胞因子释放的神经机制
		其他机制	生物电学说
			生物控制论学说
			闸门控制学说
			德尔他反射学说
	其他科学原理	全息生物学	
		分形理论	
		系统论	

参 考 文 献

[1] 马胜民,刘福官.从《伤寒论》少阳证论治耳眩晕[J].辽宁中医药大学学报,2013,15(6):98-100.

[2] Terry Oleson. Auriculotherapy stimulation for neuro-rehabilitation[J]. Neurorehabilitation,2002, 17(1): 49-62.

[3] 张诗兴,姜文方.耳穴定位与神经、血管分布的研究[J].南京中医药大学学报,1998,(4):39-40.

[4] 柏树令.系统解剖学[M].北京:人民卫生出版社,2005.

[5] 章中春,杨春林,芮德源,等.临床神经解剖学[M].哈尔滨:黑龙江人民出版社,1979.

[6] 芮德源,朱雨岚,陈立杰,等.临床神经解剖学[M].北京:人民卫生出版社,2015.

[7] YUAN T F,LI A,SUN X, et al. Vagus nerve stimulation in treating depression: A tale of two stories[J]. Current Molecular Medicine,2016,16(1):33-39.

[8] 木丽仙,韩毅,周文琪.耳针对兔急性实验性高血压的降压作用及机制的研究[J].昆明医学院学报,2012,33(1):3-7.

[9] 赵斌,李亮,张金铃,等.耳甲电针对原发性失眠患者脑默认网络的即刻调节作用[J].针刺研究,2019,44(12):884-887.

[10] 荣培晶,张悦,李少源,等.经皮耳穴迷走神经刺激治疗脑及相关疾病的现状与展望[J].世界科学技术:中医药现代化,2019,21(9):1799-1804.

[11] 刘儒鹏,荣培晶,黄占霞,等.电针耳甲区不同介入时间对抑郁大鼠行为学的影响[J].针刺研究,2012,37(2):131-135.

[12] 李少源,荣培晶,高国建,等.耳甲电针对抑郁模型大鼠海马 Raf/ERK/RSK/CREB 信号通路的影响[J].针刺研究,2019,44(8):554-559.

[13] 黄凤,荣培晶,王宏才,等.耳甲迷走神经刺激干预 35 例糖耐量受损患者临床观察[J].中华中医药杂志,2010,25(12):2185-2186.

[14] 罗曼,屈箫箫,李少源,等.耳穴迷走神经刺激治疗原发性失眠症及其情感障碍 35 例:病例系列研究[J].中国针灸,2017,37(3):269-273.

[15] HOU LW, RONG PJ, WEI W, et al. Effect and mechanism study on transcutaneous auricular vagus nerve stimulation for functional dyspepsia model rats.[J]. World Journal of Acupuncture-Moxibustion,2020,30

（1）：49-56.

［16］赵敬军,荣培晶,朱兵.癫痫的耳针治疗研究现状与展望［J］.中国针灸,2015,35（8）：861-864.

［17］李少源,翟煦,荣培晶,等.电针耳甲区对2型糖尿病大鼠痛觉障碍及抑郁症状的影响［J］.中医杂志,
2014,55（2）：148-152.

［18］TEKDEMIR I,ASLAN A,ELHAN A.A clinico-anatomic study of the auricular branch of the vagus nerve
and Arnold's ear-cough reflex［J］.Surgical and radiologic anatomy：SRA,1998,20（4）：253-257.

［19］卢雨微,付宗英.耳针对血管性痴呆大鼠行为学及大脑皮质STAT1表达的影响［J］.内蒙古中医药,
2014,33（1）：100-101.

［20］牟淑兰.耳压针药结合治疗更年期综合征21例［J］.中国针灸,2002,22（S1）：128-129.

［21］徐占英,徐世芬.耳针配合穴位注射治疗顽固性呃逆16例［J］.中国针灸,2002,22（S1）：196.

［22］王援朝,徐青燕,戴惠婷,等.耳针治疗大鼠实验性缺血性中风症的研究［J］.中国针灸,2001,（4）：43-45.

［23］杨海燕.耳穴贴压配合丹栀逍遥散治疗视神经萎缩［J］.中国针灸,2002,（2）：26-28.

［24］王慧明,段晓华.耳穴贴压法在人工流产术中应用的疗效观察［J］.针灸临床杂志,2002,（10）：41-42.

［25］单秋华,孙冬梅,吴富东.耳穴贴压对女性更年期综合征患者血清内分泌素及β-内啡肽的影响［J］.
中国针灸,2003,（11）：47-49.

［26］李芳莉,吴昊,王晓翠,等.围刺结合耳穴贴压疗法对寻常痤疮主要发病因素的影响［J］.中国针灸,
2002,（3）：161-164.

［27］俞裕天,荣培晶,朱兵.经皮耳迷走神经刺激治疗脑病的现状与展望［J］.世界科学技术：中医药现代
化,2017,19（3）：462-468.

［28］乔丽娜,杨海龙,谭连红,等.耳穴经皮电刺激对颞叶癫痫大鼠癫痫发作频率与海马区胶质细胞活性
及炎性因子的影响［J］.针刺研究,2017,42（3）：189-196.

［29］杨海龙,乔丽娜,谭连红,等.耳穴区经皮电刺激对颞叶癫痫大鼠癫痫发作频率及海马区白介素-1β、
肿瘤坏死因子-α表达的影响［J］.针刺研究,2016,41（4）：283-290.

［30］潘宏,王凌志,江兵,等.电刺激迷走神经对脊髓损伤后脊髓组织肿瘤坏死因子-α表达的影响［J］.广
东医学,2015,36（22）：3446-3448.

［31］赵玉雪.耳-迷走神经联系与胆碱能抗炎通路［D］.北京：中国中医科学院,2011.

［32］曾永保,梅志刚,王明智,等.耳针对糖尿病大鼠脑微血管炎症损伤保护作用机制研究［J］.时珍国医
国药,2012,23（11）：2886-2889.

［33］S L OKE,K J TRACEY.The Inflammatory Reflex and the Role of Complementary and Alternative Medical
Therapies［J］.Annals of the New York Academy of Sciences,2009,1172（1）：172-180.

［34］王东岩,杨海永,董旭,等.针刺调控胆碱能抗炎通路机制现代研究进展［J］.辽宁中医药大学学报,
2019,21（6）：10-13.

［35］BESEDOVSKY H,SORKIN E.Network of immune-neuroendocrine interactions.Clinical and experimental
immunology［J］,1977,27（1）：1-12.

［36］CARR D J,BLALOCK J E.A molecular basis for intersystem communication between the immune and
neuroendocrine systems［J］.International reviews of immunology,1989,4（3）：213-228.

［37］赵夏洁,尹金玲,李航兵,等.经皮神经电刺激的镇痛作用机制及最新研究进展［J］.实用医学杂志,
2015,31（21）：3480-3482.

［38］张颖清.全息胚与全息胚学说［J］.自然杂志,1989,（1）：26-34.

附录：耳穴符号诊断与归纳

一、望诊

阳性反应分类			符号	临床意义
1. 颜色	红色	淡红	●	根据穴区不同，分别提示咳嗽、扁桃体炎；血虚头晕，月经前期
		鲜红	●	根据穴区不同，分别提示急性炎症；荨麻疹，过敏，腰肌劳损；血热，热盛头昏；尾骶椎痛；胃、十二指肠溃疡，胃炎、肠炎、痢疾、盆腔炎、宫颈炎
		暗红	●	见于腰骶椎外侧提示腰肌劳损日久不愈
		紫红	●	多见于妇女痛经，坐骨神经痛
	白色	淡白	▢	以下疾病患者会在相应的穴区出现淡白色：心动过缓，陈旧性腰痛，肾虚腰痛，虚寒性肠道功能紊乱
		中白边红	○	提示穴区对应的慢性疾病急性发作，如慢性胃炎急性发作、肩背肌纤维炎急性发作
	灰色	淡灰	●	根据穴区不同，分别提示十二指肠溃疡病史、外阴瘙痒、皮炎等
		灰褐	●	提示穴区所对应部位的癌症，如肝癌、乳腺癌（Y1、Y2 必有反应）
2. 形态	病变面积	点状	●	阳性反应面积小，提示病灶范围小
		片状	▭	阳性反应面积大，提示病灶范围大
	隆起	点状结节	∴ ∵	出现穴区不同，分别提示头痛、近视、结石、气管炎、钙化点、肛裂等
		豆状	◎	豆状隆起常提示局部病变，如头痛、子宫肌瘤、乳腺纤维瘤
		链珠	●●●	提示阳性反应部位的骨质增生、结石
		片状	⌒	提示相应穴区对应部位疾病。如头痛，慢性胃炎，慢性胆囊炎，腹胀，卵巢囊肿；复发性口腔溃疡；牙龈出血，牙齿脱落；失眠多梦，神经衰弱，肠道功能紊乱；扭伤，劳损，关节痛等

续表

阳性反应分类			符号	临床意义
2. 形态	隆起	条片	⌒	提示相应穴区对应部位疾病。如眉心痛,慢性胆囊炎,便秘,附件炎,肩背肌纤维炎,腰肌劳损
		条索	⋈	提示相应穴区对应部位疾病。常见冠心病,心动过速,动脉硬化;慢性支气管炎,钙化点,慢性胆囊炎,慢性胃炎;消化性溃疡;关节炎,骨质增生,外伤性胸椎腰化或骶椎腰化;子宫肌瘤,痔疮,肛裂
		不规则	⌢	提示相应穴区对应部位疾病。常见于全头痛,舌炎,副鼻窦炎,龋齿;萎缩性胃炎,慢性腰肌劳损,网球肘点,腕管综合征
	凹陷	点状	⋎	提示相应穴区对应部位疾病。常见于散光,青光眼,缺齿,龋齿;心律不齐,钙化点,消化性溃疡;耳鸣,梅尼埃病,鼓膜内陷
		片状	⌣	头晕,缺齿,消化性溃疡;慢性结肠炎,慢性腹泻
		线沟状	∞∞∞	提示相应穴区对应部位疾病。常见于胃下垂,消化性溃疡;缺齿;冠心病(心脑动脉供血不足),低血压,耳鸣,耳聋
		平坦	∼	提示相应穴区对应部位疾病。常见于胸闷
	隆凹并见	点线	⌇	屈光不正,神经性皮炎,高、低血压;生理性皮肤褶皱;慢性肾炎,膀胱炎;术后瘢痕(半年后见到),如心脏术后、宫内节育器放置术后等
		锯齿状	⋀⋀⋀	提示相应穴区对应部位疾病,常见于肛裂
3. 丘疹	淡白		△2	提示相应穴区对应部位疾病。常见于结核,结石,肾炎,急慢性气管炎;浅表性胃炎,腹泻;神经衰弱,失眠多梦,早醒;月经期,宫颈炎;肛门瘙痒,肛裂;过敏
	淡红		△1	提示相应穴区对应部位疾病。常见于急性炎症,如气管炎、肺炎、肠炎
	淡灰似鸡皮疙瘩		△4	提示相应穴区对应部位疾病。常见于肛门、外生殖器瘙痒;神经性皮炎等皮肤病
	水疱样		⅏	提示相应穴区对应部位疾病。常见于慢性咽炎,多梦,月经不调
	米粒状		⋀⋀⋀	提示相应穴区对应部位疾病。米粒状排列于心区为心律不齐,传导阻滞
4. 脱屑	糠皮或鳞片状		◇	提示相应穴区对应部位疾病。常见于湿疹,脂溢性皮炎,神经性皮炎;肛痒;过敏
	灰尘样或脂溢性			提示相应穴区对应部位疾病。常见于内分泌紊乱,如月经量少闭经、白带增多

阳性反应分类			符号	临床意义
4. 脱屑	灰尘样或脂溢性		◇	口区脱屑提示消化功能差;胃区脱屑提示慢性胃炎;食道、贲门区脱屑提示消化吸收障碍;小肠、大肠区脱屑提示代谢吸收障碍;小肠、内分泌区脱屑提示消化不良、便秘
5. 血管	颜色	淡红	●	提示相应穴区对应部位疾病。常见于急性炎症、痛症
		暗紫	●	提示相应穴区对应部位疾病。常见于慢性病恢复期或气滞血瘀
	形态	条段状	—	提示相应穴区对应部位疾病。常见于支气管扩张,关节炎
		扁叶状	⇇	提示相应穴区对应部位疾病。常见于胃十二指肠溃疡,腰腿痛
		怒张	※	提示相应穴区对应部位疾病。常见于急性炎症,如乳腺炎、咽喉炎、扁桃体炎,以及血压异常
		中断	— —	提示相应穴区对应部位疾病,常见于心肌梗死
		扭曲	海星 ✳	提示相应穴区对应部位疾病,常见于胃十二指肠溃疡
			鼓槌 ●—	提示相应穴区对应部位疾病,常见于冠心病
			弧状 C	提示相应穴区对应部位疾病,常见于风湿性心脏病
			梅花 ❀	提示相应穴区对应部位疾病,常见于肝癌

二、触诊

阳性反应			临床意义
按系统	耳轮线		协助诊断痔疮,肛裂
	耳舟线		协助诊断网球肘,肩周炎,肩关节炎
	对耳轮	外侧线	协助诊断腰肌劳损,乳腺疾病,肩背肌纤维炎
		正中线	协助诊断尾骶腰胸颈椎骨质增生
		内侧线	协助诊断肝胆疾病,乳腺疾病,甲状腺肿大
按穴位	肝穴片状隆起	质软	协助诊断脂肪肝,肝气久郁,耳软骨膜炎
		质中	协助诊断肝病史,肝肿大,慢性肝炎
		质硬	协助诊断高血压,肝硬化
	肝胃下垂点		提示患有厌食症,消化不良
	上下颌		提示患有牙周炎,牙龈出血

阳性反应		临床意义
按穴位	对耳轮上脚	提示患有踝、膝、髋关节痛,扭伤,外伤史
	神经衰弱区	提示患有神经衰弱,迟睡,入睡困难
	多梦区	提示患有多梦,噩梦,连续梦,脑动脉硬化
	胰胆背部出现结节	提示有慢性胆囊炎、胆结石家族史
	十二指肠对应的耳背部出现结节	提示有十二指肠溃疡、十二指肠球炎家族史

注:肝胃下垂点、神经衰弱区、多梦区、胰胆背部结节、十二指肠背部结节见附图1、附图2。

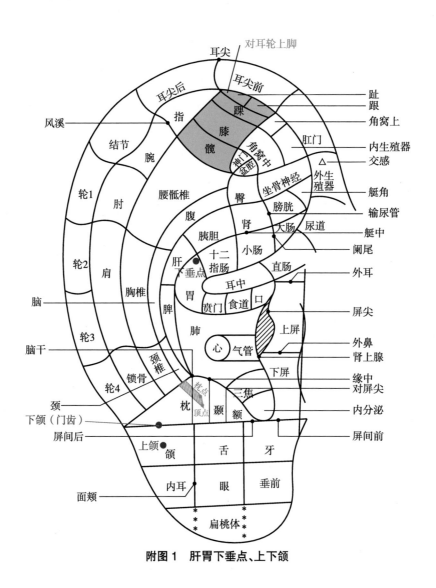

附图1　肝胃下垂点、上下颌

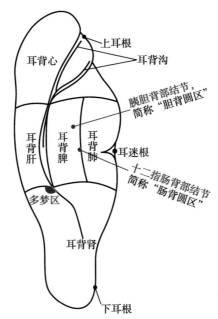

附图2 多梦区、胰胆背部结节、十二指肠背部结节

三、压诊

阳性反应分类		符号	临床意义
压痛	一般痛	压＋	提示穴位相关部位有既往病史或病初或已愈,此穴一般不用
	很痛	压＋＋	提示相关疾病正在发生发展或转变,此穴位为临床参考用穴
	剧痛	压＋＋＋	该穴位代表病灶所在,用于定位、定经、定性,治疗选用此穴
压痕	压痕浅、色红,压痕消失快	⊥	代表急性实热证
	压痕深、色白,压痕消失慢	⊥	协助诊断慢性虚寒证
	周纹连续(凹陷性水肿)	⊙	协助诊断慢性胃炎、慢性肾炎、肾虚腰痛、肾积水、水肿、牙龈出血、月经过多
	周纹断续(水波纹反击感)	⊛	协助诊断肺气肿、冠心病、风湿性心脏病、心律不齐、心悸、多梦、功能失调性子宫出血、糖尿病

四、电探测

阳性反应分类	符号	反应特点及临床指导意义
弱阳性	N^+	提示声响弱、速度慢、频率低、音调低、不痛,此穴一般不用

阳性反应分类	符号	反应特点及临床指导意义
阳性	N^{++}	提示声响强、速度快、频率不变、音调低但压痛,此穴为参考穴
强阳性	N^{+++}	声响强、速度快、频率快、音调由低到高、刺痛,此穴必用

（王　正）

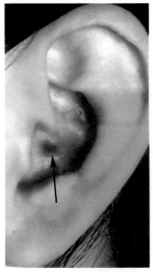

图 2-1　红色反应

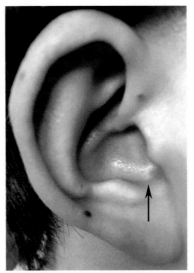

图 2-2　白色反应

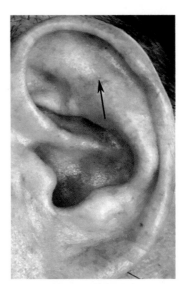

图 2-3　褐色反应

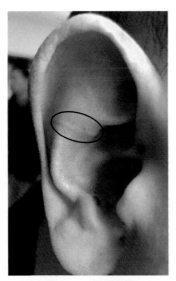

图 2-4　弧形隆起

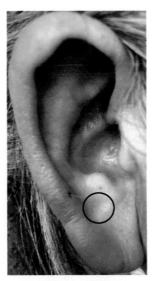

图 2-5　凹陷

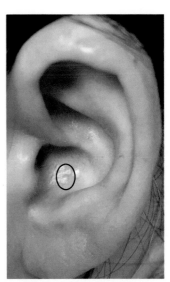

图 2-6　结节反应（肺癌）

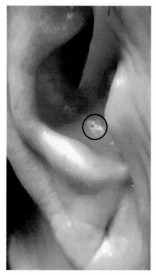

图 2-7　丘疹（心区）

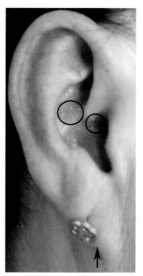

图 2-8　脱屑反应

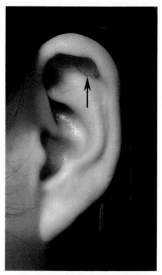

图 2-9　血管不规则充盈

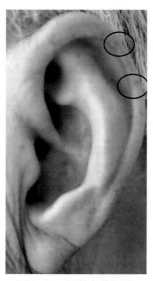

图 2-10　耳轮色素沉着

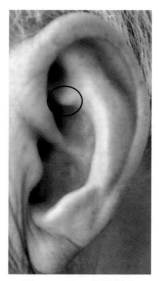

图 2-11　Y2 软骨增生

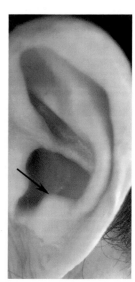

图 2-14　聪明棘

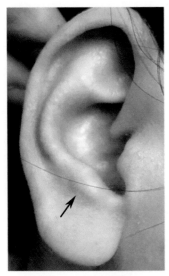

图 2-15　思维清晰线

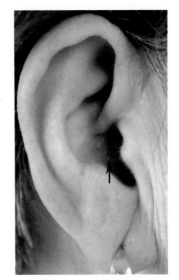

图 2-16　气管炎

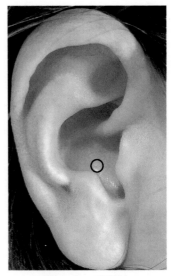

图 2-17　肺结核

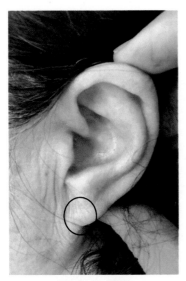

图 2-18　咽炎

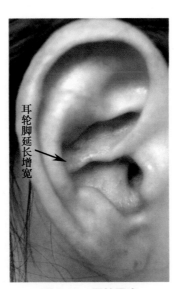

耳轮脚延长增宽

图 2-19　慢性胃炎

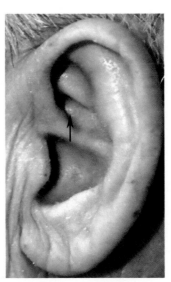

图 2-20　慢性肠炎

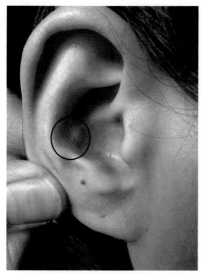

图 2-21　肝脾肿大

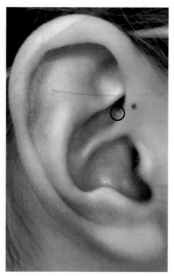

图 2-22　结肠癌

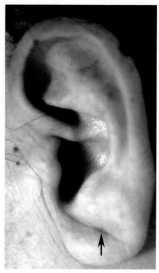

图 2-23　冠心病

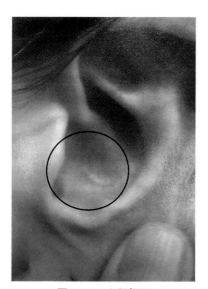

图 2-24　心肌梗死

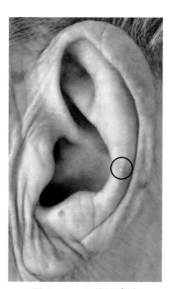

图 2-25　心前区疼痛

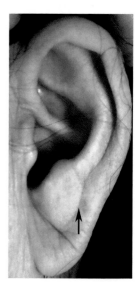

图 2-26　动脉硬化沟

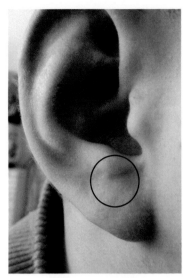

图 2-27 偏头痛

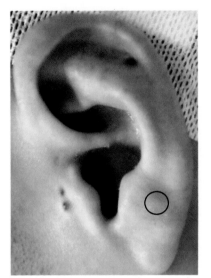

图 2-28 头顶痛

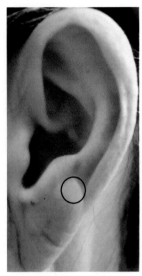

图 2-29 头晕

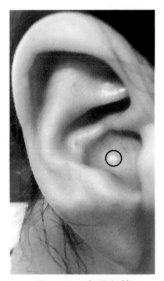

图 2-30 失眠多梦

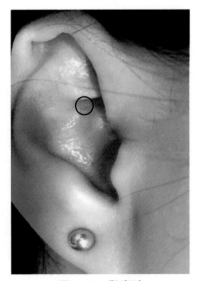

图 2-31 肾囊肿

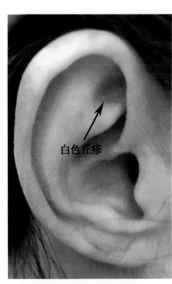

白色丘疹

图 2-32 宫颈炎

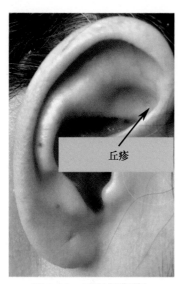

图 2-33　子宫内膜增生

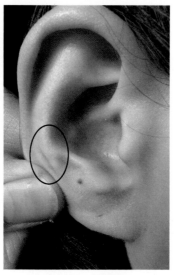

图 2-34　颈椎病

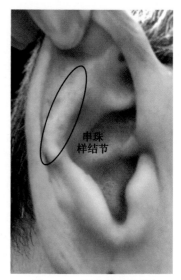

图 2-35　强直性脊柱炎

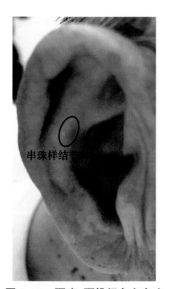

图 2-36　腰痛、腰椎间盘突出症

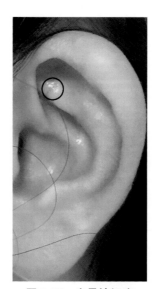

图 2-37　坐骨神经痛

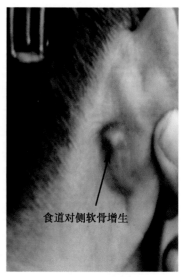

图 2-38　食管癌

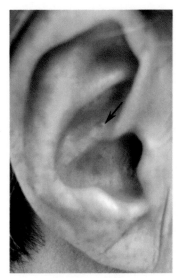

图 2-39　结肠癌

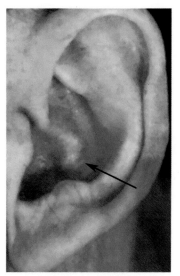

图 2-40　贲门癌

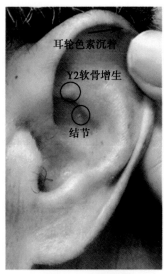

图 2-41　胆管癌

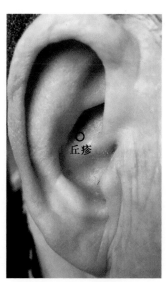

图 2-42　糖尿病

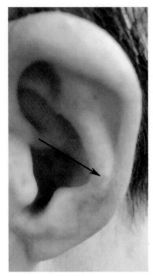

图 2-43　甲状腺结节

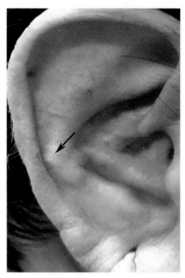

图 2-44　乳腺增生

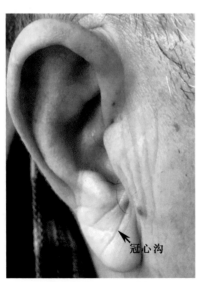

图 2-45　心血管病变征兆

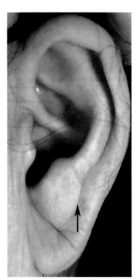

图 2-46　脑动脉硬化耳穴征兆

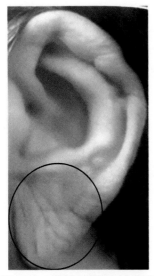

图 2-47　微循环障碍耳穴征兆

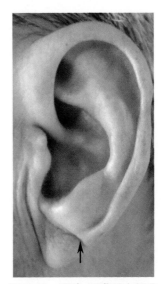

图 2-48　耳鸣、耳聋耳穴征兆

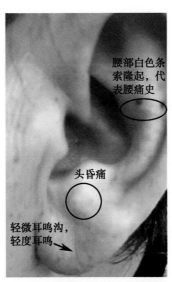

腰部白色条索隆起，代表腰痛史

头昏痛

轻微耳鸣沟，轻度耳鸣

图 2-49　腰骶椎外伤史耳穴征象